Enseignement Secondaire des Jeunes Filles

Dr J. WEILL-MANTOU

HYGIÈNE

INDIVIDUELLE

et

ÉCONOMIE DOMESTIQUE

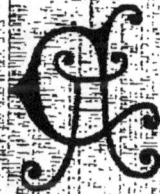

Librairie Armand Colin

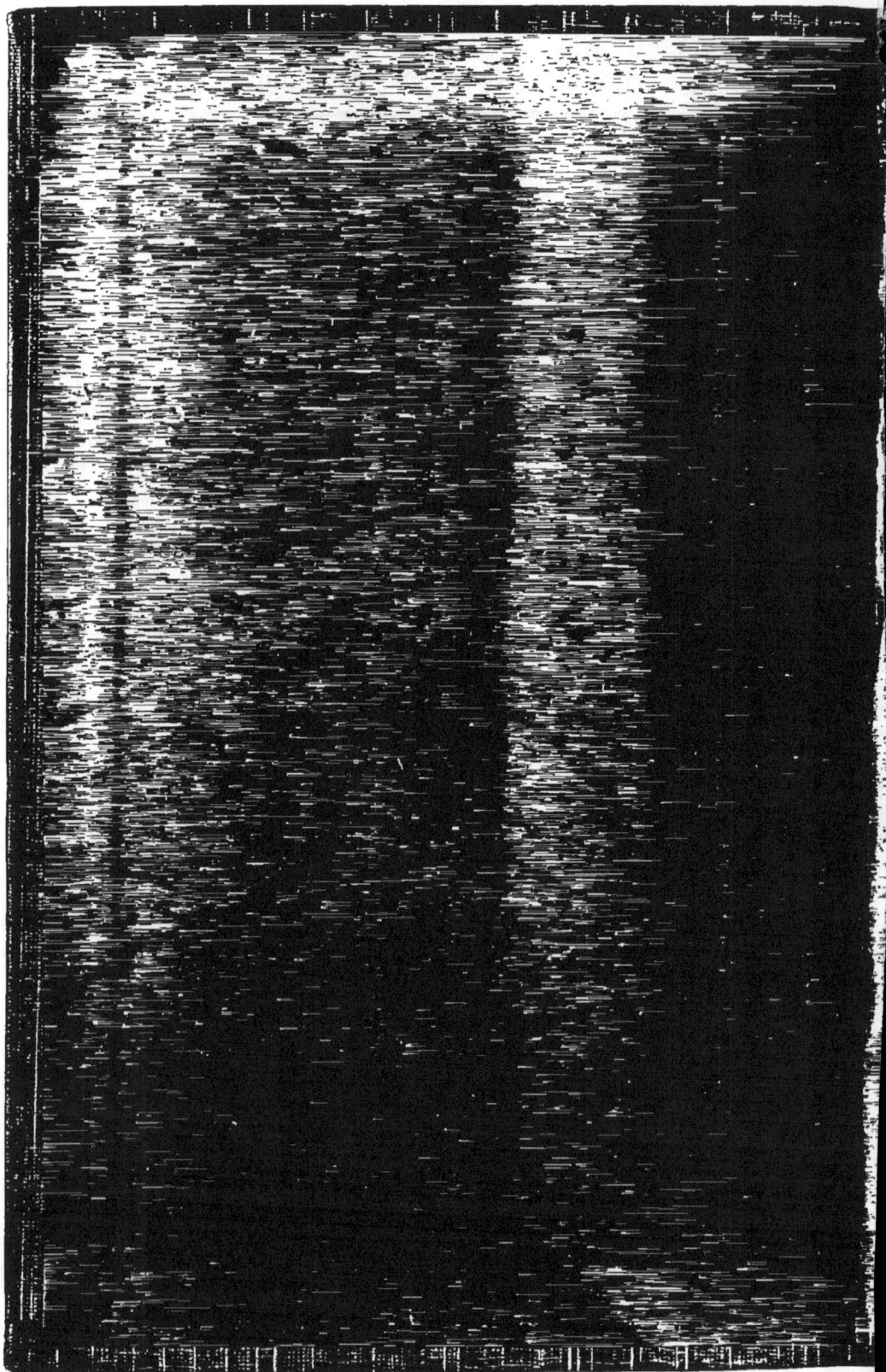

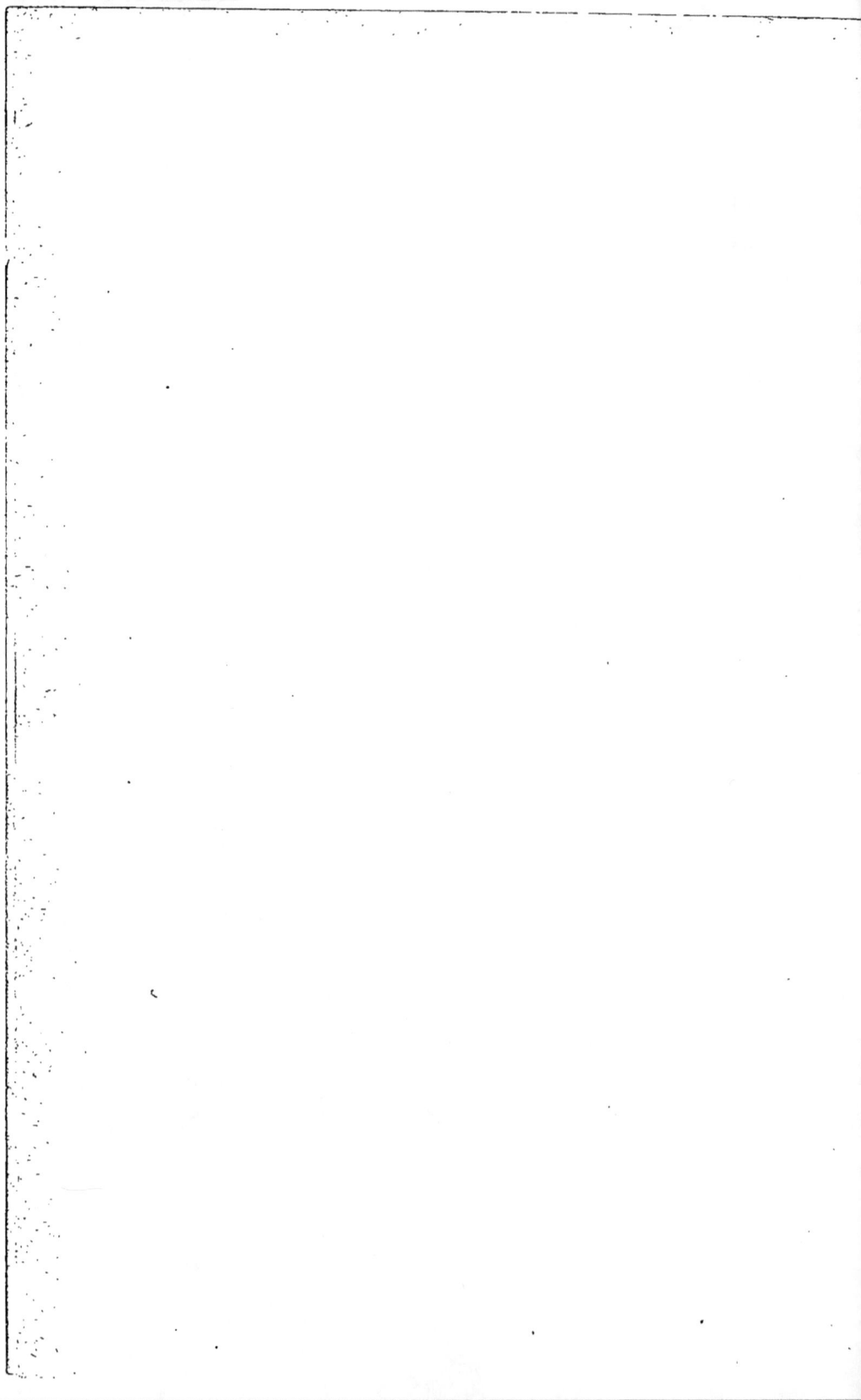

ENSEIGNEMENT SECONDAIRE DES JEUNES FILLES

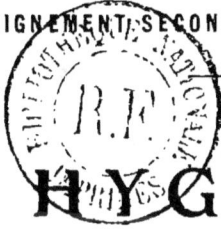

HYGIÈNE

INDIVIDUELLE

et

ÉCONOMIE DOMESTIQUE

LIBRAIRIE ARMAND COLIN

ENSEIGNEMENT SECONDAIRE DES JEUNES FILLES

Cours d'Histoire, à l'usage de l'Enseignement secondaire des jeunes filles, conforme aux derniers programmes, par CH. NORMAND :

1re ANNÉE. *Histoire nationale et Notions sommaires d'Histoire générale, des origines à 1610.* In-18, relié toile. **4 25**

2e ANNÉE. *Histoire nationale et Notions sommaires d'Histoire générale, de 1610 à 1789.* In-18, relié toile. **3 50**

3e ANNÉE. *Histoire nationale et Notions sommaires d'Histoire générale, de 1789 à nos jours.* In-18, relié toile. **4 25**

Cours de Géographie, par P. VIDAL DE LA BLACHE et P. CAMENA D'ALMEIDA :

La Terre, l'Amérique, l'Australasie. In-18, relié toile. **3 »**
L'Asie, l'Insulinde, l'Afrique. In-18, relié toile. . . . **3 »**
L'Europe. In-18, relié toile. **3 25**
La France. In-18, relié toile. **3 25**
La Terre. Géographie générale. In-18, relié toile. . . . **4 50**
Les Principales Puissances du Monde. In-18, relié toile. **3 25**

Atlas par classes, *historiques et géographiques*, à l'usage de l'Enseignement secondaire des jeunes filles, composés de cartes extraites de l'*Atlas général Vidal-Lablache.* (3 volumes : 1re ANNÉE ; — 2e ANNÉE ; — 3e ANNÉE). Chaque vol. in-folio, cartonné **6 50**

ENSEIGNEMENT SECONDAIRE DES JEUNES FILLES

Nouveau programme de l'enseignement de l'Hygiène
(Arrêté ministériel du 14 juin 1907)

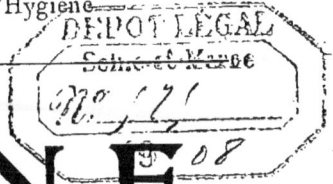

HYGIÈNE

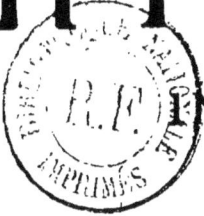

INDIVIDUELLE

et

ÉCONOMIE DOMESTIQUE

PAR

le Dr J. WEILL-MANTOU

Secrétaire de la Commission permanente de Préservation contre la Tuberculose

AVEC LA COLLABORATION (POUR L'ÉCONOMIE DOMESTIQUE)

DE

M. G. GRAU | Mlle J.-L. GORRAZ

de la Société d'Éducation familiale de l'Aube.

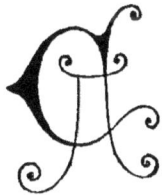

Librairie Armand Colin

5, rue de Mézières, Paris

1909

AVANT-PROPOS

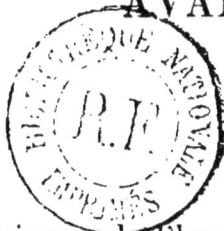

Nous faisons de l'hygiène comme M. Jourdain faisait de la prose, *sans le savoir*. On nous a appris à donner des soins réguliers à notre corps, à éviter les refroidissements, à ne pas nous baigner en sortant de table, à tenir le corps droit pour écrire ; on nous a mis en garde contre le péché de gourmandise, en agitant continuellement devant nous le spectre de l'indigestion. Tout cela, n'est-ce pas de l'hygiène ? Aussi nous croyons-nous passés maîtres dans cette science et, quand on nous parle de *l'étudier*, sommes-nous tentés de hausser les épaules : « Ouvrir des livres d'hygiène, à quoi bon ? Ne savons-nous pas tout ce qu'ils contiennent ? »

A ce compte-là nous aurions grand tort d'apprendre la grammaire, l'orthographe et l'art d'écrire, puisque nous faisons naturellement de la prose. Oui, mais quelle prose, que celle qui pousse toute seule ! Et quelle hygiène aussi, que celle qui ne s'appuie que sur de simples on-dit !

Erreurs, préjugés, imprudences sans nombre, gaspillage continuel de la santé, voilà ce que récoltent ceux qui ne connaissent l'hygiène que par ouï-dire. Comment, d'ailleurs, pourrait-il en être autrement ? Pourquoi l'hygiène s'improviserait-elle plutôt que la physique, la chimie ou l'histoire naturelle?

Le champ de cette science est vaste et son domaine s'étend tous les jours. A côté de l'hygiène individuelle, qui a pour objectif la santé de l'homme envisagé isolément, l'hygiène publique et l'hygiène sociale dégagent les lois qui doivent présider à la vie en commun.

A côté de l'hygiène privée, il y a l'hygiène professionnelle et l'hygiène industrielle. A côté de l'hygiène des villes, il y a l'hygiène des campagnes. A côté de l'hygiène civile, il y a l'hygiène militaire et l'hygiène navale. Et tout cela pourrait s'apprendre sans maître et se deviner? A qui pourrait-on le faire croire?

. . . .

Le Conseil supérieur de l'Instruction publique a donc été bien inspiré en faisant une place dans les programmes à des aperçus d'hygiène élémentaire. Il a même élargi le cadre de cet enseignement en y introduisant quelques indications sur les premiers secours à porter en cas d'accident.

Nous avons suivi pas à pas la voie qui nous était tracée, et, comme des notions d'économie domestique doivent accompagner l'étude de l'hygiène, nous avons fait appel, pour cette seconde partie, à la collaboration de M. G. Grau et de Mlle J.-L. Gorraz que désignaient à nous leurs conférences à la Société d'Éducation familiale de l'Aube. Nous les remercions de leur précieux concours.

J. W.-M.

Hygiène individuelle

et

Économie domestique

PREMIÈRE PARTIE

HYGIÈNE INDIVIDUELLE

CHAPITRE I

DES ALIMENTS EN GÉNÉRAL

Pourquoi mangeons-nous? — Quand nous marchons, quand nous respirons, quand nous pensons, quand, en un mot, nous accomplissons un quelconque de ces nombreux actes qui constituent la *vie*, nous usons, nous brûlons notre propre substance comme la lampe brûle l'huile ou l'essence qui l'*alimente*. Si chaque jour nos aliments ne venaient pas *réparer* les pertes que nous subissons, nous nous userions au point de nous manger en quelque sorte nous-mêmes et de mourir de faim. Il faut donc *manger pour vivre*.

Ce n'est pas tout cependant : il faut encore *bien* manger pour *bien* vivre, c'est-à-dire choisir avec discernement, parmi les aliments, ceux qui conviennent le mieux à la réparation des tissus de notre corps. Qui se nourrit mal ne peut être ni fort ni résistant et si le célèbre gastronome Brillat-Savarin a pu écrire : Dis-moi ce que tu manges, je te dirai qui tu es », l'hygiéniste est en droit de formuler ce principe plus exactement encore en disant : « Dis-moi ce que tu manges, je te dirai ce que tu seras plus tard, au point de vue de la santé ».

Pertes de l'organisme. Leur réparation par les aliments. — Puisque les tissus de notre corps s'usent, que deviennent les produits usés? — Quand le charbon brûle, il abandonne des cendres. Où sont donc nos cendres à nous?

On les retrouve dans l'urine, dans les matières excrémentitielles, dans la sueur, dans l'air que rejettent nos poumons.

Par ces différentes voies un homme de taille et de poids moyens, placé dans des conditions normales de travail, perd en vingt-quatre heures environ 2500 grammes d'eau, 280 grammes de carbone (à l'état d'acide carbonique principalement), 18 grammes d'azote (surtout sous forme d'urée, contenue dans l'urine) et 25 grammes de sels minéraux divers. Tout le monde sait par expérience que les larmes sont salées et amères : la sueur, les urines contiennent aussi de nombreux sels.

Les aliments doivent donc rendre à l'organisme *tout* ce qu'il perd ; ils doivent même quelquefois lui donner *plus* qu'il ne perd, par exemple quand l'enfant grandit : ils doivent donc contenir de l'eau, du carbone, de l'azote et des sels.

I. — COMPOSITION DES ALIMENTS

Nos aliments sont empruntés aux trois règnes de la nature : les viandes, les poissons, les œufs, le lait, au règne animal ; les fruits, les légumes, le pain, le sucre au règne végétal ; enfin, parmi les produits tirés du règne minéral, il convient de citer en première ligne l'eau et le sel.

Quelle que soit leur origine, nos aliments sont généralement formés de plusieurs substances composantes. Prenons le lait pour exemple : l'analyse chimique y décèle la présence d'eau, d'albumine, de matières grasses et de sels divers. Ces divers composants sont appelés aliments *simples ;* le mélange qui en résulte, c'est-à-dire ici le lait lui-même, est un aliment *complexe* ou *composé.* Il importe, avant d'étudier les aliments composés, de connaître la nature des principes alimentaires simples qui les constituent.

ALIMENTS SIMPLES

Ceux-ci sont *organiques,* c'est-à-dire tirés des règnes animal ou végétal, ou *inorganiques,* c'est-à-dire empruntés au règne minéral.

Principes alimentaires organiques. — Les principes organiques contiennent ou ne contiennent pas d'azote, ce qu'on exprime en disant qu'ils sont *azotés* ou *non azotés.* Les principes azotés sont les albumines; les non azotés sont les hydrates de carbone et les graisses.

Albumines ou principes azotés. — Les albumines ou *matières albuminoïdes* sont formées de carbone, d'hydrogène, d'azote, d'oxygène et de petites quantités de soufre, de phosphore et de fer.

Les principales matières albuminoïdes sont l'*ovo-albumine* ou albumine de l'œuf, l'*albumine de la viande,* la *fibrine* du sang, la *caséine* du lait, la *gélatine* des os, la *légumine* de certains végétaux.

Il est à noter que divers aliments végétaux sont fort riches en albumine : les pois, les haricots, les lentilles contiennent de 220 à 260 parties p. 100 de légumine, c'est-à-dire plus d'albumine que la viande de boucherie. La viande n'est donc pas, en principe, un aliment *indispensable.*

Principes non azotés. — Formés uniquement de carbone, d'oxygène et d'hydrogène, les principes non azotés comprennent les hydrates de carbone et les graisses.

Les *hydrates de carbone* constituent la plus grande partie des éléments végétaux : *amidons* ou matières amylacées, *fécules, farines, sucres*. Les aliments d'origine animale au contraire ne renferment que de faibles proportions d'hydrates de carbone (la viande, par exemple, en contient quatre parties sur 1 000); une exception est cependant faite en faveur du lait, qui en renferme déjà 40 parties pour 1 000.

Les *graisses* ou *corps gras*, plus riches en carbone que les féculents, produisent plus de chaleur : aussi les peuples du Nord, qui vivent dans des climats froids et ont par conséquent un plus grand besoin de se réchauffer, font-ils entrer dans leur alimentation de grandes quantités de corps gras (Lapons).

La plupart des aliments renferment de la graisse, mais en proportions variables. Il en est ainsi de la viande, du lait, du fromage, du jaune d'œuf, des légumineuses; certains fruits en sont très chargés, par exemple les noix, les amandes et les noisettes.

Principes alimentaires inorganiques. — *L'oxygène* de l'air ne compte généralement pas parmi les aliments, parce qu'il se respire et ne s'avale pas. Un homme en absorbe en moyenne 700 grammes par jour. A regarder les choses de près, l'oxygène est pourtant l'aliment le plus immédiatement nécessaire; car, circulant dans le sang, il va porter dans tous les tissus le principe nécessaire à toutes les métamorphoses chimiques qui s'accomplissent dans la profondeur de notre corps.

En ce qui concerne *l'eau*, nous avons vu que l'homme en perdait en moyenne 2500 grammes par jour. Les boissons ne sont pas seules à intervenir pour les lui restituer; car la plupart des substances alimentaires sont riches en eau, ainsi qu'on en peut juger par le tableau suivant :

Céréales et légumineuses. . . . . . 10 à 14 0/0 d'eau
Racines et tubercules. . . . . 75 à 90   —
Fruits. 85   —
Pain. . . . . 30 à 40   —
Viande. . . . . 55 à 75   —
Lait. . . . . 75 à 90   —
Fromages . . . . 35 à 45   —

Parmi les 25 grammes de *sels* perdus chaque jour par l'organisme plus de la moitié est représentée par le *sel* ordinaire ou *chlorure de sodium;* l'autre moitié comprend des phosphates et des sulfates de potasse, de soude, de magnésie et une quantité infinitésimale de fer. Ce sont principalement les aliments d'origine végétale qui nous rendent ces sels; nous n'avons guère besoin d'ajouter à nos aliments habituels que 8 ou 9 grammes par jour de sel ordinaire en nature. Il faut se méfier du sel pris en excès, uniquement pour le plaisir de flatter le palais par un vif assaisonnement.

ALIMENTS COMPLETS. — ALIMENTS PARTIELS

On appelle *complet* l'aliment qui renferme en lui-même *tous* les principes élémentaires indispensables à l'entretien de la vie, c'est-à-dire des matières albuminoïdes, des matières hydro-carbonées et des sels; mais il ne suffit pas que les matières y soient représentées nominativement et fassent en quelque sorte acte de présence, il faut encore que leurs quantités respectives y figurent dans les *proportions voulues* pour combler le déficit qui résulte pour l'organisme de ses pertes quotidiennes.

La viande, par exemple, nous l'avons vu, contient 4 pour 1 000 de substances hydro-carbonées; elle n'est pourtant pas un aliment complet, car elle renferme trop d'albuminoïdes et pas assez d'hydrates de carbone. Le lait, au contraire, est le type de l'aliment complet, puisqu'il est capable d'assurer à lui seul la vie et la croissance de l'enfant. Les œufs constituent également un aliment complet, mais à un moindre degré cependant que le lait, étant donné que le sucre y fait défaut.

Les autres aliments sont dits *partiels ;* il en faut réunir plusieurs pour subvenir aux besoins de la nutrition et pour instituer ce qu'on appelle le *régime* alimentaire.

II. — RÉGIMES EXCLUSIFS. — RÉGIME MIXTE

Un régime alimentaire est *exclusif,* quand il ne se compose que d'un seul aliment ou d'un seul ordre d'aliments, que ceux-ci appartiennent au règne animal ou au règne végétal. Le régime du lait ou *régime lacté exclusif* est le seul qui convienne à l'enfant pendant les premiers mois de l'existence; il est encore prescrit aux grandes personnes dans un certain nombre de maladies (des reins ou du cœur principalement).

Chez les animaux nous voyons les carnivores se nourrir de la chair d'autres animaux (*régime carné*), tandis que les herbivores ou les granivores s'alimentent à l'aide de végétaux, herbes ou graines (*régime végétarien*).

L'homme est *omnivore* (étymologiquement *qui mange de tout*) et doit se nourrir simultanément d'aliments empruntés aux animaux et aux végétaux, comme le prouve la conformation de ses dents.

Celle-ci varie en effet avec la nature de l'alimentation des différents animaux. Chez les carnivores, les canines et les incisives, pointues et coupantes, faites pour sectionner et déchiqueter la viande, tiennent une place prépondérante dans le système dentaire; inversement, chez les herbivores, les molaires, aplaties comme des pierres meulières et comme telles capables de broyer les herbes et les graines, sont remarquablement développées. Chez l'homme, au contraire, une harmonieuse juxtaposition des incisives, des canines et des molaires arme la bouche également pour la mastication de la viande et des végétaux.

Le régime alimentaire de l'homme doit donc être varié; c'est l'alimentation *mixte* qui lui convient le mieux, tandis que les régimes exclusifs sont contraires à sa nature, à ses goûts, à ses habitudes.

Inconvénients des régimes exclusifs. — L'homme peut vivre en ne mangeant que des végétaux, le fait est incontestable : il y a des peuples qui ne consomment que du riz (Indiens), qui se nourrissent presque exclusivement de pommes de terre (Irlandais); dans certaines contrées pauvres, les céréales de qualité inférieure forment la base de l'alimentation.

Quelle conclusion faut-il tirer de ces faits, sinon que l'homme possède une merveilleuse faculté de s'adapter aux conditions de milieu dans lesquelles il se trouve; mais pourquoi vouloir appliquer à tous ce qui n'est que l'exception et condamner de parti pris l'humanité à la nourriture exclusivement végétale ?

Considérons, en effet, deux aliments de premier ordre : le pain et la viande.

Nous savons que l'homme a besoin de retrouver les 18 grammes d'azote qu'il perd tous les jours; or, 18 grammes d'azote représentent 111 grammes de principes albuminoïdes. Pour avoir sa ration complète d'albuminoïdes, il lui faudrait consommer 1585 grammes de pain.

Si, au contraire, nous demandions à la viande notre nourriture exclusive, nous aurions besoin d'en manger 2545 grammes pour y trouver les 280 grammes de carbone que réclame notre organisme.

Dans le premier cas, avec 1580 grammes de pain, nous prendrions trop de carbone, puisque 930 grammes de pain nous donnent notre ration complète de ce principe; dans le second cas, nos 2545 grammes de viande seraient trop riches en azote, puisque 518 grammes de chair musculaire nous fournissent nos 111 grammes de matières azotées.

Dans les deux cas nous prendrions ou trop d'azote ou trop de carbone et nous donnerions une surcharge à notre estomac; si, au contraire, nous faisons appel à la fois au pain et à la viande, nous trouvons facilement notre ration exacte en azote et en carbone avec 800 grammes de pain et 250 grammes de viande.

Prenons un exemple plus frappant encore et supposons que nous voulions nous alimenter exclusivement avec des pommes de terre ou des légumes herbacés. Pour y puiser nos 111 grammes de matières albuminoïdes, il nous faudrait ingurgiter 8 kilog. 500 de pommes de terre ou 10 à 12 kilog. de légumes herbacés. Aucun estomac ne résisterait à ce régime.

La digestion des végétaux est généralement plus laborieuse que celle de la chair musculaire : d'où ralentissement des digestions avec le régime végétal et par conséquent nouvel inconvénient.

Le régime végétal exclusif ou régime *végétalien* ne compte plus d'ailleurs aujourd'hui que de rares partisans : les *végétariens* admettent l'usage des œufs, du lait, du beurre et des fromages. Ainsi compris le régime végétarien est déjà plus acceptable, mais reste sans utilité pour les personnes bien portantes.

Dangers d'une alimentation trop azotée. — La viande est succulente; son goût flatte le palais; elle prête à de nombreuses et savantes préparations culinaires : aussi est-ce dans l'alimentation carnée que les gourmets trouvent la plus complète satisfaction de leur appétit. Qu'ils se méfient pourtant : un gros danger les menace!

Quand l'organisme est saturé de matières albuminoïdes, il ne tarde pas à être débordé par sa besogne chimique. Il est impuissant à les assimiler complètement; il ne parvient plus à leur faire subir les transformations successives qui doivent aboutir à la production de l'urée, laquelle est, nous l'avons vu, éliminée par les urines. Il reste alors dans le sang un excès de produits azotés incomplètement oxydés, qui agissent sur l'économie comme de véritables poisons. De ce nombre est l'acide urique, dont la présence en excès dans le sang provoque l'apparition de la goutte et amène à la longue de graves lésions du cœur, des artères et des reins.

Nécessité d'un régime mixte et varié. — La conclusion des développements qui précèdent sera donc que le régime alimentaire devra être *mixte*, c'est-à-dire composé en justes proportions d'aliments empruntés à la fois au règne animal et au règne végétal. Les viandes, les poissons, les volailles, les œufs ne doivent entrer dans l'alimentation que pour fournir l'appoint d'azote nécessaire : ils ne devront jamais constituer le fond de la nourriture. Rien de plus nuisible à la santé que ces repas pantagruéliques dans lesquels les entrées succèdent aux poissons, les rôtis aux entrées, le foie gras au gibier, etc. Ces mets superposés ne tardent pas à créer dans le tube digestif une véritable usine à poisons.

Les légumes, les céréales, les fruits, les salades entreront donc pour une large part dans l'alimentation ; mais là encore, dans ce règne végétal, sera-t-il bon d'opérer une sage alternance dans les aliments : l'abus des farineux, pois, lentilles, pâtes, fatigue le tube digestif et pousse à l'obésité par surcroît des principes hydro-carbonés qu'ils apportent ; les aliments herbacés, les fruits trouveront donc sur nos tables leur place à côté des plats sucrés et farineux.

RÉGIME INSUFFISANT

Quand l'homme est totalement privé d'aliments, il maigrit rapidement, perd ses forces et *meurt de faim* en quelques jours. Tel est le cas des naufragés, des voyageurs égarés dans les montagnes, des ouvriers mineurs emprisonnés par un éboulement, etc.

Lorsqu'on veut porter secours à un malheureux qui est resté plusieurs jours sans manger, il faut bien savoir qu'on peut le tuer en lui donnant immédiatement des aliments substantiels. La plus grande prudence est alors nécessaire : quelques gorgées d'eau, de bouillon ; puis plus tard un peu de lait, voilà ce qu'il convient de lui offrir, pour le réhabituer progressivement en quelque sorte à se nourrir.

Sans être totalement sevré d'aliments, sans mourir brusquement de faim, un homme peut cependant ne pas prendre assez de nourriture, ne pas manger à sa faim, c'est-à-dire ne pas réparer chaque jour la totalité des pertes que subit son organisme. Le fait s'observe dans les pays ravagés par la famine, dans les villes assiégées, chez les soldats en campagne, chez les populations et les individus misérables. La maigreur, la perte des forces, le manque de résistance devant les maladies de toute nature, telles sont les conséquences du *régime insuffisant*.

Régime insuffisant par mauvais choix des aliments. — Le régime insuffisant est souvent aussi le fait de *fautes commises par ignorance.* « Parmi les ouvrières, un certain nombre s'abstiennent de tout repas substantiel le soir : au sortir de l'atelier elles rentrent tard et fatiguées, se couchent sans rien prendre de chaud et même sans manger. Parmi les hommes une proportion considérable n'ingère aucune nourriture avant de se rendre au travail. Ce sont là de mauvaises habitudes ; car, pour le travailleur, le petit déjeuner du matin, les repas du midi et du soir sont indispensables.

Au point de vue du choix des aliments de nombreuses fautes sont journellement commises. Les femmes souvent ne mangent pas assez de pain ou dépensent le plus clair de leurs revenus en légumes frais ou en crudités — une jeune fille de seize ans, sur un budget alimentaire de

0 fr. 80, employait une partie de son argent en achat de cornichons [1] ! »

Il ne suffit donc pas de manger, il faut encore bien manger, et pour cela il est nécessaire de connaître la valeur nutritive des différents aliments.

RÉGIME SURABONDANT

L'excès de nourriture, lui aussi, crée tôt ou tard la maladie. Quand il se produit accidentellement, à l'occasion d'une circonstance exceptionnelle, il survient du malaise, de la lourdeur au niveau de l'estomac. Les phénomènes peuvent s'accentuer jusqu'au vomissement : c'est alors l'*indigestion*.

Quand le régime surabondant devient habituel, l'estomac, continuellement soumis à un travail excessif, se fatigue; les digestions deviennent pénibles, la figure se congestionne, la somnolence apparaît après chaque repas et à la longue s'installent les maladies telles que la dyspepsie (mauvaises digestions), la goutte, les coliques hépatiques (coliques du foie), les coliques néphrétiques (coliques des reins), l'obésité, et avec cette dernière, la gêne de la respiration, de la circulation et des mouvements.

Pour se bien porter, il faut manger avec sobriété : les gros mangeurs paient tôt ou tard leur gourmandise, et quelquefois bien cruellement.

1. Landouzy, H. et M. Labbé, *Enquête sur l'alimentation des ouvriers, ouvrières et employés parisiens.*

CHAPITRE II

DES ALIMENTS EN PARTICULIER

I. — ALIMENTS D'ORIGINE ANIMALE

1° VIANDES

On réserve le nom de viandes à la chair, c'est-à-dire aux fibres musculaires, des animaux de boucherie, des animaux de basse-cour et du gibier.

VIANDES DE BOUCHERIE

La viande est par ses matières albuminoïdes (suc muscu-laire) l'aliment azoté par excellence : elle contient en outre de la graisse en quantités variables, des sels minéraux et de faibles quantités de principes hydro-carbonés.

Les différentes viandes de boucherie se ressemblent entre elles : elles sont faciles à digérer; leur composition offre la plus grande analogie avec celle des tissus de l'homme.

Le bœuf, le mouton, l'agneau, le porc fournissent les viandes de boucherie habituelles : depuis quelques années la viande de cheval entre dans la consommation des grandes villes. L'âne et le mulet sont également utilisés pour les usages comestibles, mais surtout par la charcuterie sous forme de saucissons.

Depuis fort longtemps les Chinois se nourrissent de viande de chien : cette mode tend à s'introduire dans certaines parties de l'Allemagne.

Les viandes de boucherie se divisent en viandes *rouges* et viandes *blanches* : rouges, quand elles sont tirées d'animaux qui ont atteint leur complet développement; blanches, quand elles proviennent de bêtes jeunes. Les viandes blanches sont moins nourrissantes que les rouges.

Pour trouver le type de la viande de bonne qualité, il faut

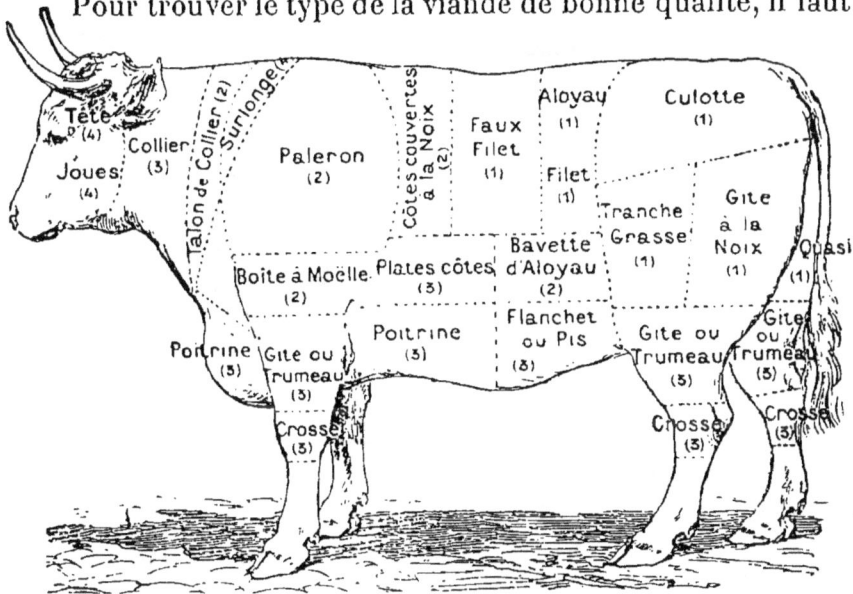

Fig. 1. — Bœuf.
(Les numéros indiquent la qualité de la viande.)

s'adresser au bœuf de six à sept ans qui, après avoir travaillé au grand air, a été mis à l'engraissement avant d'être abattu.

Contrairement à l'opinion courante la vache ne fournit pas une viande de mauvaise qualité, quand elle est jeune et engraissée; il n'en est plus de même quand la bête est vieille et épuisée par une longue production de lait.

Le mouton donne aussi une bonne viande, qui a peut-être le défaut d'être parfois un peu odorante.

La viande de porc, par son aspect, se rapproche des viandes blanches; mais, chargée de graisse compacte, elle est moins facilement digestible que les précédentes et a besoin d'être consciencieusement mâchée.

Le veau, le chevreau, l'agneau ne doivent pas être mangés trop jeunes. Leur viande est alors gélatineuse et

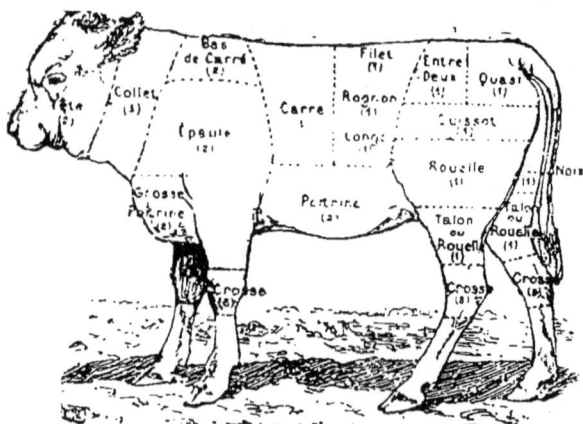

Fig. 2. — Veau.

peu nourrissante. A Paris l'abatage des veaux est interdit avant l'âge de six semaines.

La chèvre ne sert à l'alimentation que dans un petit nombre de pays montagneux, en Corse notamment.

Qualité de la viande. — D'une façon générale la qualité d'une viande tient à sa richesse en graisse, à sa pauvreté en tendons et en tissu fibreux, à sa saveur, conditions qui en font la finesse et la succulence. Le choix du morceau a aussi son importance.

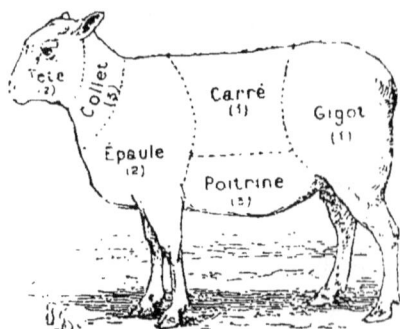

Fig. 3. — Mouton. — Qualités de la viande de mouton :

1re qualité : gigot, carré.
2e   —   épaule, tête.
3e   —   poitrine, collet.

Les figures 1, 2, 3 et 4 montreront la valeur et la dénomination des différents morceaux dans le bœuf, le veau, le mouton et le porc. Dans ces figures les chiffres 1, 2 et 3 signifient 1re, 2e et 3e qualités.

Abats. — Indépendamment de la chair musculaire l'alimentation emprunte encore aux animaux les abats : foie, reins ou rognons, poumons ou mou, cœur, cervelle, tête (veau), pieds (moutons, porcs), ris de veau. Moins riches en principes azotés que la chair musculaire, les abats **sont** souvent nourrissants par la graisse (foie) ou les principes qu'ils contiennent.

Sang. — Après l'abatage les animaux de boucherie sont

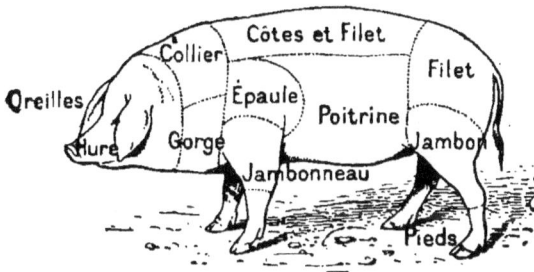

Fig. 4. — Porc.

saignés et leur sang est inutilisé pour la consommation; exception est faite pour le porc, dont le sang est employé à la confection du *boudin*. On a renoncé à l'ancienne et dégoûtante coutume qui consistait à faire boire aux anémiques des verres de sang encore tiède.

MODES DE PRÉPARATION DE LA VIANDE

Viande crue. — La viande crue est réservée aux usages médicaux, particulièrement dans le traitement de la tuberculose. A cet usage on choisit de préférence un beau morceau de viande de mouton ou de cheval; car la chair de ces animaux ne communique pas à l'homme les parasites que l'on rencontre fréquemment dans celle du bœuf et du porc.

On débarrasse au préalable la viande de toutes les parties fibreuses qu'elle peut contenir; puis on la râcle

avec le tranchant d'un couteau pour en extraire la pulpe :
il faut bien se garder de la hacher.

La viande ainsi pulpée est réduite en boulettes allongées
qui, par leur forme et leur grosseur, rappellent assez bien
l'amande de table. Ces boulettes sont avalées telles quelles,
salées ou sucrées ; ou bien elles sont au préalable trempées
dans du bouillon bouillant qui blanchit leur surface et leur
enlève cet aspect de *saignant* qui répugne à tant de personnes. La pulpe de viande peut encore s'incorporer dans
des purées ou dans des confitures et passe alors facilement
inaperçue.

Viande cuite. — La viande cuite revêt deux aspects
bien différents, suivant qu'elle est rôtie, ou grillée, ou
bien bouillie.

Rôtie ou *grillée*, elle est portée d'emblée à une température suffisante pour que les albumines de la surface extérieure soient *saisies* par le feu, c'est-à-dire coagulées et
durcies, de façon à former une sorte d'écorce, de croûte
protectrice à l'intérieur de laquelle les parties profondes
cuisent dans leur jus et conservent leurs sucs nutritifs. La
viande ainsi préparée possède une saveur des plus agréables.

Dans le *four*, la cuisson s'étend aux parties profondes
plus complètement que sur le *gril*.

La viande *bouillie* s'obtient, ou bien en plongeant celle-ci
dans l'eau bouillante, ou bien en l'immergeant dans l'eau
froide que l'on porte lentement à l'ébullition, *à petit feu.*
Dans le premier cas l'eau bouillante « saisit » encore
l'écorce et la viande conserve une partie de ses sucs ; dans
le second elle abandonne à l'eau ses principes nutritifs,
dont l'albumine se précipite sous forme d'*écume :* la viande
est alors *épuisée*, elle a perdu 30 ou 40 p. 100 de son poids,
elle est sèche et sans saveur.

Dans les deux cas la viande bouillie est inférieure à la
viande grillée ou rôtie, et comme goût et comme valeur
alimentaire ; mais, tandis que l'immersion dans l'eau bouil-

lante s'applique encore à la préparation de la viande elle-même, qu'elle laisse relativement tendre et savoureuse, la coction à petit feu de la viande préalablement plongée dans l'eau froide n'a en vue que la préparation du *bouillon*, qu'elle rend aussi succulent que possible, alors que la viande traitée à l'eau bouillante ne donne qu'un bouillon dénué de couleur et d'arome.

Le *bouillon*, que l'on obtient généralement en ajoutant à la viande des os, des légumes et du sel et que l'on a soin d'*écumer* et de dégraisser, est peu nourrissant. Il agit plus comme excitant de l'appétit et des fonctions digestives que comme aliment véritable ; comme tel, il est prescrit aux malades et aux convalescents.

Pour obtenir des *gelées de viande*, qui ne sont que des bouillons très concentrés, on met la viande, additionnée de sel et de légumes, dans une quantité d'eau froide juste suffi-

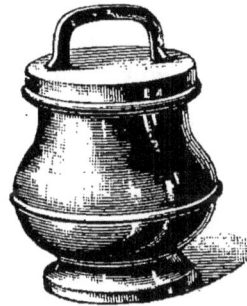

Fig. 5. — Marmite américaine.
(Cliché Allez frères.)

sante pour qu'elle y trempe, et on fait cuire dans un vase fermé (marmite américaine) que l'on maintient pendant 10 à 12 heures à une température inférieure à 85° (fig. 5). On obtient ainsi un liquide de consistance de gelée, nourrissant, agréable au goût, mais dont l'usage n'est réservé qu'aux malades.

Les viandes cuites *à la casserolle* ont une valeur intermédiaire entre les viandes grillées ou rôties et les viandes bouillies : elles sont moins épuisées, plus savoureuses, plus digestibles que les viandes bouillies et sont associées à des *sauces*, à bases de beurre, de farine, de bouillon, de vin, d'épices divers, qui, par leur apport en matières grasses et hydro-carbonées, tendent à rapprocher les viandes de l'aliment complet.

Charcuterie. — Le boucher débite la viande fraîche, le

charcutier (en vieux français chaircuictier ou cuiseur de chair) vend de la viande déjà cuite ou travaillée.

Les *saucissons* sont préparés avec de la viande salée ou fumée de bœuf, de porc, de cheval, d'âne et de mulet. Ils ont pour caractère commun d'être composés d'ingrédients hachés, broyés, mélangés, comprimés et poussés dans une enveloppe faite de membrane d'intestin nettoyé et desséché ou de papier parcheminé roulé en tubes. Ils sont ou tendres comme les saucissons d'Arles ou durs comme ceux de Lyon. Ils sont consommés tels que vendus et se conservent assez longtemps.

Le *boudin* et les *saucisses,* au contraire, exigent une légère cuisson préalable et demandent à être fraîchement préparés, sous peine de subir de profondes altérations. Le boudin est préparé avec du sang de porc, des oignons, du lard, des épices et quelquefois de la farine; les saucisses, avec des viandes diverses hachées et additionnées d'épices.

Les *pâtés* sont des viandes cuites au four dans une pâte à base de farine et d'œufs, et relèvent, en raison de cette composition mixte, autant de l'art de la charcuterie que de celui de la pâtisserie; aussi les pâtissiers partagent-ils avec les charcutiers l'honneur de les fabriquer.

Le *fromage de tête* est formé d'un hachis cuit d'estomac, d'oreilles, de peau, de queue et autres parties du porc.

Tous ces objets de charcuterie sont lourds, indigestes, facilement altérables, surtout pendant les chaleurs.

Il n'en est pas de même des viandes *fumées*, jambons, lard, langues, qui ont pour elles l'avantage d'une conservation très longue, mais resteront toujours inférieures à la viande fraîche.

ANIMAUX DE BASSE-COUR

Ces animaux comprennent un mammifère, le lapin, et les oiseaux domestiques.

Le *lapin* domestique, convenablement nourri, a une chair agréable et légère.

Parmi les *oiseaux*, moins nourrissants que les animaux de boucherie, les uns, poulets, pigeons, dindes, sont faciles à digérer; les autres, canards, oies, ont une chair plus grasse et plus lourde.

Le *bouillon de poule* est un mets délicat qui se recommande aux malades et aux convalescents.

GIBIER

On comprend sous cette dénomination les animaux sauvages, mammifères ou oiseaux, qui constituent les produits de la chasse. Le *gibier à poil*, lapin de garenne, lièvre, sanglier, chevreuil, cerf, daim, ours, et le *gibier à plume*, canard sauvage, poule d'eau, bécasse, ont des viandes *noires* dont la saveur et l'odeur sont plus accentuées que dans les variétés précédentes.

Quant au gibier à plume, on a l'habitude, exception faite pour la caille, de le consommer à l'état plus ou moins *faisandé*, c'est-à-dire lorsqu'il a déjà subi un certain degré de putréfaction. Cette coutume ne laisse pas que d'avoir certains inconvénients et fait de cet aliment une nourriture dangereuse; car on ne compte plus les accidents graves dus au gibier faisandé.

Le gibier frais sera donc seul autorisé, et, si l'on veut obtenir sans danger les effets du faisandage, qui assouplit la chair dure et coriace des animaux fraîchement tués, on pratiquera le *marinage*, qui atteint le même but et qui consiste à « attendrir » le gibier en le faisant macérer dans du vinaigre ou du vin blanc.

2° POISSONS

Les poissons fournissent une alimentation dont la valeur nutritive, moindre que celle des animaux déjà passés en revue, varie suivant qu'il s'agit de poissons maigres ou de poissons gras.

Les poissons *maigres*, d'eau douce ou d'eau salée, sont faciles à digérer (soles, merlans, limandes, brochets, truites, carpes, barbeaux, etc.); les poissons *gras* (anguilles, thons, maquereaux, saumons, harengs) sont plus indigestes.

Les poissons d'eau courante sont supérieurs aux poissons d'eau dormante, qui ont souvent un goût de vase très prononcé; celui-ci disparaît en partie lorsqu'on fait *dégorger* le poisson vivant en le maintenant plusieurs jours dans une eau pure.

La chair des poissons se putréfie rapidement. Quelques heures suffisent en été par les temps d'orage pour l'altérer profondément; cet accident est d'autant plus redoutable que, contrairement à ce qui se passe pour les viandes de boucherie, un commencement de putréfaction ne se trahit chez le poisson ni au goût ni à l'odorat.

Le poisson a une haute importance dans l'alimentation populaire en raison du bon marché des espèces communes : uni aux végétaux, il suffit à assurer une alimentation complète.

Ce qui assure le bon marché des poissons ordinaires, c'est qu'ils ne comportent pas de frais d'élevage et que la pêche n'en est guère dispendieuse.

3° CRUSTACÉS ET MOLLUSQUES

Les *crustacés* (homards, langoustes, crevettes, crabes, et pour l'eau douce, écrevisses) ont une chair nourrissante et excitante, d'autant plus qu'on a l'habitude de les consommer fortement assaisonnés.

Les *mollusques* habituels comprennent l'escargot, l'huître, la moule et divers coquillages. Les moules sont fréquemment indigestes.

Les huîtres bien fraîches sont en général très digestibles,

d'octobre en avril, c'est-à-dire pendant les mois qui ont la lettre *r* dans leur nom ; dans les mois sans *r*, il est prudent de s'en abstenir.

4° LAIT

Nature et composition. — L'homme fait appel, pour les besoins de sa consommation, au lait de divers animaux : vache, chèvre, ânesse, jument ; mais le lait de vache est le plus communément employé dans nos pays ; c'est de lui que nous nous occuperons tout particulièrement. La France en recueille annuellement 79 millions d'hectolitres.

Le lait, ainsi que nous l'avons déjà vu, est un aliment *complet :* car il contient tous les principes élémentaires et suffit à lui seul à entretenir la vie et à assurer la croissance de l'enfant.

Les matières grasses y figurent à l'état d'émulsion, c'est-à-dire qu'elles sont divisées en gouttelettes microscopiques maintenues en suspension dans la masse liquide qui les contient : c'est à ces *globules* graisseux (fig. 6) que le lait doit sa coloration si caractéristique. Quand le lait est au repos, ces matières grasses montent lentement à sa surface pour y former la *crème.*

Les matières hydro-carbonées sont représentées dans le lait par la *lactose* ou sucre de lait ; les matières azotées par une albumine spéciale, la *caséine*, qui, en se coagulant, fait *cailler* le lait. Enfin, le lait contient en solution des substances minérales.

Caractères du lait. — Le lait frais possède une odeur faible, mais agréable. S'il dégage une odeur forte, c'est que la nourriture des vaches qui le produisent est défectueuse ou qu'il a été conservé dans un endroit malpropre ; car le lait jouit au plus haut degré de la faculté de s'imprégner des odeurs environnantes. Il suffit d'ailleurs de le faire bouillir pour les lui faire perdre ; aussi l'odorat ne sera-t-il jamais qu'un moyen de contrôle fort infidèle pour juger de la qualité d'un bon lait.

La vue nous renseignera peut-être mieux : un lait bien blanc, bien opaque, est riche en globules gras; légèrement jaunâtre, il est chargé en crème. Les laits écrémés ou additionnés d'eau sont légèrement bleuâtres (laits bleus du commerce).

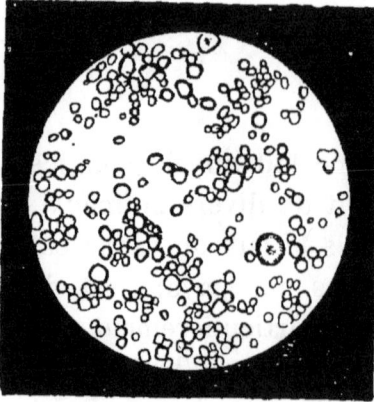

Fig. 6. — Goutte de lait vue au microscope.

Au goût, un bon lait a une saveur spéciale qu'il perd peu à peu pour devenir insipide quand on l'écrème ou quand on l'additionne d'eau.

Son onctuosité naturelle disparaît dans les mêmes conditions.

Le lait s'altère spontanément : il *tourne*, surtout en été et par les temps orageux, sous l'influence d'une fermentation qui transforme sa lactose en acide lactique.

Falsifications du lait. — Les principales falsifications sont l'*écrémage* ou soustraction d'une partie de la crème; le *mouillage* ou coupage d'eau; l'addition de *substances étrangères*.

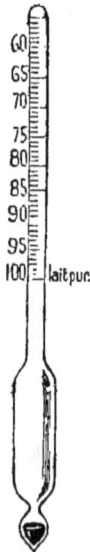

Fig. 7. — Pèse-lait ou lacto-densimètre.

Pour déceler l'écrémage, on mesure la densité du lait au moyen du pèse-lait ou lacto-densimètre, qui n'est qu'une variété d'aréomètre appliqué à la mesure du poids spécifique du lait (fig. 7). La densité moyenne d'un bon lait varie de 1029 à 1032. Si l'on soustrait tout ou partie de la crème, qui est la partie légère du lait, la densité du liquide restant augmente. Tout lait qui marque donc plus de 1032 au lacto-densimètre doit donc être considéré comme écrémé.

Inversement l'addition d'eau diminue la densité du lait : aussi les fraudeurs, pour masquer leurs manœuvres déloyales, ajoutent-ils de l'eau au lait après l'avoir écrémé : le mouillage s'allie donc couramment à l'écrémage.

Un autre procédé pour reconnaître l'écrémage repose sur l'emploi du *crémo-mètre* ou du *lacto-butyromètre*. Le crémo-mètre est une simple éprouvette graduée dans laquelle on abandonne le lait au repos. Au bout de quinze à vingt heures la crème est montée à la surface du liquide et on en mesure la hauteur. Un bon lait doit avoir une hauteur de crème qui varie de 10 à 16 divisions : au-dessous de 8, le lait sera écrémé.

Le lacto-butyromètre est un instrument qui permet de mesurer la quantité de beurre ou matière grasse qui se trouve dans le lait (fig. 8). Le principe en est le suivant. On verse du lait dans un tube jusqu'à un trait déterminé, puis de l'éther, puis de l'alcool, on agite, on laisse à la couche huileuse le temps de se former et on lit ensuite le volume occupé par la couche de beurre. Un litre de bon lait doit contenir 30 à 33 grammes de beurre. Au-dessous de ce chiffre, il est falsifié.

Le lait, et particulièrement le lait bouilli, devient fréquemment amer quand on l'abandonne à lui-même : cette amertume semble

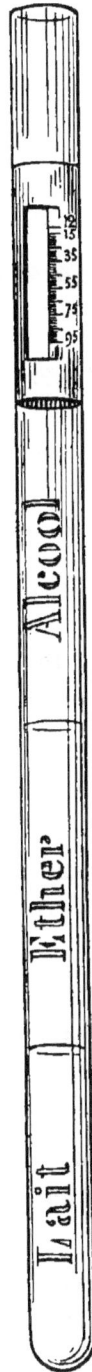

Fig. 8. — Lacto-butyromètre de Marchand.

causée par l'ensemencement accidentel du lait par un germe microbien. Une grande propreté préviendra cette altération du lait et des fromages qu'il aura servi à fabriquer.

CONSERVATION DU LAIT

Le lait contient toujours de nombreux microbes, qui le rendent très rapidement altérable et dont il se charge au cours de la traite ou au contact de l'air et des vases malpropres dans lesquels il est recueilli. Abandonné à lui-même, surtout par les temps chauds et orageux, il tourne et s'aigrit. D'autre part il contient très fréquemment des germes de maladies, de la tuberculose notamment.

Il y a donc un grand intérêt à assurer la conservation du lait et à le débarrasser de ses germes nuisibles : ce double but est atteint par l'emploi de la chaleur.

Ébullition. — L'ébullition du lait a lieu à 101°. Pour faire bouillir le lait, il ne faut pas se contenter d'attendre « qu'il monte »; il faut à ce moment briser la pellicule, la *peau* qui se forme à sa surface, et laisser les véritables bouillons se prolonger pendant trois ou quatre minutes.

Il faut toujours faire bouillir le lait; car le lait bien bouilli est devenu incapable de communiquer la tuberculose.

Stérilisation à 100° au bain-marie et en vase clos. — Ce procédé de stérilisation du lait a rendu de grands services dans l'alimentation des enfants. Proposé par Escherich, il a été perfectionné par Soxhlet, et plus récemment par M. Gentile.

L'appareil Gentile se compose d'un bain-marie, en fer-blanc ou en tôle de fer étamée (fig. 9), contenant un support pour un certain nombre de bouteilles.

Chacune d'elles est bouchée par un *obturateur* automatique, sorte de petit disque de caoutchouc rouge, muni sur sa face inférieure d'une appendice central (fig. 10). Le goulot de ces bouteilles est disposé pour recevoir une tétine.

Pour se servir de l'appareil, on verse dans chaque flacon la quantité de lait (coupé ou non coupé d'eau, suivant l'âge de l'enfant) nécessaire pour une tétée; on le ferme ensuite à l'aide d'un obturateur.

Tous les flacons ainsi préparés sont mis dans le porte-bouteilles; puis celui-ci est plongé dans la marmite qui contient l'eau

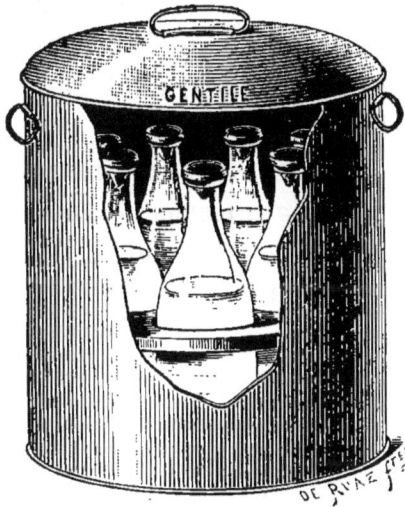

Fig. 9. — Appareil Gentile.
Bain-marie garni de ses flacons.

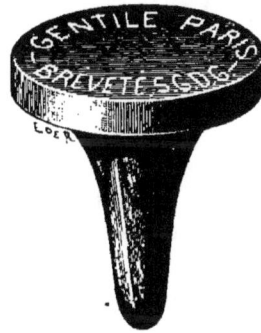

Fig. 10. — Obturateur.

froide. La marmite est ensuite recouverte et portée sur le feu.

La température de l'eau s'élève progressivement jusqu'à l'ébullition, qui doit être maintenue pendant quarante minutes. A ce moment on enlève le couvercle, on sort le porte-flacons de l'eau bouillante, en ayant soin de ne pas toucher aux obturateurs, et on laisse refroidir.

Dès que la température s'abaisse, les obturateurs, en raison du vide produit par la condensation de la vapeur qui chasse et remplace l'air du flacon, sont comme aspirés, s'appliquent fortement sur les goulots des petites bouteilles et se dépriment à leur centre (fig. 11 et 12). Ils se trouvent ainsi fixés par la pression atmosphérique.

Lorsqu'on veut donner à l'enfant le lait nécessaire pour une tétée, on plonge une bouteille dans l'eau chaude, sans toucher à l'obturateur, de façon à tiédir son contenu. On soulève ensuite un des bords de l'obturateur. L'air rentre en sifflant, si l'opération a été bien conduite; on adapte alors une tétine sur le goulot et le biberon est prêt.

Stérilisation industrielle au-dessus de 100°. — Les laits soumis à des températures de 105°, 108°, 110° et même 120°, au moyen de la vapeur sous pression, portent le nom de *laits industriellement stérilisés.* Chauffés presque immédiatement après la traite, ils sont débarrassés de tous les germes (microbes) qu'ils ont pu contenir. Ce mode de stérilisation présente l'inconvénient de modifier le lait dans sa composition et dans son goût.

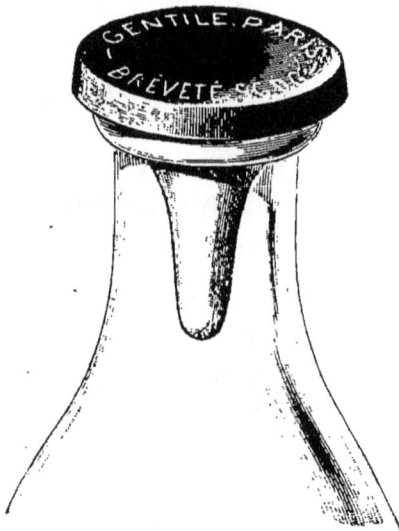

Fig. 11. — Obturateur posé sur un goulot de flacon.

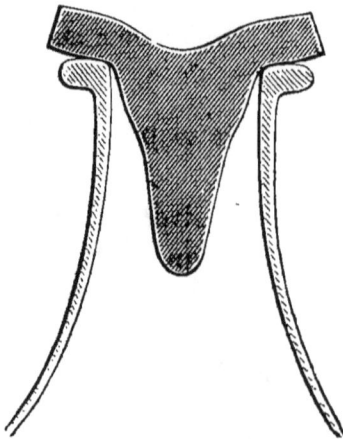

Fig. 12. — Coupe d'un obturateur déprimé sur le goulot du flacon par le vide produit par la stérilisation. (Clichés Gentile.)

Pasteurisation. — C'est la mise en pratique de la méthode employée par Pasteur pour conserver les vins.

Le chauffage à 70°-75° est immédiatement suivi d'un refroidissement brusque, pour éviter le passage lent du lait aux températures de 30° à 40°, favorables à la pullulation des germes.

Procédé industriel employé par les laitiers qui approvisionnent les grandes villes, il assure la conservation *temporaire* du lait, mais celui-ci doit être consommé dans les quarante-huit heures au plus tard. La pasteurisation du lait est inférieure, comme méthode de stérilisation, au chauffage au-dessus de 100° ; par contre, le lait pasteurisé conserve sa composition et son goût naturels.

Il importe toutefois que le lait ait atteint la température de 70°. On trouve dans le commerce des laits qui ont été pasteurisés à une température inférieure à 70° : ces laits n'offrent aucune garantie.

Il serait à souhaiter que les laitiers qui pasteurisent leur lait fussent obligés d'inscrire sur les bouteilles la température à laquelle leur lait a été porté, toute fausse déclaration tombant sous le coup de la loi sur la répression des fraudes alimentaires [1].

CHOIX D'UN LAIT

Tels sont les procédés les plus habituels de conservation du lait : ils n'ont pas la même valeur et ne trouvent pas leur application dans les mêmes circonstances.

Quand on est sûr d'avoir chez soi du lait frais et de bonne qualité, l'ébullition et la stérilisation à domicile dans l'appareil Gentile donnent toute la sécurité voulue.

Quand, au contraire, on n'est pas certain de la qualité et de la fraîcheur de son lait, il est plus prudent de s'adresser

---

1. Il existe aujourd'hui des réactifs chimiques qui permettent de reconnaître à quelle température un lait a été porté. Pour distinguer par exemple le lait cuit du lait cru, on se sert d'une solution d'*hématéine* dans l'eau ; on en ajoute vingt gouttes à vingt centimètres cubes du lait à essayer. Le lait cru reste coloré en rose, le lait bouilli se décolore en quelques secondes. La décoloration est moins rapide avec le lait pasteurisé et chauffé à 70°. Elle se fait mal avec les laits chauffés en vases clos ou stérilisés.

à des laits industriellement stérilisés ou pasteurisés sur place; mais dans ce cas encore il faut n'employer que des marques connues.

Il est désirable que toutes les régions de la France possèdent bientôt des laits *contrôlés*, pour enfants et pour convalescents, laits qui, provenant de vaches officiellement reconnues saines par les vétérinaires et recueillis avec toutes les conditions de propreté désirables, pourront être consommés crus sans aucun danger. Ces laits contrôlés se trouvent déjà dans quelques villes de France.

DÉRIVÉS DU LAIT

Beurre. — Le beurre s'obtient par le battage ou *barattage* de la crème dans des appareils appelés barattes (fig. 13).

Sa coloration varie du blanc au jaune orangé, mais sa teinte jaune est souvent due à l'addition de rocou, de fleur de souci, de safran.

Le beurre *rancit* assez rapidement. Pour le conserver on l'additionne de sel, *beurre salé.* Dans certaines régions, on le fait fondre à une douce chaleur, *beurre fondu ;* il sert alors aux besoins de la cuisine.

Le beurre est souvent falsifié : on y introduit de la graisse de porc ou axonge, de la graisse de cheval, de bœuf ou de mouton, de la margarine, produit extrait des graisses, de la graisse de coco; on refond également des beurres altérés ou rancis, après leur avoir fait subir un véritable lavage à l'eau.

Le *babeurre* est le résidu que l'on obtient dans la fabrication du beurre après le barattage de la crème.

Fromages. — On prépare les fromages en faisant *cailler* le lait à l'aide de la présure, ou en le laissant cailler spontanément (fromages à la pie). On sépare les grumeaux ainsi obtenus du liquide qui subsiste et qui est le *petit lait*, légèrement purgatif.

Les fromages sont *maigres* ou *gras*, suivant que le caillé a été obtenu avec du lait écrémé ou non; les fromages maigres retiennent cependant une petite quantité de matières grasses.

Les fromages sont préparés à chaud, fromages *cuits*, ou à froid, fromages *frais* ou fromages *fermentés*. Quand le degré de fermentation est poussé à l'extrême, cet aliment a les mêmes inconvénients que les viandes faisandées. Les fromages fermentés ne conviennent pas aux jeunes enfants.

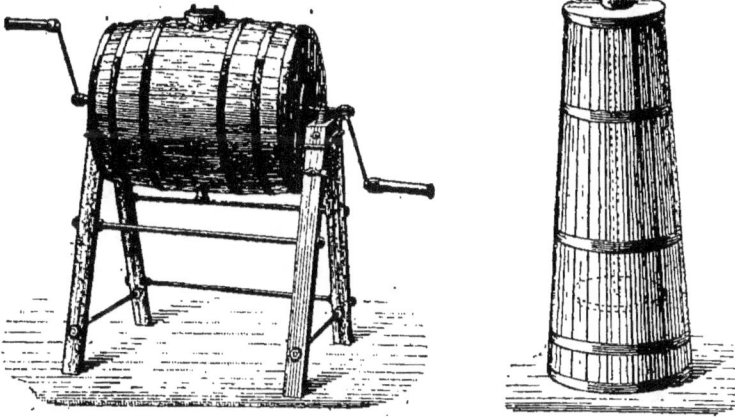

Fig. 13. — Barattes.

Les fromages cuits ont généralement une pâte plus ferme : Gruyère, Parmesan, Chester, Hollande.

Les fromages constituent un aliment très nourrissant.

5° OEUFS

Les œufs représentent un aliment de première importance. La France seule en consomme plus de 8 milliards par an, et Paris seul plus de 500 millions.

L'œuf de poule pèse de 50 à 60 grammes. Il se compose de la coquille, du blanc et du jaune.

Le poids moyen du blanc est de 25 grammes, celui du jaune de 15 grammes.

La *coquille*, formée principalement de carbonate de chaux, est perméable aux gaz et aux ferments; aussi les œufs subissent-ils la putréfaction en vieillissant (œufs pourris).

Le blanc, composé d'albumine, se coagule à la température de 70 à 80°.

Le jaune est formé principalement de matières grasses (lécithine) et de substances albumineuses (vitelline).

Les œufs sont de digestion facile et possèdent une grande valeur nutritive : 18 à 20 œufs représentent environ 1 kilogramme de viande. Ils sont consommés en nature et entrent dans une quantité de préparations culinaires.

Les œufs doivent être mangés frais.

Pour juger de la fraîcheur d'un œuf, on l'immerge dans une solution de sel ordinaire dans l'eau (à 10 pour 100), solution dont la densité se rapproche de celle de l'œuf.

S'il est frais, il tombe au fond du vase; dans le cas contraire, il surnage. La raison de ce phénomène est que l'œuf, en vieillissant, perd de son eau par évaporation à travers la coquille (nous avons vu qu'elle était perméable aux gaz).

Pour conserver les œufs, on les enfouit dans de la cendre, ou on les plonge dans une solution saturée d'eau de chaux, ou encore dans une solution de silicate de potasse (verre liquide).

Œufs de poisson. — Ces œufs servent à la préparation du caviar (œufs d'esturgeon) et de la poutargue (œufs de mulet), aliments peu usités dans nos pays.

Laitances. — Nous rapprocherons des œufs de poisson les laitances, plus riches encore que les œufs en principe nutritifs.

II. — ALIMENTS D'ORIGINE VÉGÉTALE

Ces aliments se subdivisent en céréales, légumes et fruits, mais ils présentent un certain nombre de caractères communs, qui les différencient des aliments d'origine animale :

Les *hydrates de carbone* (matières amylacées et sucrées) l'emportent de beaucoup dans leur composition sur les matières albuminoïdes;

Ils sont riches en principes salins;

Ils sont pauvres en matières grasses, exception faite pour les graines oléagineuses et certains fruits (noix, amandes, etc.);

Ils contiennent une substance inattaquable par les sucs digestifs et, par conséquent, non assimilable, la *cellulose*.

Leur ingestion laisse, pour ce dernier motif, des résidus de la digestion plus abondants que les aliments d'origine animale; mais le passage de la cellulose à travers le tube digestif présente l'avantage de stimuler les mouvements intestinaux et de prévenir la constipation qui résulte d'une nourriture trop animalisée.

1° LÉGUMES

Ils comprennent les légumes en grains (haricots, pois, etc.), les racines et tubercules (pommes de terre, etc.), les bourgeons et bulbes (asperges, artichauts, choux, choux-fleurs, choux de Bruxelles, etc.) et les légumes herbacés (épinards, oseille, laitue, etc.); mais au point de vue de leur valeur alimentaire, il suffit de ne considérer dans les légumes que deux variétés : les légumes farineux et les légumes aqueux.

Légumes aqueux. — Ils sont peu nourrissants : car ils sont pauvres en matières amylacées et sucrées, en matières albuminoïdes et en graisse; mais ils contiennent souvent de fortes proportions de principes minéraux (épinards, laitue). Ils satisfont l'appétit en saturant l'estomac, mais le bénéfice qu'en tire l'organisme est plutôt maigre.

Les légumes aqueux comprennent :

Des racines : navets, choux-raves, carottes, salsifis;

Des tiges ou feuilles : oseille, épinards, laitues, salades, etc.

Des fruits : cornichons, concombres, potirons, tomates, aubergines, etc.

Des bourgeons et bulbes : choux, oignons, poireaux, asperges, etc.

Des champignons, qui renferment des principes azotés et possèdent parfois des propriétés excitantes (truffes). Les carrières de Paris, où l'on s'adonne en grand à la culture des champignons de couche, en fournissent une récolte de 25 000 kilogs par an.

Certains légumes aqueux sont riches en principes sulfurés (ail, oignon, échalote, raifort, radis); d'autres contiennent des oxalates (oseille, tomates), qui les font interdire aux goutteux, graveleux et autres malades; d'autres enfin sont indigestes (choux) et ne conviennent pas à tous les estomacs.

Légumes féculents ou farineux. — Les *graines des légumineuses*, que l'on consomme à l'état frais ou à l'état sec, ont une grande valeur nutritive (pois, lentilles, haricots, fèves, etc.), qui les place au premier rang des substances alimentaires et leur permet de soutenir, à ce point de vue, la comparaison avec la viande. Elles contiennent, en effet, des hydrates de carbone, de la graisse, des matières albuminoïdes (légumine) et des sels. Elles sont surtout digestibles lorsqu'elles sont débarrassées de leur coque, par la réduction en *purées*.

Les légumes secs se cuisent mal dans une eau trop calcaire.

Leur abus rend les digestions laborieuses, comme d'ailleurs l'abus de tous les farineux. Leur emploi doit être combiné à celui des autres aliments.

Les *tubercules farineux* sont représentés par la patate et la pomme de terre.

Celle-ci se caractérise par sa grande teneur en eau et en

hydrates de carbone, par sa pauvreté en substances azotées et en matières grasses; elle constitue un aliment nourrissant, mais qui a besoin d'être associé à d'autres aliments capables de fournir à l'organisme les principes qui font défaut à ce légume.

La *choucroute* s'obtient en faisant macérer dans de l'eau salée, avec addition de poivre et d'aromates, des feuilles de chou divisées en minces lanières.

Les ferments qu'elle contient en font un aliment plus facile à digérer qu'on ne le croit généralement.

Farines de légumes. — On prépare aujourd'hui de nombreuses farines de légumes féculents : farines de lentilles, de pois, de haricots, de fèves, etc.

Le tapioca est une fécule retirée du manioc; l'arrow-rout est une fécule provenant de divers rhizomes des pays chauds; le sagou est retiré de la moelle de divers palmiers.

2° FRUITS

Les fruits se subdivisent ainsi qu'il suit :

1° *Fruits aqueux acidules :* pommes, poires, prunes, pêches, abricots, brugnons, coings, cerises, nèfles, fraises, framboises, raisins, groseilles, cassis, ananas, oranges, citrons, grenades, mûres, myrtilles. Ces fruits sont aussi peu nourrissants que les légumes herbacés.

Il n'en est plus de même des variétés suivantes :

2° *Fruits sucrés proprement dits :* bananes, figues, dattes.

3° *Fruits amylacés ou huileux :* noix, amandes, châtaignes, noisettes, cacao, olives, noix de coco. Plusieurs de ces fruits jouent un rôle important dans l'alimentation, surtout par les produits qu'on en tire (farine de châtaigne, chocolat, huiles d'olives, de noix, etc.).

La présence, à la surface des fruits aqueux, de levures, leur acidité expliquent les fermentations et les troubles intestinaux que provoque parfois leur usage, surtout lorsqu'ils n'ont pas atteint leur pleine maturité. On voit souvent des jeunes filles manifester un vif penchant pour les fruits aigres, pour les pommes vertes. Qu'elles soient bien prévenues qu'à manger des fruits *pas mûrs* elles risquent fort de s'abîmer l'estomac et de payer leur friandise pour les jus aigres de troubles sérieux de leur fonctions digestives !

Les fruits sont encore utilisés dans la confection des sirops, des confitures, des conserves et des « fruits confits ». La cuisson supprime les inconvénients qu'ils peuvent présenter à l'état de crudité.

Les confitures sont souvent falsifiées : par addition d'agar-agar, plante qui leur donne une belle consistance de gelée ; par introduction de matières colorantes ; par substitution de saccharine ou de glucose au sucre de canne ou de betterave.

3° CÉRÉALES

Les principales céréales sont le blé, l'orge, le seigle et l'avoine ; puis le riz, le maïs et le sarrasin, dont on fait grand usage en d'autre pays que le nôtre. Bouillies pendant un certain temps dans de l'eau, elles donnent la *décoction de céréales*, utilisée dans l'alimentation des enfants et des convalescents.

Les caractères dominants des céréales sont : leur richesse en hydrates de carbone ; l'écorce de cellulose qui recouvre leur principes nutritifs.

Blé. — La première des céréales, au point de vue de son utilité, est le blé ou froment, qui sert à faire la farine et le pain usuels. On en récolte dans le monde entier une moyenne de 86 millions de tonnes métriques par an.

En France on cultive environ 7 millions d'hectares de blé, qui ne produisent pas moins de cent millions de quintaux de blé, dont la valeur commerciale dépasse deux milliards.

Farine. — Dans la préparation de la farine, le blé est écrasé au moyen de meules ou de cylindres (*mouture*) ; le produit de cette première opération porte le nom de *boulange*.

Pour séparer la farine de l'enveloppe extérieure du blé, on passe sur tamis (*blutage*) et l'on recueille ainsi, d'une part la farine, et d'autre part les *issues* (son et recoupettes).

On trouve dans le commerce trois qualités de farine, étagées d'après la blancheur du produit, la plus blanche donnant la qualité supérieure; mais sa valeur nutritive est en raison inverse de cette blancheur, obtenue par un blutage fait avec des tamis plus serrés. Aussi a-t-on fait campagne contre le pain blanc ou pain de *gruau*, en faveur du pain *complet* ou *intégral* qui utilise tous les éléments nutritifs du blé; malheureusement pour le pain complet, il est démontré que le son qu'il contient n'est pas assimilé et se retrouve en grande partie dans les produits de la digestion.

Falsifications et altérations des farines. — Les farines peuvent être falsifiées par addition de poudre de talc, de gluten, ou de farines de riz, de fèves, etc. En dehors de ces fraudes, les grains de blé peuvent être accidentellement mélangés à des graines de « mauvaises herbes » qui poussent dans les champs. Il en est ainsi surtout de l'*ivraie*, parfois assez abondante dans les années pluvieuses, et de la *nielle*.

Tout le monde connaît l'expression : séparer l'ivraie du bon grain; cette besogne n'est pas toujours facile et les farines mélangées à des graines de mauvaises herbes peuvent déterminer à la longue des accidents : coliques, étourdissements, envies de vomir, etc.

Les farines exposées à l'air et à l'humidité sont envahies par des champignons parasites et absorbent de l'eau : leur odeur se fait forte et désagréable; elles deviennent acides et prennent une saveur amère, douceâtre ou même nauséeuse.

Les farines peuvent encore être envahies par des parasites animaux (acares et vers de farine).

Panification. — Le pain est l'aliment le plus usuel de l'homme. Dans la panification, la farine, mélangée à de l'eau et additionnée de sel, est transformée en pâte, qui est travaillée (*pétrissage*) jusqu'à ce qu'elle soit devenue homogène.

Le pétrissage se fait généralement à la main, *à bras* ou même, dans le Midi de la France, avec les pieds. Dans les

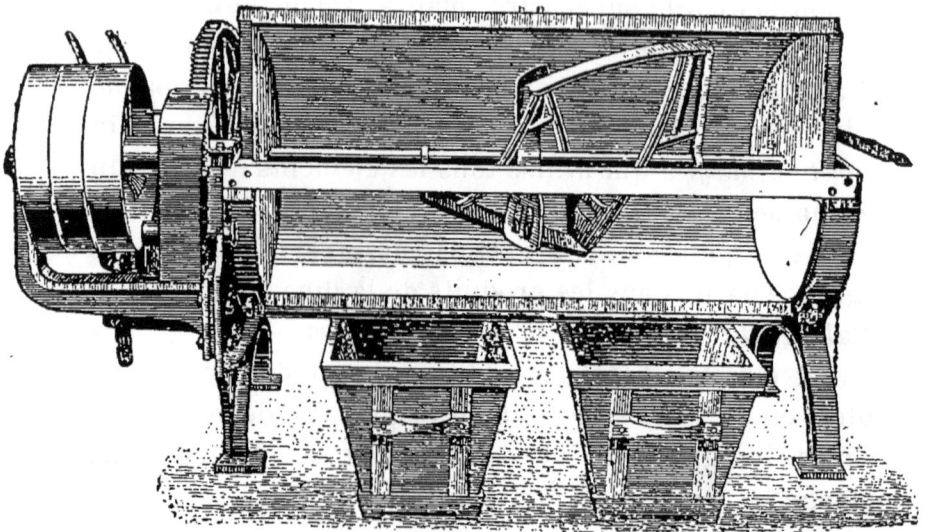

Fig. 14. — Pétrin mécanique « Le Rationnel »
(système Havet-Delattre).

grandes boulangeries industrielles, il se pratique *mécaniquement*. L'usage des pétrins mécaniques tend même à s'introduire de plus en plus dans les boulangeries ordinaires (fig. 14 et 15).

Quand la pâte est pétrie, elle est ensemencée avec de la levure de bière ou, dans les campagnes, avec du *levain*, pâte fermentée provenant d'une opération de panification antérieure, mais qui présente l'inconvénient de donner lieu à une fermentation trop active et de brunir le pain.

La pâte est alors abandonnée à une température de 20° à 25°; elle fermente lentement et *lève* : c'est-à-dire qu'elle gonfle, devient spongieuse, sous l'influence des bulles d'acide carbonique qui la distendent. Une fois levée, elle est découpée en *pâtons*, auxquels on donne la forme voulue, et qui sont ensuite portés au four à une température de 200, 250 à 270°.

La surface extérieure du pâton, directement soumise à cette température élevée, subit une espèce de caramélisation qui la transforme en croûte; la partie cen-

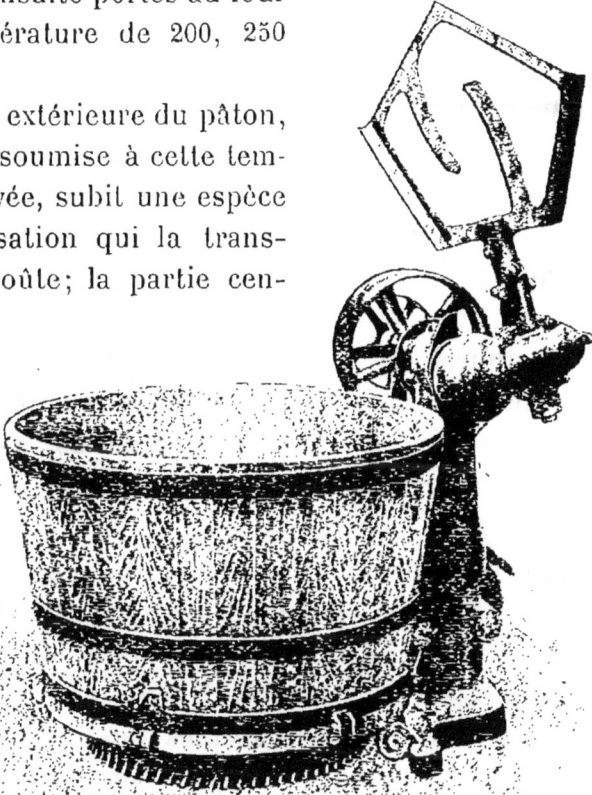

Fig. 15. — Pétrin mécanique. Pétrin « Desiry », système Féron et Vibert.

trale, dont la température ne dépasse pas 60°, donne naissance à la mie, que distendent les bulles gazeuses emprisonnées.

Le pain chaud est lourd; le pain frais est tendre et facilement digestible; en vieillissant, il devient dur et en vingt-quatre heures il est *rassis*. Certaines personnes prétendent mieux digérer ce dernier, mais ce sont précisément celles qui ont des estomacs peu complaisants et qui n'en absorbent que quelques bouchées. C'est parce qu'elles en mangent peu qu'elles le digèrent ; elles digéreraient d'ailleurs bien mieux le pain *grillé*, qui est, par la chaleur, privé d'une partie de son eau.

On soutient aussi parfois que le pain rassis est plus nourrissant que le pain frais ; c'est une erreur. On en mange moins en effet, parce qu'il est plus lourd et moins. appétissant ; mais on *en a pour son argent*, c'est-à-dire pour ce qu'on en consomme : quand on en mange moins, on est moins nourri. C'est donc faire une mauvaise économie que de substituer par calcul le pain rassis au pain frais.

Pour rendre de la mollesse au pain rassis, il suffit de le réchauffer au four, à une température assez basse (70° environ).

La croûte est plus nourrissante que la mie, qui est plus riche en eau. Si le boulanger trouve son bénéfice à débiter beaucoup de mie, qui, subissant une perte d'eau moindre que la croûte, est plus lourde, le consommateur a avantage à acheter des pains aux formes aplaties, qui augmentent la surface en croûte au détriment de la hauteur en mie.

Les *pains de gruau*, préparés avec des farines dites farines de gruau blanc, sont moins riches en principes nutritifs.

Les *pains viennois* sont faits avec de l'eau coupée d'un cinquième environ de lait.

Le *pain bis*, consommé dans les campagnes, utilise des farines moins finement blutées, et par conséquent plus grossières, ou encore mélangées à un huitième environ de farine de seigle. Il est plus nourrissant que le pain blanc des villes.

Pâtisseries. — Pâtes alimentaires. — La farine de froment, additionnée de sucre, de beurre, d'œufs, de fruits, etc., prend, entre les mains des initiés dans l'art de la pâtisserie, ces formes et ces aspects variés sous lesquels se présentent les différents *gâteaux;* pour la plupart, ils constituent des aliments nourrissants.

La farine sert également, à l'aide du lait, des œufs, du beurre ou des graisses, à la fabrication des vermicelles, nouilles, macaronis et *pâtes alimentaires* variées, dont la valeur nutritive est considérable.

Autres céréales. — Le *riz* se prête à de multiples combinaisons culinaires, dans lesquelles il apporte sa quote part d'éléments hydro-carbonés.

Le *maïs*, plus riche en matières grasses que les autres céréales, entre dans la confection de certains plats régionaux (polenta).

La *farine d'avoine* est dans certains pays, en Angleterre notamment, plus souvent utilisée que dans notre pays pour l'alimentation des enfants, au moment du sevrage.

Le *pain d'épice* est composé de farine de seigle additionnée de mélasse ou de miel.

Sucre. — Chocolat. — Miel. — Le *sucre* est un aliment très nourrissant. La production totale du sucre dans le monde a été en 1906 de 14 498 000 tonnes et en 1907 de 13 894 000. L'Europe seule en produit 6 550 000 tonnes : la France en consomme 160 millions de kilogrammes par an.

Le sucre ne doit pas être mangé en nature ni par grandes quantités à la fois, mais a besoin d'être mélangé aux aliments. L'usage des bonbons et des sucreries sera donc très restreint; car ces friandises troublent et ralentissent la digestion.

Le sucre provient presque exclusivement du suc de la canne à sucre et de la betterave.

Par sa contenance en sucre et en cacao, le *chocolat* constitue, lui aussi, un excellent aliment; mais il est excitant et, pas plus que le cacao, ne convient à la nourriture des jeunes enfants.

Nous rapprocherons enfin du sucre le *miel,* matière

sucrée élaborée par les abeilles et douée de propriétés légèrement laxatives.

On falsifie le miel en l'additionnant de miel artificiel obtenu avec du sucre chauffé en présence d'un peu d'acide tartrique.

III. — ASSAISONNEMENT DES ALIMENTS

Les différents aliments que nous avons passés en revue seraient pour la plupart insipides et désagréables au goût, s'ils n'étaient *préparés* et additionnés de substances aromatiques ou sapides, épices ou condiments, suivant les préceptes institués par l'art culinaire pour leur cuisson et leur assaisonnement.

Les principales substances employées dans la préparation des aliments sont les suivantes :

Sel. — Le sel, *chlorure de sodium* en langage chimique, se retire de l'eau de mer, des gisements de sel gemme, des marais salants ou des sources salées. Le sel de cuisine ou sel *gris* est le plus employé; le sel fin ou sel *blanc* est réservé à la table.

Le sel est en réalité un aliment; car l'homme chaque jour élimine de 13 à 15 grammes de chlorure de sodium. L'alimentation doit donc réparer ces pertes quotidiennes; mais la plupart de nos aliments usuels renferment du sel et les animaux en trouvent leur ration dans leur nourriture, sans avoir besoin du salage artificiel. L'addition de sel aux aliments n'est donc pas une nécessité, mais une habitude, qui en rend la privation pénible.

Le sel, incorporé aux aliments, apparaît donc comme un condiment, regardé comme inoffensif jusqu'à ces dernières années, mais que les progrès récents de la médecine ont montré nuisible en certains cas. Il faut donc se montrer circonspect dans l'usage de ce produit et n'en pas abuser : le sel pris en excès est en effet irritant pour les reins.

Condiments. — Les condiments sont des substances que l'on mêle aux aliments pour en relever le goût. On peut les subdiviser ainsi :

Condiments aromatiques : vanille, cannelle, girofle, muscade, anis, cumin, fenouil, cerfeuil, persil, safran, laurier, sauge, pimprenelle.

Condiments alliacés : ail, échalote, ciboule, oignon, poireau, raifort et moutarde.

Condiments acides : vinaigre, citron, câpres, cornichons.

Condiments âcres ou poivrés : poivre, gingembre, piment, etc.

Condiments sucrés : sucre, miel, véritables aliments, comme nous l'avons vu.

Condiments d'origine animale : anchois, caviar.

L'action néfaste provoquée sur l'estomac et le foie par l'abus des condiments est connue depuis longtemps et l'on sait qu'il est permis d'user, mais non d'abuser, des épices, du vinaigre, de la moutarde, etc.

Corps gras. — L'*huile*, le *beurre* et les *graisses* sont couramment utilisés pour l'assaisonnement, mais ne sont en réalité que des aliments ajoutés à d'autres aliments.

Les principales huiles comestibles sont : l'huile d'olive, les huiles d'arachides, l'huile d'œillette ou huile blanche, extraite des graines du pavot blanc, l'huile de noix, etc.

Les *graisses* les plus employées sont : les graisses de porc (saindoux), de bœuf, de veau, d'oie, etc.

IV. — PROCÉDÉS DE CONSERVATION
DES SUBSTANCES ALIMENTAIRES

Abandonnées à elles-mêmes, les substances alimentaires ne tardent pas à s'altérer, les aliments d'origine animale plus rapidement que les produits empruntés au règne végétal : aussi a-t-on recours à divers procédés pour en assurer la conservation.

1° **Dessiccation.** — Ce procédé, qui enlève l'eau nécessaire à la vie des germes de décomposition, s'applique aux légumineuses (pois, lentilles, etc.), à certains fruits (raisins secs, pruneaux, amandes, etc.), aux graines des céréales, à la viande (*carne secca*, du Brésil), au poisson.

La dessiccation par la *chaleur artificielle* est utilisée dans la préparation des *poudres de viandes*, réservées aux malades, dans celle des *extraits* (genres Liebig et autres), qui conservent cependant encore une certaine altérabilité et res tent nécessairement inférieurs aux produits *naturels* dont ils dérivent.

2° **Salage.** — L'addition de sel est utilisée pour la conservation de certains poissons (morue, sardines, harengs, etc.); mais il faut dessaler le poisson avant de le consommer et cette opération abandonne à l'eau dans laquelle on le fait macérer une proportion assez considérable des matériaux nutritifs. Appliqué à la viande de porc, le salage, aidé du salpêtrage (on ajoute au sel 2 ou 3 p. 100 de salpêtre ou nitrate de potasse, qui conserve à la viande sa coloration rosée), donne le *lard salé :* mais la saumure enlève à la viande une partie de ses principes albuminoïdes et de ses sels.

Dans certaines régions on utilise encore le salage pour la conservation de la viande d'oie, des cornichons, etc.

L'usage du beurre salé est également très répandu.

Le salage s'associe souvent au fumage.

3° **Fumage ou boucanage.** — Cette opération consiste à exposer la viande, préalablement salée, à la fumée de bois, soit à l'air libre, soit dans une cheminée. Ce procédé combine la dessiccation à l'imprégnation par les produits de la fumée, dont certains jouissent de propriétés antiseptiques. On prépare ainsi les langues fumées, les jambons d'York, les harengs saurs, etc.

4° **Enrobage.** — Ce procédé consiste à placer les substances alimentaires hors de portée des germes destructeurs en les isolant dans un milieu protecteur (cornichons dans le vinaigre, œufs dans la cendre). Il est souvent précédé d'une stérilisation partielle (sardines trempées dans l'huile chaude avant d'être mises en boîtes et recouvertes d'huile; fruits passés au feu avant de nager dans le sirop; foies gras soumis à la cuisson avant d'être enrobés dans la graisse, etc.).

Nous passons sous silence les procédés de conservation qui s'appuient sur l'emploi de substances dites antiseptiques, c'est-à-dire de substances qui détruisent la vitalité des germes, telles que l'acide borique, le borax, l'acide salicylique, la saccharine, le tannin, le formol, etc. L'addition de ces produits est toujours nuisible à la santé.

5° **Emploi du froid.** — L'action du froid est depuis longtemps mise à profit pour conserver les aliments d'origine animale : glacières, transport du poisson de mer dans la glace, etc.; mais on est arrivé depuis quelques années à conserver la viande pendant plusieurs mois en en opérant une véritable congélation à des températures de — 15° à — 25°.

L'Angleterre reçoit ainsi des viandes congelées d'Amérique, d'Australie et de Nouvelle-Zélande. Ces viandes ont eu peu de succès en France.

6° **Stérilisation par la chaleur. Conserves alimentaires.** — C'est à un pâtissier, nommé Appert, que revient l'honneur d'avoir, en 1796, découvert cette méthode de conservation des substances alimentaires : il chauffait au bain-marie ses denrées, qu'il enfermait dans des récipients fermés à l'aide de bouchons de liège, et qu'il portait ainsi à une température de 100° en vases fermés.

Ce procédé, qui porte le nom de méthode Appert, a été perfectionné par addition de sel à l'eau du bain-marie, ainsi amenée à une température de 110°, capable de tuer les germes qui résistent à la température d'ébullition de l'eau pure. Un orifice, ménagé pour l'échappement de la vapeur, est fermé au moyen d'une soudure, aussitôt après l'opération. Cette méthode est applicable à la conservation des viandes, du poisson, du gibier, des légumes, des fruits, et, ainsi que nous l'avons vu, du lait.

L'*autoclave*, sorte de marmite de Papin adaptée aux usages industriels, remplace aujourd'hui le bain-marie dans la stérilisation des aliments. Les récipients, généralement boîtes en fer-blanc étamé, sont, une fois remplis, fermés au moyen d'un couvercle maintenu par une soudure, puis introduits dans l'autoclave, qui du même coup stérilise contenu et contenant.

Comme dans l'autoclave les boîtes métalliques sont soumises à une pression extérieure égale à la pression intérieure qui résulte de l'ébullition de leur contenu, il devient inutile, comme autrefois, de ménager à la vapeur un orifice d'échappement pour empêcher leur déformation ou leur explosion.

CHAPITRE III

EMPOISONNEMENTS CAUSÉS
PAR LES ALIMENTS
PARASITES QU'ILS COMMUNIQUENT A L'HOMME

I. — EMPOISONNEMENTS
CAUSÉS PAR LES ALIMENTS

Empoisonnements par les récipients qui les contiennent. — Les récipients employés pour la conservation des aliments ou les ustensiles destinés à leur préparation peuvent devenir une source d'empoisonnements.

Les boites de conserves, quand la soudure qui sert à les fermer contient de notables proportions de plomb, sont à ce point de vue dangereuses; il en est de même des vases étamés avec de l'étain chargé de plomb.

Quant aux ustensiles de cuivre, ils ne sont pas à craindre, malgré l'opinion courante qui les accuse de méfaits imaginaires. Le goût métallique, la saveur des sels de cuivre sont en effet si prononcés et si désagréables qu'ils trahissent immédiatement la présence de ce métal dans les aliments. Les ustensiles de cuivre ne méritent donc pas leur mauvaise réputation.

Empoisonnements dus aux falsifications. — Nous ne ferons que signaler les accidents causés par l'addition frauduleuse, dans les denrées alimentaires, de produits chimiques destinés à tromper l'acheteur sur la qualité de la marchandise vendue, à en masquer les altérations ou les falsifications, à lui conserver artificiellement une apparence de fraîcheur. La coupable industrie des fraudes alimentaires tombe sous le coup de la loi et mérite d'être sévèrement punie.

Parmi les substances les plus usitées dans le domaine de la fraude, il convient de citer l'acide borique, l'acide salicylique et les salicylates, l'acide sulfureux et les sulfites, la saccharine, le formol, le nitrate de potasse, les fluorures, l'arsenic, etc. En 1900 il se produisit en Angleterre 4 000 cas d'empoisonnement par des bières arsenicales, dont 300 mortels.

Signalons en passant le danger des allumettes qui, dans la cuisine, peuvent accidentellement tomber dans une casserolle où cuit un aliment. Il suffit d'une seule allumette trouvée dans un plat pour qu'il soit prudent d'en faire le sacrifice et de le jeter.

EMPOISONNEMENTS D'ORIGINE PUREMENT ALIMENTAIRE

Indépendamment de ces variétés d'empoisonnements que nous venons de passer en revue, les aliments eux-mêmes peuvent subir des altérations qui les rendent impropres à la consommation ou être mélangés à des substances vénéneuses considérées à tort comme comestibles (champignons par exemple).

Accidents causés par le lait et ses dérivés. — Le lait peut contenir accidentellement les poisons qui circulent dans dans l'organisme de la bête qui le produit. Des vaches nourries à l'aide de substances avariées, ou qui ont mangé des plantes à propriétés odorantes ou laxatives, donnent un lait désagréable à l'odorat ou même nuisible; son usage peut être suivi, surtout chez l'enfant, de troubles digestifs et de diarrhée.

De même les nourrices qui suivent un traitement médicamenteux sécrètent un lait capable de contenir des doses
de médicament préjudiciables à la santé de leur nourrisson.

Les laits imparfaitement pasteurisés ou stérilisés subissent des altérations qui peuvent devenir l'origine de
troubles digestifs. L'usage prolongé des laits travaillés,
dits *humanisés* ou *maternisés*, provoque souvent chez l'enfant
une variété de scorbut.

Le beurre rance, les fromages moisis sont également
responsables d'un assez grand nombre d'accidents digestifs.

Accidents causés par les végétaux. — Parmi les végétaux
susceptibles de provoquer des accidents d'empoisonnement, il y a lieu de signaler :

Certaines variétés de haricots originaires des pays
exotiques; les artichauts tardivement consommés après
leur cuisson; les pommes de terre qui ont germé dans des
caves chaudes et humides ou qui se sont altérées en
vieillissant; la farine moisie; le seigle sur lequel s'est
développé un parasite végétal, l'ergot de seigle; le maïs
altéré; certaines fèves; la farine de gesse.

Les conserves de légumes, mal préparées, subissent des
phénomènes de putréfaction et provoquent des accidents
d'empoisonnement analogues à ceux que nous retrouverons
au chapitre des méfaits occasionnés par les conserves de
viandes.

Tout le monde connaît les effets terribles des empoisonnements par les champignons et les plantes vénéneuses.
Ce point est trop important pour ne pas mériter quelques
développements.

Empoisonnements par les champignons. — Les principaux champignons utilisés dans notre pays pour l'alimentation sont le champignon de couche, le cèpe, la
morille, le bolet, l'agaric comestible et la truffe; mais à

côté de ces espèces inoffensives il existe de nombreuses variétés de *mauvais champignons;* tous les jours on entend parler d'accidents causés par des champignons vénéneux.

Une ou plusieurs heures après leur ingestion, une douleur à l'estomac, des nausées, des vomissements surviennent, suivis de diarrhée et de troubles nerveux : vertiges, convulsions, délire, prostration. Quand les accidents sont mortels, la terminaison fatale survient le deuxième ou le troisième jour.

L'empoisonnement par les champignons, qui frappe souvent à la fois plusieurs membres d'une famille ayant participé au même repas, a généralement pour causes le faux savoir de gens qui se figurent à tort connaître les caractères différentiels des champignons comestibles et des champignons vénéneux et la fausse sécurité que donnent certains préjugés, tel celui qui consiste à croire que les champignons toxiques noircissent à la cuisson les cuillers d'argent ou perdent en présence du vinaigre leurs principes vénéneux. Ce sont là des erreurs : les seuls caractères utiles sont les caractères botaniques, et leur connaissance, que laisseront toujours imparfaite le livre et l'image, ne s'acquiert que par la pratique, dans les excursions botaniques, auprès de maîtres compétents.

Dans les grandes villes, il existe une surveillance officielle de la vente des champignons : en dehors des champignons ainsi contrôlés, il faudra toujours se méfier des cueillettes opérées par les amateurs qui se fient à leur flair ou à de simples on-dit pour apprécier le caractère inoffensif des champignons, surtout de ceux qui ne poussent pas en abondance dans la région et qu'ils ne connaissent par conséquent qu'imparfaitement.

Accidents causés par les œufs. — Les œufs s'altèrent assez rapidement.

Les œufs conservés ont souvent produit de graves empoisonnements, notamment lorsqu'ils ont servi aux patissiers à confectionner la *crème* de certains gâteaux. Faisons remarquer à ce propos que rien n'est plus dangereux que l'utilisation pour les usages alimentaires des jaunes d'œufs vendus à part, le blanc ayant servi à des opérations industrielles (mégisserie, ganterie, collage des vins, etc.). La Chine et le Japon nous envoient par tonneaux des jaunes d'œufs qui, malgré tous les *conservateurs*, se putréfient aisément et doivent être uniquement réservés aux besoins de l'industrie.

Accidents causés par les viandes. — Une première variété d'accidents est due à l'ingestion de viandes putréfiées, soit que la putréfaction se soit produite sur la viande crue, soit qu'elle se soit développée après la cuisson.

L'altération de la viande crue s'observe, surtout pendant les saisons chaudes et les temps orageux, dans les boucheries à faible débit qui livrent au consommateur une viande trop vieille, qu'ils ont inutilement soumise à des procédés de conservation imparfaits (glacière ou autres).

On la rencontre plus souvent encore chez les charcutiers peu scrupuleux qui ne craignent pas d'affecter à la confection des boudins, de la chair à saucisses, des viandes déjà corrompues, achetées à vil prix en tant que déjà impropres à la vente de boucherie.

Il faut également rapprocher de cette catégorie d'intoxication les accidents causés par le gibier trop faisandé, par le canard à la rouennaise préparé avec du sang et des foies altérés, etc.

Quand la viande a déjà subi la cuisson, les mêmes phénomènes de corruption s'observent, si un temps trop long s'écoule entre le moment de la préparation et celui de la consommation. Il en est particulièrement ainsi des morceaux trop volumineux qui reparaissent un grand nombre de fois sur la table avant d'être achevés, et qui, comme le gigot, sont restés saignants dans leurs parties profondes. Ces parties insuffisamment cuites finissent, quand la pièce a été entamée, par devenir superficielles et prennent une coloration verdâtre : quelquefois cependant les altérations ne sont perceptibles ni à la vue ni à l'odorat et n'en sont pas moins suffisantes pour provoquer de graves accidents.

La viande provenant d'animaux fatigués, épuisés ou malades est également dangereuse.

Les symptômes d'empoisonnement causé par les viandes avariées ne sont pas aussi précoces que ceux qu'on observe après l'ingestion des poisons ordinaires (plomb, arsenic, etc.), ou des plantes vénéneuses : ils n'apparaissent au plus tôt que six, huit ou dix heures, le plus souvent qu'un ou plusieurs jours après le repas toxique [1]. Les principaux phénomènes observés sont : vomissements, diarrhée fétide caractéristique de la putréfaction, éruptions sur la peau, vertiges, petitesse et irrégularité du pouls, et dans les cas très graves, délire, paralysies, perte de connaissance. Ces empoisonnements se terminent fréquemment par la mort.

Accidents produits par les conserves de viande. — Les accidents produits par l'usage des conserves de viande sont dus, soit à un défaut dans la qualité de la viande, soit à un vice dans la préparation du produit livré à la consommation.

Les caractères physiques qui permettent de reconnaître la mauvaise qualité d'une boîte de conserves sont :

Le bombage du couvercle, indice d'un excès de pression dû au dégagement des gaz de fermentation;

La liquéfaction de la gélatine;

Les modifications dans la consistance de la viande, qui devient molle et friable;

Enfin son odeur spéciale, aigrelette.

---

1. Intoxication est synonyme d'empoisonnement et toxique veut dire : qui empoisonne. Le médecin seul peut ici intervenir utilement pour conjurer les accidents; les vomitifs n'ont plus de raison d'être; car en raison de la lenteur d'apparition des premiers phénomènes, l'estomac est vide depuis longtemps quand le mal se déclare.

Pour prévenir les accidents causés par les conserves, accidents en tout semblables à ceux qu'on observe dans les empoisonnements par les viandes non conservées, il est nécessaire pour les fabricants :

1º De ne faire usage que de viandes absolument saines et fraîches.

2º D'apporter un soin méticuleux à leur préparation et à leur stérilisation.

Quoique théoriquement la durée d'une boîte de conserves préparée avec tout le soin désirable soit indéfinie, il n'en est pas moins vrai qu'avec le temps la viande subit des modifications qui en altèrent les propriétés nutritives; aussi a-t-on demandé, sans encore l'obtenir, que la date de fabrication figurât sur toutes les boîtes livrées au commerce.

Il est bien recommandé, quand on fait usage de boîtes de conserves, de ne les ouvrir qu'au moment où elles vont être consommées; car leur contenu s'altère rapidement.

Ce que nous avons dit des conserves de viande s'applique également aux conserves de volailles, de gibier, de poissons, de mollusques, de crustacés, de légumes et de fruits; ce sont toutefois les conserves de produits empruntés au règne animal qui présentent la plus grande altérabilité et par conséquent font courir à la santé publique les plus grands dangers. Les empoisonnements par les conserves sont cependant relativement rares si on en compare le nombre à l'énorme quantité des boîtes utilisées, surtout dans l'armée.

Accidents provoqués par les poissons, les mollusques et les crustacés. — Les accidents causés par le poisson avarié ressemblent à s'y méprendre à ceux qui sont déterminés par les viandes altérées. Par les temps orageux, le poisson de mer se corrompt assez rapidement : à bord des bateaux de pêche, il est mis dans de la glace pour être amené à l'état de fraîcheur dans le port où il est vendu;

puis il est expédié dans l'intérieur des terres entouré de glace et de paille. S'il subit un commencement de putréfaction, celle-ci est masquée à la vue par son enveloppe écailleuse.

Pour s'assurer de la fraîcheur d'un poisson, les ménagères ont l'habitude de soulever l'opercule des ouïes et de flairer celles-ci; s'il s'en dégage la moindre émanation suspecte, le poisson est jugé dénué de fraîcheur. Malheureusement les marchands, au moyen d'un bain prolongé dans l'eau froide, enlèvent toute valeur à cette recherche. Parmi les poissons les plus facilement altérables, il convient de citer la sole.

Les poissons salés et fumés, la morue particulièrement, ont pu être l'origine de véritables épidémies d'empoisonnements.

En ce qui concerne les mollusques et principalement les moules, il est bon de faire remarquer que certains estomacs ne les supportent pas. Il s'agit là d'une prédisposition individuelle : on voit souvent, sur plusieurs consommateurs d'un même plat de moules, une seule personne ressentir des malaises tandis que les autres n'éprouvent rien d'anormal.

Les symptômes alors observés consistent en : lourdeur sur l'estomac, nausées, vomissements, éruptions sur la peau et démangeaisons parfois fort vives. Tous ces accidents disparaissent en quelques heures.

Pour les combattre, faire vomir, comme il sera dit plus loin. Le lendemain matin administrer un purgatif, 20 grammes d'huile de ricin ou un verre à bordeaux d'eau de Rubinat. Calmer les démangeaisons par des applications de poudre d'amidon ou des lotions à l'eau légèrement vinaigrée.

En dehors de ces faits d'*indigestion* particulière à certains individus, on observe également de véritables empoisonnements par les mollusques, huîtres et moules, les crus-

tacés avariés, tels que homards, langoustes, crabes, écrevisses et crevettes. Les accidents sont identiques à ceux
que provoquent les viandes corrompues.

II. — EMPOISONNEMENTS PAR LES PLANTES VÉNÉNEUSES

Parmi les plantes vénéneuses de notre pays, nous citerons : l'ellébore noir ; l'aconit, dont la fleur bleue (fig. 16)

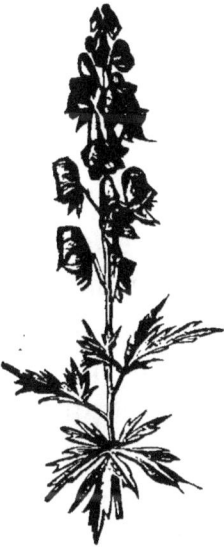

Fig. 16.
Aconit.

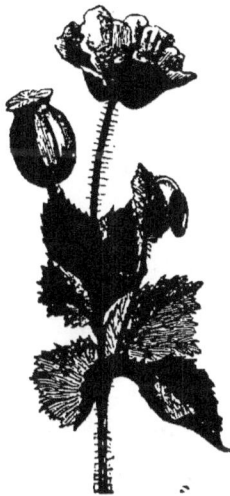

Fig. 17. — Pavot œil-
lette ordinaire, tige portant un bouton, une
fleur et un fruit (hau-
teur de la plante, 1 m.).

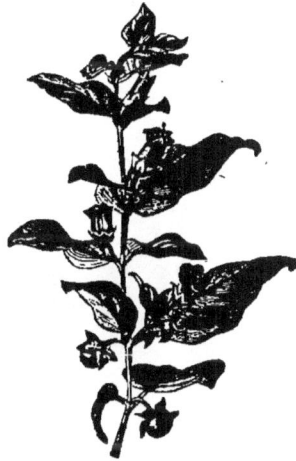

Fig. 18.
Belladone.

tente si souvent les petits enfants dans les jardins ; la
staphisaigre ; la clématite ou herbe aux gueux ; les lauriers-
cerise ; les amandes amères qui, ainsi que certains noyaux
de fruits (abricots, pêches), renferment de notables proportions d'acide prussique ; le pavot blanc (fig. 17), qui
contient de l'opium ; la belladone (fig. 18) ; la chélidoine ;
l'œnanthe safranée, qui croît dans l'ouest de la France ; le
tabac (fig. 19), la stramoine, la jusquiame (fig. 20), l'eu-
phorbe, la morelle noire, la digitale (fig. 21), le laurier-

rose, la brione, la scille, le colchique, l'arnica (fig. 22), etc.

Une mention toute spéciale doit être réservée à la *ciguë* (fig. 23), qui croît dans les terrains incultes, les décombres, les jardins et qu'il faut

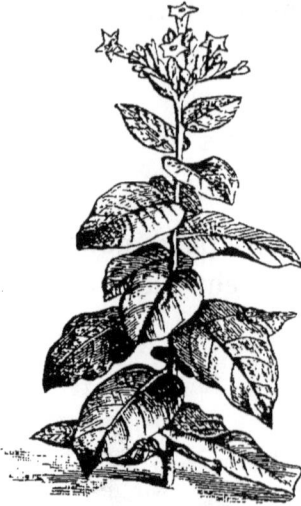

Fig. 19. — Tabac.

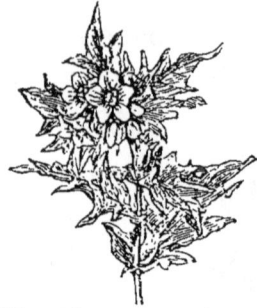

Fig. 20. — Jusquiame.

bien se garder de confondre avec le persil et le cerfeuil (fig. 24 et 25). La ciguë, indépendamment de ses caractères botaniques : forme des feuilles et de leurs divisions, etc., présente une senteur fétide et vireuse qui se différencie nettement du parfum si

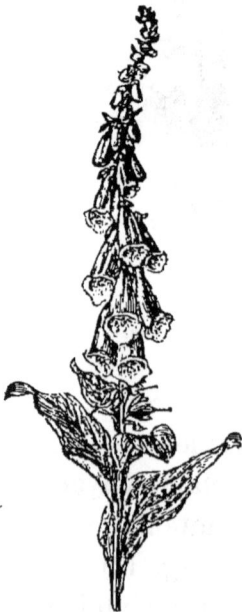

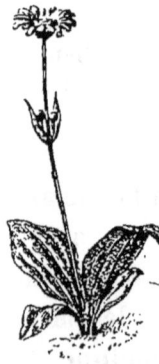

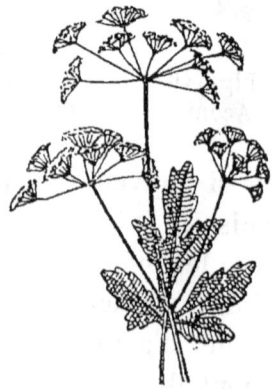

Fig. 21. — Digitale.   Fig. 22. — Arnica.   Fig. 23. — Grande ciguë.

aromatique du persil et du cerfeuil. On ne compte pourtant plus les empoisonnements occasionnés par la ciguë :

un peu d'attention, quand on est prévenu, suffit à les éviter.

Soins immédiats en cas d'empoisonnement par les champignons et les plantes vénéneuses. — Aussitôt qu'on soupçonne un empoisonnement, la première chose à faire est d'envoyer chercher le médecin, *en le faisant prévenir qu'il s'agit d'un empoisonnement,* afin qu'il fasse diligence.

En attendant son arrivée et sans perdre de temps on

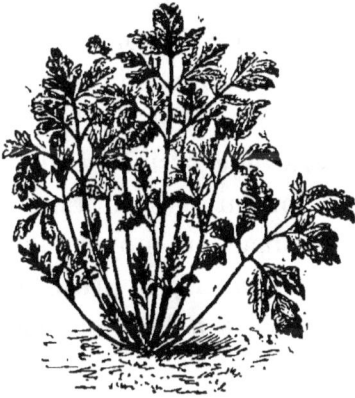

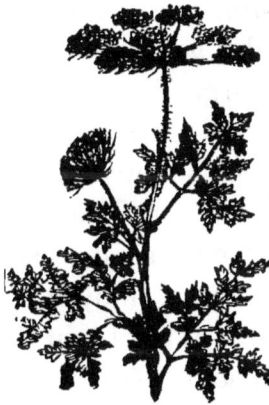

Fig. 24. — Persil.   Fig. 25. — Cerfeuil commun.

s'efforcera de provoquer le vomissement, de façon à faire rejeter par l'estomac les quantités de poison qui pourraient encore y rester.

Vous ferez donc vomir les empoisonnés le plus tôt possible en leur chatouillant le fond de la gorge avec le doigt ou avec les barbes d'une plume.

Administrez ensuite le vomitif suivant :

Poudre d'ipéca   { 2 gr. pour les grandes personnes.
                  { 1 gr. pour les enfants.

Diviser cette dose en 4 paquets.

Donnez un paquet de cinq en cinq minutes, en délayant la poudre dans un tiers de tasse à café d'eau tiède ; à chaque nausée donnez encore quelques gorgées d'eau tiède.

Il est inutile d'épuiser les quatre doses si l'effet cherché est obtenu dès les premiers paquets : on cessera donc d'administrer l'ipéca aussitôt que les vomissements se montreront abondants.

Le malade est couché. Il s'agit ensuite de combattre chez lui le refroidissement. On l'entoure de couvertures et de boules d'eau chaude : on lui applique des cataplasmes chauds sur le ventre : on lui frictionne vigoureusement les membres et la poitrine : *il faut qu'il ait chaud.*

Aussitôt que les vomissements paraissent terminés, on donne des grogs chauds au cognac et du café noir.

Un purgatif est également indiqué, pour éliminer le poison qui pourrait avoir déjà pénétré dans l'intestin; mais le plus souvent le médecin sera déjà arrivé pendant que les assistants auront donné les premiers secours. S'il en est temps encore, il videra l'estomac au moyen d'un *lavage stomacal*, moyen supérieur au vomitif; il prescrira en outre l'antidote ou contrepoison, s'il y a lieu, et assurera les soins nécessaires.

III. — DES PARASITES COMMUNIQUÉS A L'HOMME PAR LES ALIMENTS.

Un certain nombre de parasites peuvent être transmis à l'homme par l'intermédiaire des aliments : tantôt ils se fixent dans son intestin, tantôt ils en émigrent, soit pour élire domicile en d'autres régions du corps, soit au contraire pour être expulsés au dehors.

Ténias ou vers rubanés. — Vers longs, aplatis en forme de rubans, les ténias offrent ce caractère commun de vivre à l'état de larve chez un animal déterminé et de ne se développer, de n'arriver à l'état adulte qu'après passage dans le corps d'un animal d'*espèce différente*.

Les œufs des ténias, petits au point de n'être visibles qu'au microscope, s'échappent du corps de l'animal qui contient le ver à l'état adulte. Introduits dans le second animal, ils donnent naissance à l'embryon ou larve, qui s'enveloppe d'une membrane dans laquelle il est enfermé comme le ver à soie dans son cocon. L'œuf est alors transformé en *cysticerque*. Rejeté à son tour et avalé par la première variété d'animal, il redevient ténia complet.

Ténia armé. — Le ténia ainsi dénommé parce que sa tête est armée de *crochets*, au moyen desquels il se fixe à la paroi de l'intestin, a une longueur qui varie de quelques centimètres à un mètre et plus. Il vit à l'état larvaire chez le *porc*.

Les œufs s'échappent de l'intestin de l'homme avec les anneaux ou morceaux de ver qui les contiennent : ces anneaux ne tardent pas à se dessécher, à se détruire et les œufs sont mis en liberté.

Quand alors un œuf de ténia armé est avalé par un porc, sa coque se dissout dans les sucs digestifs et l'embryon, mis en liberté, traverse les membranes de l'intestin et chemine à travers les tissus jusqu'au moment où il va se fixer dans la chair de l'animal : là il s'entoure d'une membrane et devient cysticerque. Le porc est alors dit *ladre* ou atteint de *ladrerie*.

Les cysticerques du porc revêtent la forme d'un petit haricot et se trouvent le plus souvent dans les muscles de la langue, du cou et des épaules : aussi les vétérinaires, pour rechercher la ladrerie du porc, ont-ils l'habitude d'inspecter et de toucher du doigt la base de la langue et les parties qui en avoisinent le frein (*langueyage*), pour y constater la présence d'élevures opalines et demi transparentes, appréciables à la vue ou perceptibles au toucher.

Si, à son tour, l'homme vient à manger de la chair crue ou insuffisamment cuite de porc ladre, le cysticerque devient ténia et se développe dans son tube intestinal où il séjourne.

Exceptionnellement l'homme peut être atteint lui-même

de ladrerie et loger des cysticerques dans ses muscles, dans son œil.

Ténia inerme ou non armé. — Sa longueur varie de 1 à 6 et 8 mètres (fig. 26).

Son histoire est la même que celle du ténia armé, à cette différence près que sa vie larvaire ne se passe plus chez le porc, mais chez le *bœuf*. Détruit par une température de 47 à 48°, le cysticerque du bœuf n'est à redouter que dans les viandes crues ou saignantes.

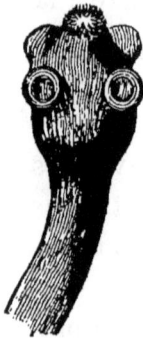

Bothriocéphale. — Le plus long des vers intestinaux de l'homme, le bothriocéphale vit à l'état larvaire dans le tissu musculaire d'un grand nombre de poissons : brochet, tanche, lotte, perche, truite, ombre-chevalier, lavaret, féra (fig. 27). Les poissons du lac Léman sont en très grand nombre infestés de larves de bothrio-céphale.

Fig. 26.
Ténia
inerme.

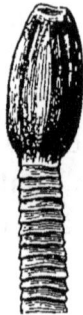

Fig. 27. —
Ténia bo-
thriocéphale.

La présence des ténias dans l'intestin donne lieu à des accidents d'ordinaire bénins et fréquemment ne se mani-feste que par l'expulsion de cucurbitains (c'est le nom qu'on donne aux anneaux qui se détachent du ver) dans les selles. L'*extrait éthéré de fougère mâle* est un des meilleurs vermifuges contre ces parasites.

Ténia échinocoque. — Nous ne parlons de ce parasite que pour mettre en garde contre les dangers que peut faire courir à l'homme une cohabitation trop étroite avec le chien.

Le ténia échinocoque a des dimensions très minimes ; car il ne mesure guère plus de 4 millimètres de long. Il' habite l'intestin grêle du chien.

Les œufs, expulsés avec les matières fécales, sont entraînés avec les eaux de pluie ou d'arrosage et souillent les pâturages; ingérés par les ruminants, ils donnent naissance à des embryons, qui font retour aux chiens par l'entremise de la viande et des abats dont ceux-ci se nourrissent; ainsi se termine le cycle de cette génération alternante.

Quant à l'homme, il recueille en lui les œufs de ce parasite avec les eaux potables, les légumes et les plantes potagères, ou bien encore il les reçoit directement du chien, lorsqu'il vit avec lui sur un pied d'étroite familiarité. Quand hommes et chiens partagent le même lit et la même assiette, quand l'homme se fait lécher la figure par son chien, l'œuf du ténia peut être directement porté à ses lèvres.

Une fois dans le tube digestif de l'homme, l'œuf donne naissance à un embryon armé de crochets, qui traverse les parois de l'estomac ou de l'intestin et se fixe de préférence dans le foie, où il produit la maladie appelée *kyste hydatique*. On observe d'ailleurs des kystes hydatiques en des régions autres que le foie, mais c'est là l'exception.

La terre classique des kystes hydatiques est l'Islande, où un septième de la population est atteinte de cette maladie. Or, en Islande, on compte de 15 à 20 000 chiens pour 70 000 habitants. Les kystes hydatiques sont loin d'être rares dans notre pays.

Pour prévenir cette maladie généralement grave, souvent mortelle, il est nécessaire de tenir le chien à une distance respectueuse.

Dans les localités particulièrement infestées par les échinocoques, la filtration de l'eau, l'ébullition des légumes seront naturellement indiquées, ainsi que, pour les chiens, l'éloignement des abattoirs et l'alimentation avec des viandes assainies par une cuisson prolongée.

Trichine. — La trichine est un petit ver cylindrique

(de 1 à 3 ou 4 millimètres) qui vit à l'état de cysticerque dans la chair du porc (fig. 28).

C'est le rat qui communique la trichinose au porc et la viande insuffisamment cuite de ce dernier animal la repasse à l'homme; mais depuis l'épidémie de Crépy-en-Valois, observée en 1878 sur l'homme, la trichinose est inconnue chez nous. La seule précaution à prendre consiste donc à nous défendre contre l'introduction dans notre pays des bêtes ou des viandes trichinées.

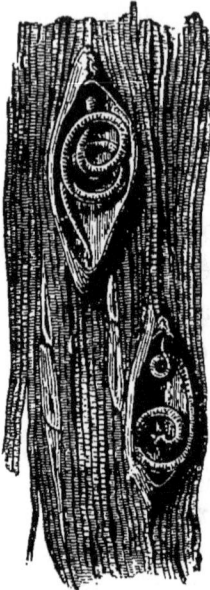

Pour nous préserver efficacement contre l'invasion des parasites que nous venons de passer en revue, il n'existe que deux moyens :

Le premier, radical, consisterait à rendre obligatoire, comme en Belgique et en Allemagne, *sur toute l'étendue du territoire, l'inspection sanitaire des viandes, de la volaille, du gibier et du poisson;*

Fig. 28. — Trichine (logée dans un muscle).

Le second, en attendant les bénéfices de cette inspection, à ne manger la chair des animaux que très bien cuite.

Ascarides et oxyures. — Les ascarides lombricoïdes et les oxyures vermiculaires constituent les variétés de vers si fréquentes chez les enfants et auxquelles l'imagination populaire attache une importance beaucoup plus grande qu'elle ne mérite en réalité.

Ceci ne veut pas dire que la présence de vers dans l'intestin ne puisse entraîner des troubles de la santé et aller jusqu'à provoquer des convulsions; mais il ne faut pas chercher à expliquer tous les dérangements de la santé chez un enfant par la présence de vers imaginaires.

Quand un enfant a des vers, il est facile de les *voir* en

examinant les selles qui suivent l'administration d'un léger
purgatif : voici alors sous quel aspect ceux-
ci se présentent :

Les *ascarides* sont des vers cylindriques
blancs, grisâtres ou rosés, d'une longueur
de 15 à 25 centimètres et d'une largeur d'un
demi-centimètre environ (fig. 29).

Les *oxyures*, beaucoup plus petits que
les précédents, mesurent de 3 à 10 millimètres de long sur un demi-millimètre à un
millimètre et demi ou 2 millimètres de large
(fig. 30).

Les ascarides habitent l'intestin grêle et
les oxyures le gros intestin : il y a rarement plus de 10 à 15 ascarides chez une
même personne, tandis que les oxyures
peuvent se compter par milliers. Les œufs
de ces vers, expulsés de l'intestin avec les
matières fécales, souillent les eaux et les légumes.

Fig. 29. —
Ascaride lom-
bricoïde.

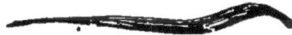

Comme moyens de préservation : filtration et ébullition
de l'eau de boisson, cuisson des
légumes et enfin lavage fréquent des
mains chez les personnes qui sont
appelées à faire la toilette des
jeunes enfants.

Fig. 30. — Oxyure
vermiculaire.

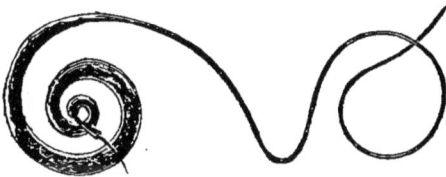

Trichocéphales. — Les mêmes précautions sont utiles

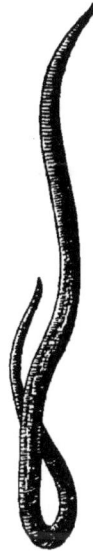

Fig. 31. — Trichocéphale.

pour prévenir l'invasion de l'intestin par les trichocéphales. Ce sont de petits vers ronds (fig. 31) longs de

35 à 50 millimètres, qui habitent la partie supérieure du gros intestin et qu'on rencontre aussi dans l'appendice. Le plus souvent inoffensifs, ils passent inaperçus; mais quelquefois aussi leur présence peut donner lieu à des troubles intestinaux ou à des accidents nerveux.

On a voulu leur faire jouer un rôle dans la production de l'appendicite et de la fièvre typhoïde, mais la preuve de l'exactitude de cette affirmation n'a pas encore été donnée.

CHAPITRE IV

EAU ET BOISSONS NON ALCOOLIQUES

Le corps humain renferme en moyenne 650 grammes d'eau par kilogramme. La chair musculaire en contient 76 p. 100 et le sang 79 p. 100. Par ses reins, par sa peau, par ses poumons, par son intestin, l'homme perd en moyenne 2 400 à 2 500 grammes d'eau par 24 heures.

Lorsque la restitution n'en est pas opérée, la *soif* apparaît, plus impérieuse encore que la faim. Quand la privation de liquide persiste assez longtemps, la mort survient.

Nos aliments contiennent déjà par eux-mêmes de l'eau dans leur composition : environ 900 grammes pour la ration d'un individu en 24 heures ; 1 500 à 1 600 grammes en sont donc encore nécessaires pour compléter la dose exigée : de là le besoin des boissons.

Celles-ci peuvent se diviser en boisson naturelle (eau) et en boissons artificielles (café, thé, vin, cidre, bière, etc.).

L'eau suffit largement aux besoins de l'organisme et, contrairement à l'opinion courante, on se porte à merveille et on conserve toute sa force et sa vigueur en se soumettant au régime exclusif de l'eau.

I. — EAU

Qualités d'une bonne eau de boisson. — L'eau destinée à l'alimentation doit être limpide, fraîche, aérée, agréable au goût, inodore. Elle doit tenir en dissolution une petite quantité de sels, mais ne présenter aucune souillure suspecte, ni renfermer aucune substance capable d'occasionner des troubles de la santé.

Les matières minérales salines ne doivent pas dépasser cinquante centigrammes par litre ; car elles rendent alors l'eau indigeste, impropre à cuire les légumes et à dissoudre le savon.

Par contre une eau trop peu chargée en sels, comme l'eau de pluie, l'eau des glaciers et des neiges, est fade et lourde ; en outre elle appauvrit l'organisme en ne concourant pas avec les aliments à lui rendre les sels qu'il perd tous les jours.

L'eau, pour être facile à digérer, doit contenir une certaine quantité de gaz : de 20 à 40 centimètres cubes par litre ; aussi faudra-t-il avoir soin d'exposer à l'air ou mieux encore d'agiter l'eau bouillie, avant de la consommer.

Enfin l'eau potable ne doit pas contenir de germes de maladies ni être chargée de matière organique en excès (on entend par matière organique les produits issus des règnes animal et végétal).

Celle-ci se distingue en matière organique morte et en matière organique vivante.

La matière organique morte a pour provenances : la terre végétale, les végétaux, les débris de tourbe, les cadavres d'animaux aquatiques ou terrestres, mais surtout les produits humains ou animaux recueillis dans les endroits habités.

Le permanganate de potasse permet de déceler facilement la présence de la matière organique. L'eau dans laquelle on a fait fondre une petite quantité de ce sel prend une teinte rose ; mais en présence des matières organiques elle se décolore, en donnant lieu à la formation d'un précipité (matière pulvérulente) qui tombe au fond du vase ; or, toute eau qui décolore un milligramme et demi de permanganate de potasse par litre en vingt-quatre heures est une eau suspecte, qu'il faut rejeter ou *corriger* par les procédés que nous indiquerons plus loin.

L'absence de poissons dans un cours d'eau peut devenir un indice de la mauvaise qualité des eaux. Certains poissons toutefois vivent dans des eaux très impures (anguilles, carpes, tanches).

On rencontre dans certaines eaux des œufs de vers intestinaux (oxyures, ascarides, bothriocéphales), comme aussi différentes variétés de crevettes, de sangsues, etc., qui, avalées par mégarde, sont susceptibles de provoquer des accidents de suffocation.

Pour ces raisons déjà toute eau de boisson devrait toujours être filtrée; mais la présence des microbes, qui constituent essentiellement la matière organique vivante des eaux, va nous fournir, en faveur de la filtration, des arguments plus décisifs encore; toutefois, avant d'aborder cette question, il est intéressant de jeter un coup d'œil sur la distribution des eaux en général.

Distribution des eaux sur la terre. — Le stock d'eau en réserve sur la terre est considérable, non seulement à ciel ouvert, mais encore dans les couches profondes du sol.

La mer est le grand réservoir des *eaux de surface*. Sous l'action de la chaleur du soleil il s'y opère une large et incessante évaporation de la nappe liquide, qui donne naissance aux nuages. Ceux-ci, poussés par les vents, sont condensés par les courants froids et retombent sur la terre sous forme de brouillards, de pluies et de neiges.

La quantité totale de pluie qui tombe chaque année atteint en moyenne, pour l'ensemble des continents, 112 000 kilomètres cubes et pour les océans 353 000, soit pour le globe entier 465 kilomètres cubes, quantité correspondante à une couche d'eau de 91 centimètres d'épaisseur. La majeure partie de cette *eau atmosphérique* qui tombe sur les continents s'écoule par les pentes naturelles, s'en va former les ruisseaux, les rivières, les fleuves, dont les eaux font retour à la mer, et le cycle recommence.

Une partie cependant de l'eau atmosphérique prend un autre chemin. S'infiltrant à travers les couches poreuses du sol, elle le pénètre jusqu'au moment où elle est arrêtée dans sa descente par un terrain imperméable, au-dessus duquel elle s'étale pour constituer la *nappe d'eau souterraine*. Celle-ci alimente les sources naturelles, les puits artificiels, ou bien encore, en raison de l'inclinaison du sol, s'écoule lentement, elle aussi, vers la mer.

En résumé, soit par les sources d'où elle jaillit, soit par les puits d'où on l'extrait, soit par son écoulement direct, la nappe souterraine finit tôt ou tard par se transporter à la mer, d'où à son tour elle s'échappera sous forme de vapeur. On peut donc dire que toutes les eaux viennent de la mer et retournent à la mer.

VALEUR DES DIFFÉRENTES EAUX AU POINT DE VUE DE LEUR COMPOSITION

Eaux de surface. — *Eau de mer*. Fortement chargée de sel, l'eau de mer est impropre à la consommation.

Eau de pluie. — L'eau de pluie est pauvre en principes minéraux; d'un autre côté elle ramasse toutes les poussières et les souillures qu'elle rencontre dans l'atmosphère, sur les toits et les gouttières. Elle se conserve mal et se putréfie rapidement. Elle constitue donc une mauvaise boisson; pourtant dans les pays où il y a disette d'eau, il faut bien se contenter de puiser aux *citernes* qui la recueillent.

Eau des glaciers et des neiges. — Les eaux qui proviennent de la fonte des glaciers et des neiges sont déjà chargées de petites quantités de principes minéraux empruntés aux roches qu'elles effritent et entraînent avec elles : elles sont souvent boueuses. On les a accusées d'engendrer le goitre; mais la justesse de cette accusation n'est pas démontrée.

Toutefois ce ne sont pas encore des eaux recommandables.

Eau des lacs. — L'eau des lacs, qui sont formés par des torrents ou des cours d'eau déjà plus riches en matières minérales, est le plus souvent encore impropre à la consommation. En Suisse, par exemple, aucune ville ne s'alimente avec les eaux des lacs si étendus de ce pays.

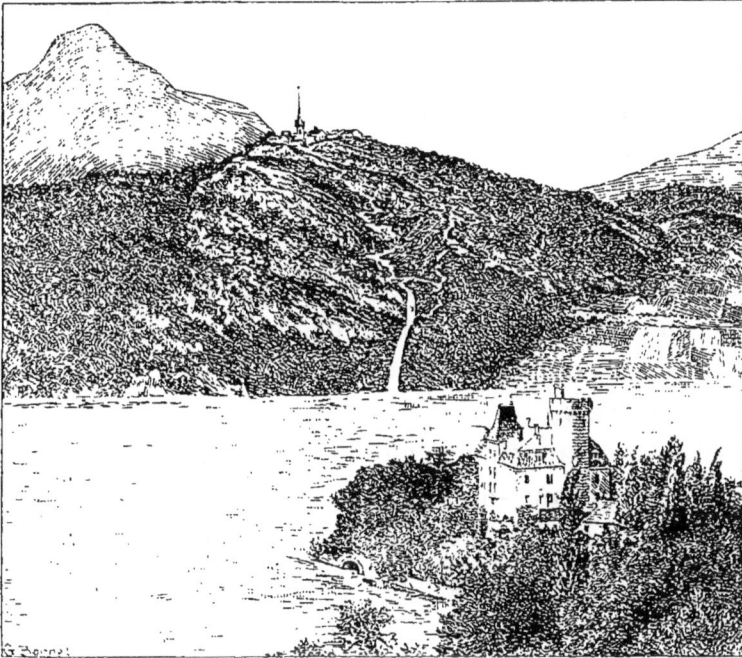

Fig. 32. — Lac dans lequel se déversent les eaux de ruissellement contaminées par des habitations de la côte.

Les eaux qui ruissellent des montagnes voisines, les déchets des villes et villages riverains qui s'y déversent, l'absence de courant rapide y facilitent le développement des moisissures et des germes (fig. 32).

Il en est naturellement de même et, à plus forte raison, de l'eau des *étangs*.

Eaux des rivières et des fleuves. — Leur composition chimique est variable avec la nature du sol qu'elles traversent. L'eau de la Marne, par exemple, qui chemine à travers les terrains crayeux de la Champagne, est plus riche en sels de chaux que l'eau de la Loire qui parcourt des terrains sablonneux.

Ce qui rend les eaux des rivières et des fleuves particulièrement dangereuses, c'est le voisinage des villes et des endroits habités, qui y déversent leurs résidus (eaux d'égouts, matières fécales, fumiers, produits industriels, etc.). Les eaux des rivières et des fleuves, pour être propres à la consommation, doivent donc être puisées loin des endroits habités, et, par mesure de prudence, soumises à des procédés de purification.

Eaux souterraines. — La nappe d'eau souterraine a pour origine, nous l'avons vu, l'eau atmosphérique qui s'infiltre à travers les couches perméables du sol; sa composition sera donc variable selon la nature des terrains qu'elle aura traversés et au contact desquels elle se sera chargée de principes minéraux.

Sources. — La nappe d'eau souterraine n'est pas toujours horizontale. Reposant sur une couche imperméable qui lui sert de lit, elle en suit la direction, partageant naturellement ses inclinaisons quand celles-ci viennent à se produire. Il y a donc dans la nappe d'eau souterraine des parties hautes et des parties basses.

Quand une de ces parties basses trouve au-dessus d'elle une zone découverte, l'eau, en vertu de la loi qui régit l'équilibre des liquides dans les vases communicants, monte jusqu'à regagner le niveau des parties hautes; mais si l'orifice supérieur de la région découverte a lui-même un niveau inférieur aux parties hautes, l'eau va jaillir spontanément à la surface de la terre. Ainsi se produisent les sources naturelles.

Supposons au contraire l'existence d'une fissure ou d'un trou dans la couche qui soutient la nappe souterraine; l'eau, rencontrant à ce niveau des terrains poreux, s'écoulera par cet orifice jusqu'à ce qu'elle rencontre une nouvelle couche imperméable qui l'arrêtera dans sa descente et au-dessus de laquelle elle s'étalera. Ainsi se formera une deuxième nappe souterraine au-dessous de la première.

Il existe donc en réalité, non pas une nappe, mais plusieurs nappes d'eau souterraine étagées les unes au-dessous des autres. Des nappes inférieures, plus riches en sels et en gaz, émergent la plupart de nos eaux minérales.

VALEUR DES DIFFÉRENTES EAUX
AU POINT DE VUE DE LEUR CONTENANCE
EN GERMES ET EN MICROBES

Les eaux de surface, qui se chargent des souillures de l'air, du sol, contiennent plus de germes nuisibles que les eaux profondes, qui ont subi une filtration à travers les terrains poreux qu'elles ont traversés : tel est le principe général qui doit nous guider dans le choix d'une bonne eau potable.

Voici en effet ce que nous apprend l'examen des différentes eaux.

Eaux de surface. — L'*eau de mer*, à mesure qu'on s'éloigne des côtes, devient de plus en plus pure ; car le mouvement et le soleil sont les plus puissants agents d'épuration des eaux ; mais sa contenance en sel la rend inutilisable comme boisson.

L'*eau atmosphérique* (pluies, neiges) est relativement pure, puisqu'elle ne se charge que des germes recueillis dans l'air et relativement peu nombreux ; mais nous avons vu que ces eaux sont impropres à la consommation, ainsi que l'eau des glaciers et des lacs. Il ne reste donc à considérer que les eaux des *rivières* et des *fleuves*. Quelle est leur valeur au point de vue de la pureté ?

Plus on s'approche de leurs sources, plus on les trouve pauvres en microbes et en germes ; la grande cause de souillure des eaux est en effet le voisinage des êtres vivants.

Plus grand est le nombre d'hommes qui vivent près des cours d'eaux, plus nombreuses sont les causes de pollution. Les villes, et surtout les grandes villes, sont donc les causes majeures d'*infection* des eaux.

L'eau de Seine, avant son entrée dans Paris, contient environ 19 000 bactéries ou microbes par centimètre cube : dans Paris ce nombre va continuellement s'accroissant, si bien qu'à sa sortie, il s'élève jusqu'à 2 800 000 ; puis, sous l'influence de l'épuration naturelle des eaux par le mouvement et le soleil, l'eau de Seine, un peu avant d'arriver à Rouen, est revenue à une teneur en microbes qui ne dépasse pas 18 000. Une eau de rivière a donc une valeur hygiénique variable suivant le lieu où elle est captée.

Eaux souterraines. — La filtration que subissent les eaux souterraines à travers les couches poreuses du sol les purifie au point qu'à une certaine profondeur elles peuvent devenir absolument *stériles*, c'est-à-dire ne contenir aucun germe vivant.

Eaux de source. — Les eaux de source sont donc les meilleures au point de vue alimentaire, à condition toutefois qu'elles satisfassent aux conditions suivantes :

Le sol qui recouvre la nappe d'eau souterraine doit avoir les qualités d'un bon filtre : le sable fin filtre mieux que les terrains formés de matériaux grossiers ;

La couche filtrante ne sera pas fissurée de façon à permettre l'arrivée, dans l'eau profonde, d'eaux de surface non filtrées tombant directement sans passer à travers les couches poreuses. Pendant les saisons humides, l'abondance des eaux de pluie amène souvent une dislocation du sol : des crevasses s'y produisent et les eaux de source deviennent troubles et boueuses.

Puits. — Les puits sont des cavités artificielles creusées dans le sol pour y recueillir l'eau des nappes souterraines. Ils ne dépassent pas en général la nappe supérieure, appelée pour cette raison *nappe des puits :* ce sont alors les puits *superficiels*. Quand ils descendent jusqu'à la deuxième ou troisième nappe, ils sont appelés puits *profonds*.

Dans les puits *artésiens*, l'eau, sous l'influence de la pression hydrostatique, jaillit sponta-nément comme l'eau d'une source natu-relle.

L'eau des puits conserve en toute saison une température constante de 10 à 12°. Si le puits est bien construit et bien protégé, son eau aura les mêmes qualités que l'eau de source de la ré-gion ; mais, en raison même de leur situation près des habitations et de leur disposition, ils sont encore plus faciles à infecter que les sources.

Leurs parois en maçonnerie souvent grossière laissent en effet apparaître une cavité béante dont l'orifice supé-rieur n'est généralement pas bouché et qui en tout cas reste ouvert pendant qu'on puise l'eau. Tel est le puits clas-sique dans sa forme dangereuse : car il recueille ainsi, avec une facilité extrême, les liquides ou les détritus, qui vien-nent alors souiller l'eau.

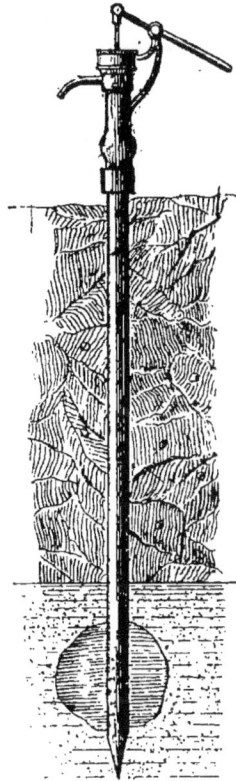

Fig. 33. — Puits Norton.

Ce n'est d'ailleurs pas seulement par les produits qui tombent directement dans leur cavité que ces puits ris-quent de s'infecter : en raison de leur situation au milieu ou à une faible distance des habitations, ils reçoivent encore les infiltrations des ruisseaux, des fosses d'aisances, des purins et des fumiers qui, absorbées par le sol, s'insi-nuent à travers leur maçonnerie qui n'est jamais totalement imperméable.

Dans un puits bien compris, la maçonnerie, construite avec les matériaux et les ciments les plus imperméables, doit plonger dans la masse liquide pour ne recueillir l'eau que dans sa profondeur. L'orifice en sera couvert et l'eau n'y sera pas puisée directement, mais élevée au moyen d'une pompe.

Les puits profonds sont évidemment supérieurs aux puits superficiels : on évite le mélange des eaux des nappes supérieures au moyen de tubes métalliques fixés bout à bout et qui plongent dans les couches liquides profondes, sans qu'on ait à craindre leur infection par les eaux de surface (*puits Norton*, fig. 33).

FILTRATION DE L'EAU

Des explications qui précédent il résulte que les eaux de surface sont suspectes et que les eaux profondes, surtout celles de la *nappe des puits*, sont, dans des conditions déterminées, susceptibles de s'infecter. Il importe donc de se mettre à l'abri des germes, particulièrement du bacille de la fièvre typhoïde, qui peuvent accidentellement se trouver dans les eaux: pour cela il faut procéder à leur épuration. On arrive à ce résultat au moyen de la filtration.

On donne ce nom à une opération qui a pour but de débarrasser l'eau de toutes les impuretés en suspension, germes, matières organiques, matières minérales telles que boues, sable, etc. La filtration s'opère en grand sur les eaux des villes avant leur distribution aux particuliers (*filtration centrale*); mais elle doit en outre être exécutée par le consommateur lui-même (*filtration à domicile*).

Filtration centrale. — Les villes soucieuses de l'hygiène de leurs habitants n'hésitent pas à faire de gros sacrifices pour amener une eau pure dans les maisons; aussi vont-elles chercher quelquefois très loin des eaux de source. Celles-ci leur sont amenées au moyen d'une canalisation, mais, avant d'être distribuées, elles subissent une première filtration.

Dans la filtration centrale, on s'efforce en général de

reproduire les procédés naturels d'épuration à travers les couches superficielles du sol. L'eau, amenée dans des *réservoirs de décantation*, où elle abandonne par le repos une partie des matières qu'elle tient en suspension, est ensuite dirigée sur des couches de gravier et de sable fin, à travers lesquelles elle subit une filtration *très lente*.

Quelquefois encore elle est au préalable additionnée de produits chimiques, tel l'alun, qui ont des propriétés coagulantes et sous l'influence desquels se forment des dépôts floconneux qui englobent les corps étrangers en suspension : la masse floconneuse est ensuite retenue par filtration sur le sable. Il existe de nombreux procédés de filtration chimique des eaux.

Zones de protection des sources. — Protection des puits. — Les villes ne doivent pas se borner à purifier l'eau qu'elles vont chercher; elles ont encore à veiller soigneusement à ce qu'aucune cause d'infection ne vienne les altérer, soit à leur point de captation, c'est-à-dire à l'endroit où elles sont recueillies, soit sur leur parcours à travers la canalisation qui les amène.

Il est donc nécessaire de créer des *zones de protection des sources*, c'est-à-dire de réserver autour des points de captation une certaine étendue de terrain sur lequel il sera interdit de construire des habitations, d'envoyer pâturer le bétail, de produire ou d'amener des déchets industriels, de déverser des engrais ou autres produits capables de s'infiltrer dans le sol et de *contaminer* ainsi les eaux destinées à l'alimentation des villes.

De même des règlements sévères devraient intervenir dans tous les endroits habités pour prévenir dans la mesure du possible l'infection des puits par la pénétration dans le sol des déchets humains et animaux.

Filtration à domicile. — Malgré tous les procédés de filtration centrale, il est indispensable de filtrer à nouveau l'eau distribuée dans les habitations.

La filtration à domicile s'opère, comme la filtration en grand, soit par voie mécanique, soit par voie chimique.

Filtration mécanique. — On trouvait autrefois dans tous les ménages la fontaine classique avec ses deux robinets, dont l'un communiquait avec l'eau non filtrée, qui servait aux usages domestiques, et dont l'autre, s'ouvrant dans un compartiment spécial, débitait de l'eau filtrée par passage à travers une pierre poreuse ou pierre lithographique (fig. 34).

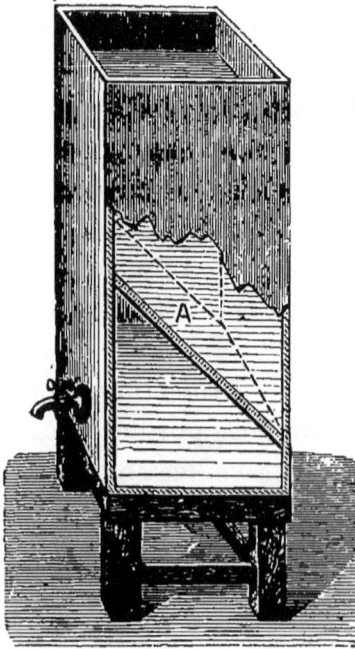

Fig. 34. — Ancienne fontaine filtrante des ménages.

A, pierre poreuse.

Les inconvénients de ce système de filtration étaient nombreux : la pierre lithographique, mal soudée aux parois, laissait suinter de l'eau non filtrée par ses joints non étanches ; de plus, d'un entretien difficile, elle s'encrassait rapidement et l'eau, qui séjournait toujours plus ou moins longtemps dans la fontaine, prenait facilement en été une saveur désagréable. Pour ces raisons la vieille fontaine des ménages a peu à peu disparu pour faire place aux filtres à bougies poreuses dont le type est le filtre Chamberland (fig. 35).

Son organe essentiel est un tube creux ou *bougie* en porcelaine dégourdie. Celle-ci est elle-même plongée dans un cylindre en métal ou en grès émaillé. L'eau, qui arrive sous pression dans le cylindre, filtre de dehors en dedans à travers la bougie, de l'intérieur de laquelle elle s'échappe quand on ouvre le robinet de sortie du filtre. L'écoulement est lent, se fait goutte à goutte ; aussi généralement

emploie-t-on des assemblages ou *batteries* de 2, 3 ou plusieurs bougies (fig. 36).

Quand on ne dispose pas d'une canalisation amenant
l'eau sous une pression
suffisante, on a recours
à des bougies plus po-
reuses et l'on adopte la
disposition suivante.
Dans un récipient rem-
pli d'eau, un seau par
exemple, on plonge une
batterie de 2 ou 3 bou-
gies; celles-ci commu-
niquent avec un tuyau
de sortie qui passe à travers un trou ménagé à
la partie inférieure du
récipient et sur le côté.
Ce tuyau a une lon-
gueur suffisante, 2 ou
3 mètres, pour produire
une aspiration qui per-
met au liquide de filtrer
goutte à goutte.

Le filtre Chamberland
ou les filtres qui sont
construits sur le même
principe, filtre Mallié,
filtre Berkefeld, etc.,
débarrassent l'eau de
toutes ses impuretés;

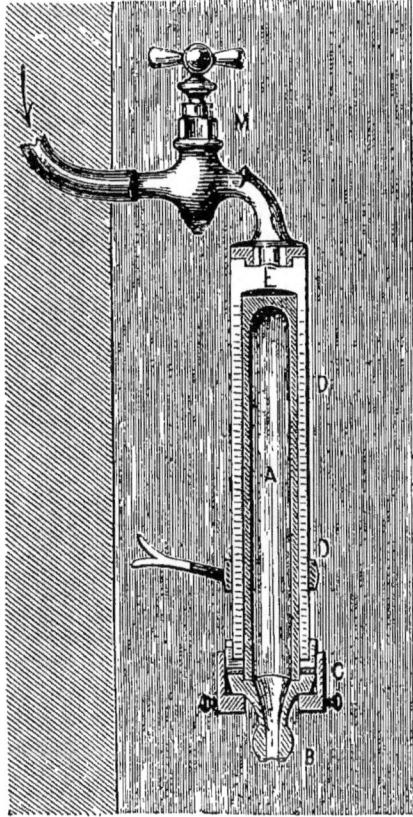

Fig. 35. — Filtre à pression à une seule
bougie (filtre Pasteur-Chamberland).

A. bougie filtrante en porcelaine poreuse; —
B, orifice de sortie de l'eau purifiée; — C,
écrou maintenant la bougie; — DD, cylindre non poreux; — E. espaces contenant
l'eau à filtrer; — M, robinet d'arrivée de
l'eau.

mais les bougies se recouvrent assez vite d'une couche
gluante, formée des matières retenues par le filtre et
l'écoulement ne tarde pas à se ralentir.

D'autre part les germes qui se sont déposés à la surface

de la bougie s'insinuent peu à peu à travers ses pores,
arrivent à pénétrer à l'intérieur des bougies et le filtre ne
remplit plus l'office qu'on attend de lui. Il est donc nécessaire : 1º de nettoyer le filtre tous les
cinq ou six jours ; 2º de détruire les germes
qui se sont engagés
dans son épaisseur.

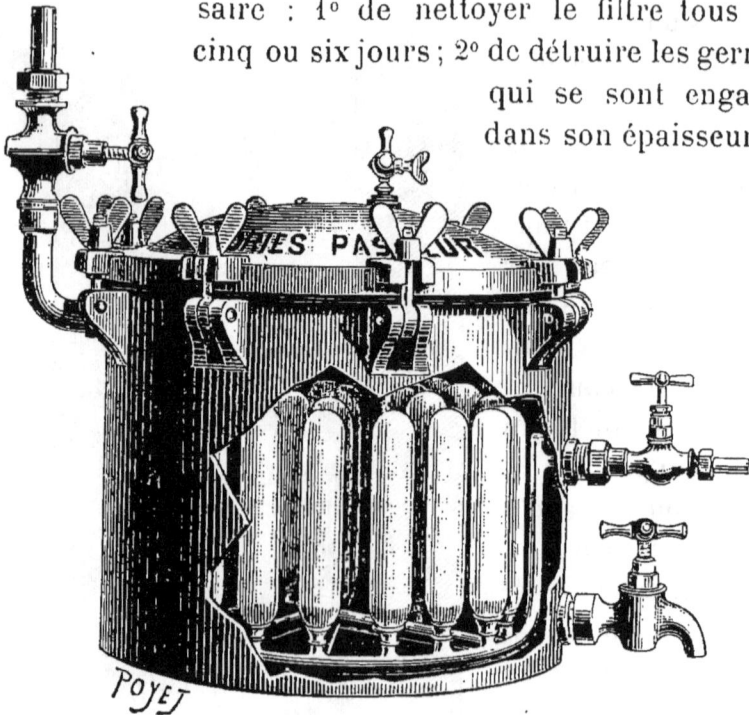

Fig. 36. — Filtre à pression et à batterie de 21 bougies
(système Mallié).

Pour nettoyer les bougies, on les porte sous un courant
d'eau et on les frotte à l'aide d'une brosse un peu dure.
Pour détruire les germes, on plonge les bougies dans de
l'eau qu'on maintient bouillante pendant dix ou quinze minutes ; ou bien encore on les laisse séjourner pendant une
demi-heure dans un bain de permanganate de potasse à
5 p. 100, suivi d'un second bain de bisulfite de soude, également à 5 p. 100, additionné de quelques gouttes d'acide
chlorhydrique. Après cette dernière immersion d'une
demi-heure, la bougie est *régénérée*, c'est-à-dire redevenue
ce qu'elle était auparavant, revenue à l'état de filtre parfait.
Malheureusement les bougies sont fragiles et au cours

des manipulations que nécessite le nettoyage, elles risquent d'être choquées et cassées — ce qui n'est encore que demi-mal — mais surtout fêlées, ce qui devient plus grave quand la fêlure reste inaperçue; car l'eau passe alors par la cassure sans être filtrée.

Les filtres à bougies nécessitent donc des soins et une surveillance de tous les jours, si l'on veut leur conserver leur effet utile, et c'est là, il faut l'avouer, leur point faible.

Filtration chimique. — Un des meilleurs procédés d'épuration chimique des eaux met à profit les propriétés du permanganate de potasse dont nous avons déjà parlé. On dissout quelques milligrammes de ce sel dans de l'eau, de façon à lui donner une coloration légèrement rosée. Si, au bout de quelques heures, cette teinte a disparu, c'est une preuve que la quantité de permanganate était insuffisante; on ajoute alors une nouvelle quantité de ce sel.

Toutes les matières organiques se précipitent et se déposent au fond du récipient. On se débarrasse de l'excès de permanganate en additionnant l'eau d'une pincée de sucre ou de quelques gouttes d'une infusion quelconque (thé, tilleul, etc.) qui précipitent à leur tour le permanganate en excès. Le premier filtre venu enlève ensuite au liquide tous les dépôts qu'il contient.

C'est là un procédé d'épuration qui peut rendre de grands services en voyage, dans les contrées où l'eau est suspecte; il est applicable également dans les ménages qui n'ont chaque jour que de petites quantités d'eau à filtrer.

Stérilisation par la chaleur. — Qu'on s'adresse d'ailleurs à la filtration mécanique ou à la filtration chimique, on n'obtiendra jamais une sécurité aussi absolue qu'avec l'ébullition. Ici plus de mécomptes ni de négligences possibles : l'eau qui a bouilli pendant quelques minutes est débarrassée de tout germe nocif. C'est donc à l'ébullition qu'il faut toujours avoir recours en temps d'épidémie.

L'eau bouillie, pour être facile à digérer, a besoin de recouvrer les gaz que lui a fait perdre l'ébullition ; il suffit de la laisser séjourner à l'air pendant quelques heures pour les lui rendre. Elle se trouble souvent par précipitation d'une partie de ses sels.

Au lieu de faire bouillir l'eau à l'air libre, on peut encore la *stériliser* au moyen d'appareils qui utilisent soit la chaleur, soit l'action purifiante de l'ozone. Malheureusement les appareils stérilisateurs sont d'un prix trop élevé pour entrer dans la pratique courante des ménages.

Eaux minérales naturelles. — Tirées des nappes liquides profondes, les eaux minérales ont une composition très variable ; quelquefois elles contiennent des principes (soufre, arsenic, sels purgatifs, etc.) qui en font de véritables médicaments, tandis que certaines d'entre elles, dites *eaux de table*, sont des boissons d'un usage courant.

Lorsqu'elles sont chargées de gaz carbonique en proportions plus ou moins considérables, *eaux gazeuses naturelles*, elles sont pétillantes, piquantes et agréables au goût ; mais leur emploi régulier et constant fatigue l'estomac.

Il en est tout autrement de certaines eaux à peine minéralisées, eau d'Évian, eau d'Alet, par exemple, qui, en réalité, ne sont que des eaux de source bien captées et offrent une garantie de pureté que l'on ne trouve pas à un aussi haut degré dans les eaux du voisinage ; malheureusement leur prix élevé ne les met pas à la portée de toutes les bourses.

Eaux gazeuses artificielles. — Par imitation des eaux minérales gazeuses naturelles, on a créé les eaux gazeuses artificielles. Celles-ci sont préparées industriellement, en grand (siphons d'eau de Seltz) ou bien confectionnées à domicile au moyen d'appareils dits gazogènes.

L'acide carbonique y est tantôt extrait du bicarbonate de soude par action d'un acide sur ce sel (fig. 37), tantôt dégagé d'une ampoule de plomb dans laquelle il est com-

primé et liquéfié sous forme de gouttelettes (*sparklets*, fig. 38).
Ces eaux gazeuses artificielles valent ce que valent les

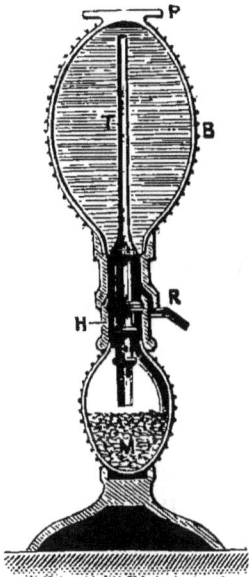

Fig. 37. — Appareil Briet.

L'*acide tartrique* et le *bicarbonate de soude* sont en M. Un
peu d'eau, tombant du réservoir B, par le tube T, arrose
ces substances et détermine la
production de l'*acide carbonique*. Ce gaz passe par de très
petites ouvertures ménagées
dans le bouchon H, et va se
dissoudre dans l'eau. L'écoulement a lieu par R, quand on
presse sur la soupape.

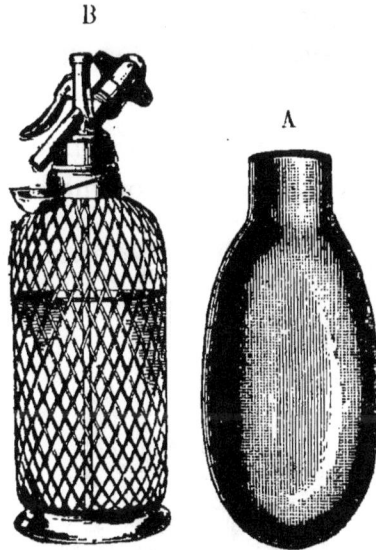

Fig. 38. — Sparklet.

A, ampoule en acier embouti (grandeur
réelle) contenant l'acide carbonique liquide; — B, appareil (dimensions très
réduites) dans lequel on verse le liquide
à gazéifier. Lorsqu'il est chargé d'une
ampoule à sa partie supérieure, un
mécanisme spécial permet de perforer
l'ampoule dont le contenu se volatilise
aussitôt et se répand dans le liquide.

eaux employées à leur fabrication. Les boissons préparées
à domicile avec de l'eau filtrée ou bouillie offriront donc
plus de garantie de pureté que les eaux préparées industriellement; mais les unes et les autres, souvent sur-
chargées de gaz carbonique, seront encore, si l'usage en
est prolongé, plus pernicieuses à l'estomac que les eaux
gazeuses naturelles.

Glace alimentaire. — La glace n'est que de l'eau congelée
et la glace faite avec de la mauvaise eau est-elle même

mauvaise; car le refroidissement ne détruit nullement les germes nuisibles.

La glace qu'on trouve dans le commerce est naturelle ou artificielle.

Naturelle, elle est recueillie soit, en toute saison, sur les glaciers des montagnes, soit en hiver sur les cours d'eau, les lacs et les étangs congelés. Elle est alors conservée dans des glacières. Comme en général l'acheteur en ignore la provenance exacte, il est prudent de la rejeter de la consommation.

La glace *artificielle* est produite, soit industriellement avec de l'eau qui n'offre aucune garantie, soit à domicile, au moyen d'appareils, tels que l'appareil Carré (fig. 39), avec de l'eau qu'on peut filtrer ou faire bouillir soi-même. Cette dernière est la seule qui soit exempte de danger.

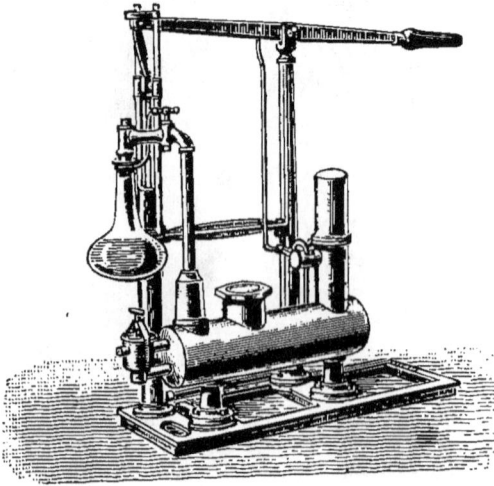

Fig. 39. — Appareil Carré produisant la glace dans une carafe, au moyen du vide. (Cliché Geneste-Herscher et Cie).

Que conclure de ces données? C'est qu'il ne faut pas faire fondre *directement* dans les liquides de boisson la glace à rafraîchir *achetée* [1].

On n'utilisera celle-ci qu'en la disposant *à l'extérieur* des récipients qui contiennent les liquides. On a imaginé des carafes dans le fond ou sur la paroi desquelles est ménagé un réservoir communiquant avec l'extérieur et destiné

---

1. Exceptionnellement cependant on trouve dans certaines villes de la glace faite avec de l'eau stérilisée.

à recevoir la glace : aucun mélange n'est ainsi possible entre le liquide de boisson et l'eau de fusion de la glace.

II. — BOISSONS AROMATIQUES

On comprend sous ce nom les boissons non fermentées et non distillées : infusions de plantes, boissons siru-peuses. Nous étu-dierons surtout le café, le thé et enfin le chocolat, qui trou-verait plus logique-ment sa place parmi les aliments, mais qui par beaucoup de propriétés se rap-proche du thé et du café.

CAFÉ

Le caféier est un arbuste de la famille des Rubiacées, ori-ginaire de l'Arabie, des environs de la ville de *Moka*. Il est spécialement culti-vé au Brésil, dans les Antilles, dans la Guyane, à Java, à l'île de la Réunion [Bourbon] (fig. 40).

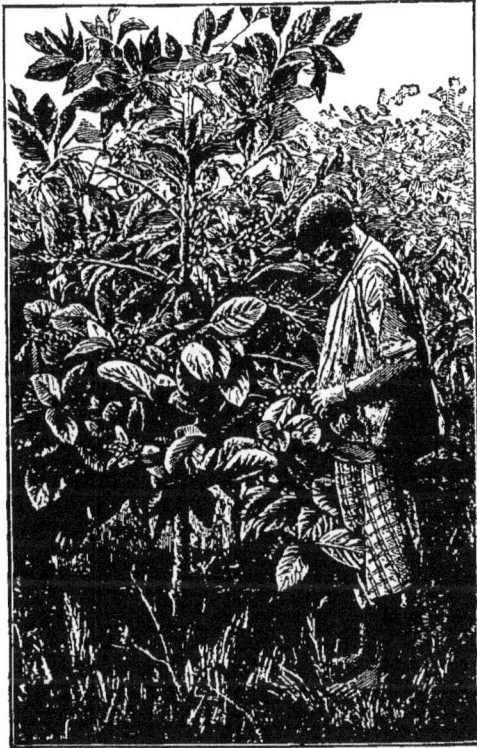

Fig. 40. — Caféier.

La production du café atteint aujourd'hui 927 600 000 kilo-grammes. Le Brésil en fournit les deux tiers, l'Afrique et Moka produisent le reste.

L'importation du café en Europe dépasse actuellement

400 millions de kilogrammes par an; la France en consomme pour sa part 81 millions de kilogrammes.

Avant d'être utilisé, le grain de café est *torréfié*, c'est-à-dire *grillé* à une température de 200 à 250 degrés. On obtient ainsi la disparition de son goût amer et le développement d'un principe aromatique, qui lui donne sa saveur particulière.

Une fois torréfié, le café est réduit en poudre fine dans un *moulin*, de préférence au moment même de l'emploi, pour éviter qu'une partie de l'arome ne se perde.

Par infusion, cette poudre donne le café tel qu'on le consomme généralement; par décoction elle sert à préparer le *café à la turque*[1].

Le café se prend généralement sucré : il constitue une boisson stimulante.

A dose modérée, par son principe actif, la caféine, il est un tonique du cœur, un stimulant du cerveau, un excitant des fonctions digestives. Mélangé au lait, il fournit un excellent déjeuner du matin, qui ne mérite en rien les reproches que lui adressent certains préjugés populaires. Pur, il clôture agréablement le repas. Son abus expose à certains accidents : palpitations, agitation, gêne respiratoire, tremblement et insomnie.

Il est des personnes qui supportent mal le café. Elles se trouvent incommodées par des doses relativement minimes qui leur procurent de l'excitation et leur enlèvent le sommeil : mieux vaut pour elles s'en abstenir. Le café noir ne convient pas davantage aux enfants.

Un certain nombre de femmes ont pris, dans les régions du Nord, l'habitude de mâcher des grains de café; elles arrivent à consommer ainsi, dans une journée, des poignées entières de grains, c'est-à-dire à absorber une dose

---

1. Dans l'infusion, la plante est simplement mise en contact avec l'eau bouillante retirée du feu; dans la décoction elle est maintenue sur le feu dans le liquide qui bout.

énorme de café. Des accidents nerveux ne tardent pas à se produire et à s'accentuer rapidement chez ces sujets, pour lesquels cette déviation du goût devient une véritable passion.

Signalons enfin cette particularité que, pour certaines personnes, le café n'est qu'un prétexte à addition d'eau-de-vie, et que la soi-disant tasse de café n'est, en réalité, qu'une mixture horriblement alcoolique.

THÉ

Originaire de la Chine, le thé est cultivé dans tout l'Extrême-Orient : Japon, Annam, Cochinchine, Tonkin, Java, Indes anglaises, etc. (fig. 41). Les feuilles qui constituent le thé, tel qu'il est livré au commerce, ont été, aussitôt leur récolte sur les arbustes, soumises au desséchement par l'un des deux procédés suivants : séchées rapidement sur des claies où elles sont étalées en couches minces, elles donnent le *thé vert;* séchées au contraire lentement en tas, dans lesquels se produit une certaine fermentation, elles produisent le *thé noir.*

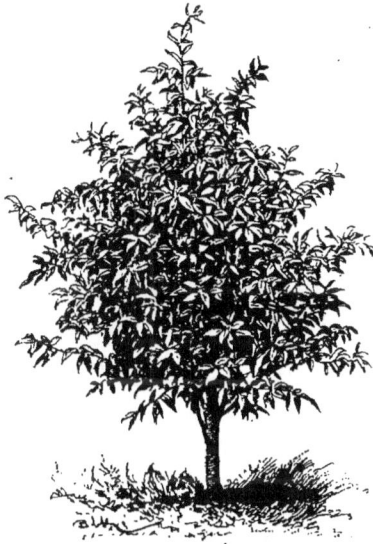

Fig. 41. — Thé.

Les feuilles, dans les deux cas, sont ensuite torréfiées, roulées, puis définitivement asséchées, soit à feu nu, soit à l'étuve. Les Chinois y ajoutent enfin, au moment de la mise en boîtes, des parfums dont la composition reste encore leur secret.

Boisson courante en Angleterre, le thé, que l'on prépare

par infusion, est d'un usage moins répandu en France.

Tonique et stimulant, il procure également de l'insomnie à certaines personnes; il donne lieu à des accidents de *théisme*, quand il est pris en excès.

CACAO. CHOCOLAT

Le cacaoyer, arbre des régions tropicales qui fournit l'amande avec laquelle on prépare le cacao en poudre, est originaire de l'Amérique Centrale : on le cultive également en Afrique et aux Indes (fig. 42).

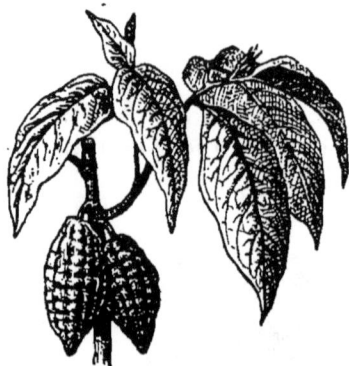

Dans la préparation du chocolat les graines de cacao sont légèrement torréfiées, puis concassées, broyées et mélangées à du sucre et à des aromates, vanille ou cannelle généralement.

Fig. 42. — Rameau de cacaoyer.

La pâte ainsi obtenue est étalée sur des moules, puis portée à l'étuve et enfin dans des chambres froides où elle se solidifie.

Le chocolat est un aliment nourrissant, par ses principes gras (beurre de cacao) et son sucre; mais en outre il est un excitant du système nerveux, comme le thé et le café. Certaines personnes le digèrent mal; chez d'autres il provoque des insomnies rebelles.

Le cacao ne convient pas à l'alimentation des jeunes enfants. Sa teneur en acide oxalique le fait aussi interdire à certains tempéraments (goutteux).

AUTRES BOISSONS AROMATIQUES

Le *maté*, consommé dans l'Amérique du Sud, la *noix de kola*, les *feuilles de coca*, fournissent également des boissons qui ne sont guère appréciées dans nos pays.

La campagne menée contre l'alcoolisme a eu pour effet de remettre en honneur, auprès de certaines personnes, l'usage des infusions aromatiques de *tilleul*, de *camomille*, de feuilles et de fleurs d'*oranger*, de *tisanes* variées.

Ce sont des boissons indifférentes, qui, sur certains estomacs, exercent une action bienfaisante par la température élevée à laquelle on les boit.

Prises le matin à jeun, les infusions chaudes, et même l'eau très chaude, opèrent un *lavage général* de l'économie, en activant la fonction des reins et en augmentant la quantité des urines.

SIROPS

Les sirops naturels, faits avec du sucre et des sucs naturels de fruits, aromatisent agréablement l'eau de boisson que l'on prend en dehors des repas. Falsifiés avec du glucose et des bouquets artificiels, ils donnent des breuvages de qualité inférieure et deviennent sujets à caution.

Certains sirops, le sirop de grenadine par exemple, ainsi que la plupart des sirops de gomme, sont toujours artificiels.

Les *limonades* sont faites d'eau de Seltz édulcorée avec un sirop d'acide citrique ou tartrique.

CHAPITRE V

BOISSONS ALCOOLIQUES

L alcool ordinaire, appelé alcool éthylique ou alcool de vin, est un produit qui résulte de la transformation des matières sucrées sous l'influence de la fermentation.

Les boissons alcooliques se divisent en deux grandes classes : les boissons *fermentées* et les boissons *distillées*.

I. — BOISSONS FERMENTÉES

Elles proviennent soit de sucs de fruits, jus naturels, que l'on laisse fermenter sous l'action des levures qui se trouvent *naturellement* dans le moût (vin, cidre), soit de jus sucrés *artificiels* dont la fermentation est due à l'addition de levures (bière).

Dans les boissons fermentées la quantité d'alcool ne s'élève pas au dessus de 15 à 16 pour cent, une plus grande quantité d'alcool arrêtant le travail de la fermentation ; en d'autres termes le *titre alcoolique* des boissons fermentées ne dépasse pas 15 à 16° (mesuré à l'alcoomètre centésimal).

VIN

Le vin, dont l'usage remonte à la plus haute antiquité, est le produit de la fermentation naturelle du jus de raisin, sous l'influence des ferments qui se trouvent répandus à la surface des fruits et passent avec ceux-ci dans la cuve. Le moût ou jus de raisin est obtenu par pressuration ou *foulage*.

La vigne couvre en France le quinzième de la surface du territoire et sa culture occupe le sixième de la population. En 1905 1 744 108 hectares de vignes avaient produit 57 857 307 hectolitres de vin. En 1906 la surface plantée de vignes s'élevait à 1 771 904 hectares.

La récolte moyenne du vin est de 50 à 60 millions d'hectolitres, tandis que la consommation n'en est que de 13 à 14 millions, le surplus servant à l'exportation. La culture de la vigne et la récolte du vin sont donc une des richesses nationales de notre pays.

Les vins se divisent en trois classes : vins *secs* (rouges et blancs), vins *mousseux*, vins *de liqueur*.

Les *vins secs* sont ceux où le sucre a presque entièrement disparu : ce sont les vins de consommation habituelle. Ils titrent, comme les vins mousseux d'ailleurs, de 5 à 15 p. 100 d'alcool et donnent à la bouche une impression chaude.

Pour obtenir des vins rouges, on laisse la fermentation se produire en présence des enveloppes et des pépins; on enlève au contraire ceux-ci dans la préparation des vins blancs.

En vieillissant le vin acquiert des qualités nouvelles : il est plus parfumé, moins chargé en alcool, moins riche en couleur, moins enivrant; une partie de ses principes s'est en effet déposée sous forme de *lie*.

On appelle *piquettes* des liquides vineux provenant du lavage à l'eau des marcs frais dont on a déjà extrait la *goutte mère* ou jus naturel. Les piquettes se fabriquent, soit pour la consommation courante, soit en vue de la fraude des vins. Leur saveur est aigrelette et assez agréable, quand elles sont bien faites.

On nomme *vins de sucre, vins de marc* ou *vins de seconde ou de troisième cuvée* des liquides qui s'obtiennent en ajoutant au marc déjà épuisé par pression une certaine quantité d'eau sucrée tiède : le tout est soumis à une nouvelle fermentation.

Enfin on fabrique encore des *vins de raisins secs;* leur usage est assez répandu, mais n'en déplaise aux fabricants de piquettes, de vins de sucre et de vins de raisins secs, le seul liquide qui soit véritablement du vin, c'est le jus fermenté de la vigne.

Les *vins mousseux* (champagne, vin de Saumur, de Vouvray, Asti) contiennent à la fois une certaine proportion de sucre et d'acide carbonique. Ils ont un goût piquant et laissent échapper, quand on en débouche un flacon, une mousse pétillante, due à la présence de l'acide carbonique produit au cours de la fermentation qui se poursuit encore après la mise en bouteille.

Les bouchons sont ficelés afin qu'ils ne sautent pas sous l'influence de la pression; mais il arrive parfois que les bouteilles éclatent, comme les siphons d'eau de Seltz d'ailleurs.

Les *vins de liqueur* (malaga, muscat, porto, madère, xérès), cuits et concentrés pour augmenter la quantité de sucre fermentescible et souvent additionnés d'alcool, titrent 17,18 et jusqu'à 25 p. 100 d'alcool.

Le vin, pris *à la française,* comme disait Montaigne, c'està-dire *aux repas seulement et à doses modérées,* est, surtout s'il est coupé d'eau, une boisson bienfaisante, tout au moins pour les personnes qui jouissent d'un bon estomac. Celles qui digèrent mal supportent difficilement le vin, surtout le vin rouge, qui leur donne des aigreurs.

Pour que le vin conserve ses qualités bienfaisantes, il est essentiel qu'il soit *naturel;* or nombreuses sont les falsifications qui le dénaturent.

Falsifications du vin. — Le *coupage* est l'opération qui consiste à mélanger plusieurs vins qui se corrigent les uns les autres.

Le *vinage* est l'addition d'alcool.

Le *plâtrage*, ou addition de petites quantités de plâtre, clarifie le vin, le monte en couleur, en augmente l'acidité et par conséquent en favorise la conservation; mais il donne naissance à du sulfate de potasse, doué de propriétés purgatives et irritantes. La loi tolère cependant le plâtrage jusqu'à production de 2 grammes de sulfate de potasse par litre.

Le *déplâtrage* consiste à couper les vins trop plâtrés avec des vins non plâtrés ou, ce qui est plus nuisible, à décomposer le sulfate de potasse par addition d'un autre sel qui donne naissance à du chlorure de potassium, produit dangereux, qui reste dissous dans le vin.

Le *mouillage* est l'addition d'eau au vin : cette simple opération met en circulation chaque année en France 10 millions d'hectolitres d'eau qui porte ainsi le nom de vin. Pour masquer le mouillage, les fraudeurs incorporent à leur mélange des matières colorantes ou des produits conservateurs tels que l'acide salicylique, l'alun, etc.

Toutes ces fraudes sont pour la plupart capables de provoquer des retentissements fâcheux sur la santé.

Vins de fruits. — La fabrication des vins de fruits, fraises, framboises, groseilles, cerises, myrtilles, mûres, ne tend guère à se développer qu'en Allemagne : tous ces prétendus *vins* sont fortement alcoolisés.

CIDRE ET POIRÉ

Le cidre est le jus fermenté de la pomme, additionné de 20 p. 100 d'eau au moment du pressage; le poiré est le jus fermenté de la poire. Cidre et poiré sont les boissons courantes de la Normandie et de la Picardie.

Le cidre doux contient de 2 à 6 p. 100 d'alcool; mais le

gros cidre, le cidre de pommes très sucrées et le produit de la fermentation de la poire, plus sucrée que la pomme, en contiennent jusqu'à 10 p. 100.

La consommation du cidre se maintient aux environs de 13 à 14 millions d'hectolitres par an. On le consomme en majeure partie sur place ou on le transforme en eau-de-vie, que nous retrouverons malheureusement au chapitre des boissons distillées.

Le cidre doux et le cidre mousseux, ce dernier obtenu par la mise en bouteilles avant l'achèvement de la fermentation, sont des boissons agréables et inoffensives, à *doses modérées*. Tous les estomacs ne supportent cependant pas le cidre, qui provoque parfois des aigreurs. On l'a accusé, mais bien à tort, de provoquer par ses acides la carie dentaire.

Ce qui est malheureusement vrai, c'est qu'il est souvent préparé dans des conditions d'hygiène et de propreté déplorables et que les paysans n'hésitent pas à puiser l'eau nécessaire à sa fabrication dans des mares infectes. Certains même vont jusqu'à prétendre que le cidre fait avec de l'eau sale est un cidre supérieur comme qualité. Enfin, malgré son prix peu élevé, le cidre est encore dénaturé par *mouillage;* on fait également des *piquettes* avec des pommes sèches importées de l'étranger ou des cidres artificiels, *cidrettes,* dans lesquels souvent le jus de pomme n'entre plus du tout.

Les principales falsifications du cidre sont l'addition de glucose, de caramel, coquelicot, cochenille, nitre et rhubarbe.

BIÈRE

La bière est le produit de la fermentation d'infusion ou de décoction d'orge germée, avec addition de houblon destiné à l'aromatiser.

Le *maltage* est une première opération qui consiste à faire germer l'orge, pour y développer les ferments qui vont transformer l'amidon en sucre.

Quand la germination est assez avancée, on *dessèche* l'orge dans une étuve, à une température de 50° à 60°, puis on le *crible* afin d'enlever les radicelles et les poussières. Le grain prend alors le nom de malt, qui peut être légèrement torréfié à sa surface, si l'on veut obtenir la bière *brune*.

Le malt est ensuite concassé grossièrement, puis soumis au *brassage*, opération qui consiste à préparer le moût, par infusion ou décoction, en faisant agir sur le malt de l'eau portée à une température variable, suivant la nature du procédé de fabrication employé.

Le moût ainsi obtenu est additionné de houblon et porté à l'ébullition, puis refroidi et enfin ensemencé avec la levure qui va provoquer la fermentation.

On fait en Belgique et en Hollande, avec du marc de froment, des bières spéciales dites *faro* et *lambick*.

La bonne bière est une boisson agréable, saine. Son titre alcoolique varie de 3 à 6 degrés. Elle est toujours chargée d'acide carbonique qui la rend pétillante.

La production annuelle de la bière en France est de 13 millions d'hectolitres. Elle est devenue la boisson habituelle des habitants du Nord et du Pas-de-Calais.

La bière est souvent falsifiée : on l'additionne d'alcool pour en assurer la conservation ; on y remplace le houblon par des feuilles de pin, de sapin, de buis, de saule, de gentiane ; on lui incorpore des substances amères, acide picrique, coloquinte, noix vomique. On l'additionne aussi de produits dits conservateurs : acides salicylique, sulfureux, oxalique, etc. ; on la colore avec du caramel. Toutes ces pratiques sont dangereuses.

II. — BOISSONS DISTILLÉES

Alcools naturels. — Par la distillation des jus sucrés fermentés, on en retire l'alcool, une certaine quantité d'eau et des essences volatiles qui donnent à chaque variété de boisson distillée l'arome qui lui est propre (fig. 43).

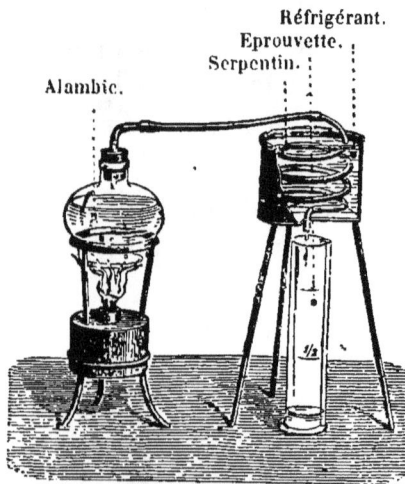

Fig. 43. — Alambic dans sa forme la plus simple pour la distillation de l'alcool.

Jusqu'au XVIIe siècle, l'alcool ou *eau-de-vie* était exclusivement retiré du vin; aujourd'hui on l'extrait de toutes les substances qui renferment du sucre ou des matières saccharifiables, c'est-à-dire susceptibles d'être transformées en sucre (amidons, fécules, etc.).

Les *alcools naturels* titrent de 30° à 80° d'alcool à l'alcoomètre centésimal et comprennent : 1° les *eaux-de-vie* proprement dites, retirées des vins (cognac, fine champagne ou armagnac); les *rhums*, préparés avec le jus de la canne à sucre ou avec des mélasses (tafia); le *kirsch* avec des cerises, le *quetsch* avec des prunes, l'*eau-de-vie de marc* avec du marc de raisin; le *calvados* avec du cidre; l'*eau-de-vie de grains* (gin, wisky), de betteraves (genièvre ordinaire, etc.). Une autre variété de genièvre (schiedam) est fait avec des baies de genièvre.

Alcool industriel. — L'alcool ordinaire (esprit de vin) se retire industriellement des betteraves, des mélasses qui résultent de la fabrication du sucre, de l'orge, du seigle, du blé, du maïs, du riz, des pommes de terre, des topinambours, des châtaignes, des marrons d'Inde, du chiendent, de la gentiane, etc., etc.

La fabrication de l'alcool industriel à l'aide des grains comprend les opérations suivantes : saccharification ou transformation de l'amidon en sucre; fermentation, distillation et rectification.

La rectification n'est en réalité qu'une nouvelle distillation, qui extrait d'abord les impuretés volatiles, puis l'alcool et enfin d'autres produits impurs moins volatils; aussi distingue-t-on les *alcools mauvais goût de tête et de queue*, c'est-à-dire du commencement et de la fin de la distillation, des *alcools bon goût* du milieu de l'opération. Les alcools mauvais goût ne doivent pas en principe être destinés à la consommation; mais les fabricants ne se gênent pas pour les incorporer dans des liqueurs dont les aromes et les essences en masquent le goût déplaisant.

L'alcool industriel sert à des usages multiples. On le trouve sous deux formes principales : l'*eau-de-vie blanche* (alcool à 60°) et l'alcool à 90°. Il est trop concentré pour être consommé en nature; mais il entre dans la composition des fausses eaux-de-vie, eaux-de-vie de fantaisie, ou même, comme nous l'avons vu, des vins frelatés (vinage).

Liqueurs spiritueuses. — Elles diffèrent des eaux-de-vie en ce qu'elles sont additionnées de principes aromatiques ou d'essences : on les obtient par distillation, macération ou simple mélange. On les subdivise en vins aromatisés, liqueurs sucrées et *apéritifs*.

Vins aromatisés. — Parmi les vins aromatisés, il faut citer les vins soi-disant fortifiants, à base de quinquina, de kola, de coca, et le vermout, qui est un vin blanc dans lequel on a fait infuser, pendant plusieurs jours, de l'absinthe, de la gentiane, de la racine d'angélique, du chardon bénit, de l'aunée, de la petite centaurée, de la germandrée, de la cannelle de Chine, de la muscade, et auquel on ajoute de l'alcool à 85° dans la proportion de 5 litres d'alcool pour 95 de vin.

Liqueurs sucrées. — Elles sont composées d'alcool plus

ou moins concentré, de sucre en fortes proportions et de substances aromatiques. Les liqueurs ordinaires titrent 21°; les demi-fines 24°; les fines 27°; les surfines 32° et plus.

Les plus courantes sont l'anisette, le curaçao, la chartreuse, la bénédictine, le kummel, le noyau, le dantzig, le marasquin.

Nous rapprocherons des liqueurs les *fruits à l'eau-de-vie* obtenus par macération dans de l'eau-de-vie blanche. L'alcool pompe le suc des fruits, se marie à lui, pénètre à son tour dans les fruits, si bien que, du fait de ce mélange, le titre alcoolique de la liqueur s'abaisse dans de notables proportions.

Apéritifs. — Combinaisons d'alcool et d'essences variées, les *apéritifs* se prennent généralement avec de l'eau et du sirop. Tout en réservant pour plus tard la question de l'alcoolisme, nous ne pouvons pas ne pas protester chemin faisant contre le terme d'apéritifs donné à ces boissons spiritueuses que l'on consomme avant les repas pour *ouvrir* l'appétit, mais qui arrivent, après un certain usage, à le *fermer*.

Longue est la liste de ces soi-disants apéritifs : mentionnons tout particulièrement les bitters, les amers et l'*absinthe*. Le débit de cette dernière liqueur est monté de 40 994 hectolitres en 1884 à 208 931 en 1900, chiffre officiel.

Le titre alcoolique des absinthes s'étage de 45° à 75°; elles sont classées en ordinaires, demi-fines et fines, suivant leur richesse en alcool. Leur teneur en essences est également variable, chaque fabricant possédant *sa* formule comme il a sa marque de fabrique; mais les bouteilles peuvent modifier leur forme et leur aspect, les étiquettes différer de couleur, la gamme des essences changer de tons, le nom du breuvage reste le même : *poison*.

Les apéritifs sont dangereux, non seulement par leur alcool, mais encore et surtout par leurs essences d'anis, de badiane, d'absinthe, de fenouil, de menthe, d'hysope, d'angélique, de coriandre, de mélisse, etc. Violents poisons, ces essences ajoutent encore leurs méfaits propres à ceux de l'alcool. Comme on l'a dit, elles *empoisonnent encore le poison*. Tout apéritif, quel qu'il soit, est néfaste.

III. — ACTION DE L'ALCOOL SUR LA DIGESTION

La question de l'alcoolisme devant trouver sa place dans une autre partie de ce livre [1], nous nous bornerons, en guise de conclusion au chapitre des boissons alcooliques, à consacrer quelques lignes à l'action de l'alcool sur la digestion.

L'alcool très étendu d'eau, comme dans l'eau rougie, dans l'*abondance* des collèges, n'a aucune action défavorable sur la digestion ni sur l'organisme; mais, s'il est plus concentré, comme dans le vin pur et surtout comme dans les liqueurs distillées, il provoque le long des muqueuses de la partie supérieure du tube digestif une sensation de chaleur d'autant plus accentuée que son degré de concentration est plus élevé. S'il est très fort, c'est un véritable *feu* qui arrive dans l'estomac.

Dès que la quantité d'alcool est notable, il ralentit la digestion. Si les doses en sont répétées, le tube digestif lui-même devient malade et s'altère; mais nous devons retrouver la question au chapitre de l'alcoolisme.

Disons pour finir que les liquides alcooliques qui titrent plus de 15° sont nuisibles; que le vin doit être coupé d'eau et que la dose d'alcool *toléré* en 24 heures ne doit jamais dépasser un gramme par kilogramme d'homme; en d'autres termes, pour un sujet moyen de 70 kilogs, la ration de vin à 10 p. 100 d'alcool ne doit pas dépasser 700 grammes par jour.

C'est là un maximum pour les hommes; quant aux femmes, qui physiquement se dépensent moins, elles doivent rester bien au-dessous de cette moyenne de un gramme par kilog.

1. Voir page 219.

CHAPITRE VI

HYGIÈNE DU VÊTEMENT

Les animaux sont naturellement pourvus d'un revêtement extérieur qui les protège contre l'inclémence du milieu dans lequel ils vivent; l'homme, au contraire, a besoin de se vêtir pour se défendre contre le froid, le soleil, la pluie, les offenses des objets extérieurs.

Le vêtement, objet de nécessité, est devenu en même temps objet de parure et de cette double affectation sont nées des luttes perpétuelles entre l'hygiène et la mode. Cette dernière a eu trop souvent le dessus; mais, le bon sens aidant, l'hygiène, il faut bien l'espérer, prendra sa revanche et remportera la victoire définitive.

I. — TISSUS EN USAGE DANS L'INDUSTRIE DU VÊTEMENT

Les tissus qui servent à la confection des vêtements sont empruntés au règne végétal et au règne animal.

Tissus d'origine végétale. — Le *chanvre* fournit une toile grossière qui ne peut rivaliser avec la toile de *lin;* mais ces deux plantes textiles ont elles-mêmes cédé le pas au *coton,* qui coûte moins cher et se prête admirablement à la fabrication du linge de corps et des vêtements extérieurs.

Le coton est plus chaud que la toile; quand il est mouillé

par la sueur, il ne procure pas l'impression de froid que donne cette dernière. Par contre, il est plus rugueux et son contact est désagréable à certains épidermes sensibles. Les cotonnades sont surtout en honneur dans les pays chauds.

Le coton fournit le calicot, le madapolam, la cretonne, les indiennes, les piqués. On trouve dans le commerce un tissu de coton appelé *pilou*, sorte de molleton pelucheux utilisé dans la confection des peignoirs pour femmes: or le pilou a le triste privilège d'une inflammabilité excessive et a causé de nombreux accidents; l'emploi en sera donc limité.

Le *caoutchouc* entre dans la composition des tissus élastiques ou imperméables; mais leur imperméabilité même, qui retient aussi bien l'humidité du dehors que celle du dedans, s'oppose à la respiration de la peau et à l'évaporation de la sueur : il ne convient qu'aux vêtements flottants extérieurs dont l'emploi est passager, tels que les vêtements de pluie.

Signalons encore les tiges qui servent à la fabrication des *chapeaux de paille*, et une plante textile dont l'usage s'est importé de Chine dans nos pays, la *ramie*.

La toile de *jute* est grossière et ne sert qu'aux emballages [1].

Tissus d'origine animale. — Parmi les produits textiles, la *laine*, qui est tirée des poils du mouton, fournit les draps qui servent à la confection des vêtements, les étoffes de fantaisie qui ont supplanté les cotonnades, la flanelle, les mérinos et autres étoffes que l'industrie s'est ingéniée à multiplier et à perfectionner; leur légèreté, leur souplesse, leur affinité pour les couleurs, leur faible conductibilité pour la chaleur sont leurs qualités maîtresses.

---

1. On fait aussi avec le jute des tapis assez estimés pour leur résistance.

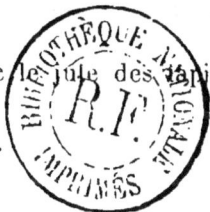

La *soie*, que le ver à soie fournit à l'homme toute filée dans des conditions de finesse que l'industrie n'a pas encore su égaler, sert à préparer des étoffes de luxe, satin, brocart, velours, taffetas, foulard, faille, etc., qui, en raison de l'élévation de leur prix, flattent plus le plaisir de la parure qu'elles ne satisfont le besoin de se vêtir.

Les *fourrures* donnent une protection des plus efficaces contre le froid et servent en même temps de parure.

L'automobilisme a eu pour résultats de démocratiser la pelisse : pour résister au refroidissement qu'entraîne la vitesse, les chauffeurs se revêtent de fourrures souvent grossières.

La peau des animaux soumise au tannage fournit le *cuir*.

Coloration des tissus. — On sait que les diverses couleurs sont douées d'un inégal pouvoir d'absorption des rayons solaires : les teintes foncées les retiennent et emmagasinent par conséquent la chaleur ; les teintes claires au contraire les réfléchissent sans en être pénétrées.

Dans les saisons et climats froids, les teintes foncées conviendront donc aux vêtements ; dans les saisons et climats chauds, au contraire, les étoffes claires et blanches fourniront une protection plus efficace contre les rayons brûlants du soleil. On sait comment l'Arabe du désert se drape dans son burnous de laine blanche.

La coloration des tissus intéresse encore l'hygiéniste en raison des effets parfois nuisibles de la matière colorante employée.

Les mordants et les couleurs à bases *arsenicales* ont souvent provoqué des accidents, de même que les sels de *plomb ;* mais l'attention a surtout été appelée dans ces dernières années sur les dangers des couleurs d'aniline. Les bas de couleur notamment ont ainsi été l'origine d'affections de la peau, de vertiges et de malaises variés.

11. — FORME ET COMPOSITION GÉNÉRALE DU VÊTEMENT

Pour donner satisfaction à l'hygiène, le vêtement doit :

1º Répondre aux exigences des saisons et des climats;

2º N'entraver en rien les fonctions de la peau;

3º Ne pas contrarier les mouvements;

4º N'apporter aucune gêne aux fonctions des appareils respiratoire, circulatoire et digestif;

5º Ne pas transporter des germes de maladie.

De la forme et de la composition générales du vêtement, il n'y a rien à dire; car elles varient avec les mœurs du pays, avec la mode, avec le sexe, avec la position sociale et la fortune de l'individu, avec les ressources locales, avec certaines obligations (uniformes des soldats).

Toutefois il existe certaines règles dont le vêtement ne saurait se départir et qui se peuvent ainsi formuler :

Il ne doit être ni trop large ni trop étroit;

Il ne doit comporter ni ligature ni constriction;

Il ne doit pas traîner à terre, pour ne pas recueillir les souillures du sol ni soulever les poussières.

Vêtements de dessous. — La propreté est une des conditions essentielles de la santé. La propreté du corps ne saurait exister sans la propreté du vêtement, avec lequel le corps est en contact immédiat; or ce vêtement, qui repose sur la peau, va s'*imprégner* de tous les produits qu'elle sécrète ou qu'elle exhale; il va se salir intérieurement comme il se salit extérieurement par le dépôt de toutes les souillures environnantes. Il est donc nécessaire de protéger le corps, maintenu propre par les soins de la toilette, contre les impuretés de ses vêtements, que celles-ci proviennent de l'intérieur ou de l'extérieur : l'usage du *linge de corps* qui s'interpose entre la peau et les vêtements répond à cette indication.

Les vêtements de dessous comprennent : le gilet de flanelle, le tricot, la chemise ; puis, pour l'homme, le caleçon et les chaussettes ; pour la femme, le pantalon, le corset, le jupon et les bas.

Gilet de flanelle. — Maillot. — Tricot. — Le gilet de flanelle, qui est loin d'être une nécessité, est d'un usage courant : il s'oppose au refroidissement et, quand le corps est en moiteur, il pompe la sueur sans laisser cette sensation de froid qui résulte de l'application sur la peau de la chemise humide.

Le gilet de flanelle doit être fréquemment changé pour être lavé, car il s'imprègne rapidement des produits de la peau qu'il recueille ; ceux-ci fermentent, deviennent irritants et provoquent des démangeaisons et des éruptions.

Le contact de la flanelle elle-même, toujours un peu rugueuse, est désagréable à certains épidermes délicats : d'autres tissus plus doux et plus soyeux servent à la confection de maillots ou de tricots qui rendent les mêmes services que le gilet de flanelle (crêpe de santé, par exemple).

Les tissus blancs ou écrus seront toujours préférés, pour les vêtements en contact direct avec la peau, aux tissus colorés, qui déteignent en présence de la sueur.

Chemise. — La chemise de coton, supérieure à la chemise de toile et moins froide que celle-ci, est généralement préférée. Il importe d'en changer le plus souvent possible et de ne pas conserver pendant la nuit la chemise de jour.

On utilise également la chemise de flanelle ; celle-ci, plus chaude, est *moins salissante*, mais il est nécessaire, au point de vue de l'hygiène de la peau, d'en changer aussi souvent que l'on change de chemise de toile ou de coton.

Le *faux-col*, qui est un complément de la chemise, ne devra jamais être très serré ni, par sa hauteur ou sa dureté due à l'empesage, faire office de carcan.

Corset. — Longue serait l'histoire du corset si on la suivait en détail. Il a causé de nombreux accidents, soulevé de violentes critiques, subi maintes transformations, et, malgré les attaques dont il a été l'objet, il reste le grand favori du sexe féminin.

Le corset a son utilité, s'il demeure un agent de soutien pour la poitrine, de bonne tenue pour le corps, de support pour les jupes et jupons.

Malheureusement trop de femmes le considèrent comme un instrument de transformation. Pour amincir la taille, le corset, outrageusement serré, comprime la partie inférieure de la poitrine et met obstacle au jeu de la respiration, étrangle l'estomac et le foie dont il entrave les fonctions; enfin, par la gêne qu'il impose au cours du sang veineux, il trouble la circulation. Sanglée dans un corset serré, une femme ne peut ni respirer à fond ni manger à sa faim, sous peine de devenir écarlate : il n'est que la mode et la coquetterie qui soient capables de lui imposer pareille torture.

En outre, fait d'une carcasse et de tissus résistants peu perméables à l'air, le corset gagnerait à emprunter ses éléments à des tissus à mailles, qui permettraient la libre circulation de l'air et des produits gazeux émanés de la peau.

Dans ces dernières années de louables efforts ont été tentés pour corriger le corset et lui donner une forme nouvelle; mais celui-là seul méritera le qualificatif d'*hygiénique*, dont se parent tant de modèles fraîchement éclos, qui, n'exerçant ni constriction ni compression de la poitrine ou du ventre, laissera au corps *ses* formes, aux organes *leur* place et assurera ainsi le libre jeu de toutes leurs fonctions.

Des maillots, des ceintures, des soutien-gorge pourront venir au secours du corset ou le remplacer.

Caleçon. — Pantalon. — Chaussettes. — Bas. — Du *caleçon* pour l'homme, du *pantalon* pour la femme nous nous bornerons à dire que ce sont des vêtements *indispensables*. Le caleçon, souvent changé, assure la propreté des vêtements qui le recouvrent. Chez la femme le pantalon protège l'abdomen et les membres inférieurs contre le refroidissement auquel les expose la forme même de son vêtement; les convenances s'allient d'ailleurs à l'hygiène pour en réclamer l'usage.

Les *chaussettes* ou les *bas*, qui s'interposent entre la chaussure et le pied, sont faits d'un tissu de laine, de coton ou de soie. La laine a l'avantage de ne pas faire de plis et expose moins les grands marcheurs à la production d'ampoules et d'excoriations.

Chaussettes et bas demandent à être très fréquemment renouvelés.

L'usage des *jarretelles* pour maintenir les bas a très heureusement remplacé la jarretière, qui présentait l'inconvénient d'exercer une compression parfois assez forte sur le membre inférieur, surtout quand elle était appliquée au-dessus, et non au-dessous du genou.

Vêtements proprement dits. — Il serait surperflu de passer en revue les différentes pièces qui composent le vêtement, aussi bien masculin que féminin : rappelons seulement que, aucune partie du corps ne devant être serrée, la *ceinture* qui maintient le pantalon est inférieure aux *bretelles* faites de tissu élastique : mais celles-ci doivent encore ne pas être trop tendues, surtout dans le jeune âge, pour ne pas favoriser la production du *dos rond* ou voûté.

Les *cravates* souples et lâches, les cols larges constituent un progrès sur les cravates rigides et serrées, sur les cols étriqués des vêtements et uniformes d'autrefois.

Le *cache-nez*, le *foulard* qu'on enroule autour du cou ont l'inconvénient d'engendrer une sensibité exagérée au refroidissement : mieux vaut s'en abstenir. Les marins qui sont habitués à avoir le cou et le sommet de la poitrine dégagés sont mieux aguerris contre les intempéries et s'enrhument moins que les sujets qui ont l'habitude de s'emmitoufler.

La mode des *boas* en plumes ou en fourrure a fait revivre pour les femmes, sous un aspect plus élégant, le cache-nez des hommes qui tendait à disparaître ; mais l'habitude de se couvrir de ces boas dans les bals et les soirées a pourtant une heureuse conséquence : elle diminue, dans quelle faible mesure, les inconvénients du *décolletage*.

On sait en effet quelle source de refroidissements, d'angines, de bronchites et de fluxions de poitrine constitue la coutume chère aux femmes de découvrir, dans leurs somptueuses toilettes, la partie supérieure de leur poitrine. En maintenant un boa sur leur cou et leurs épaules, elles atténuent tant soit peu les dangers de cette mode déplorable, contre laquelle malheureusement n'ont jamais pu prévaloir les conseils les plus autorisés de l'hygiène.

Entretien des vêtements. — Les vêtements, protégés contre les souillures du corps par le linge et les vêtements de dessous, recueillent les poussières, la boue et les germes qu'ils puisent dans le milieu extérieur. Pour entretenir les vêtements en état de propreté, on les brosse ; mais cette opération ne doit jamais se pratiquer dans les cuisines. Elle devrait pouvoir être faite dans une chambre spéciale facile à laver et à désinfecter. Dans les vieilles maisons le brossage des habits se faisait à un porte-manteau disposé sur le palier de l'escalier.

Les personnes appelées à soigner un malade contagieux n'entreront dans sa chambre qu'avec des vêtements spéciaux qu'elles quitteront pour reprendre contact avec les autres personnes. A la fin de la maladie, ces vêtements et ceux du malade seront toujours soumis à la désinfection.

Chaussure. — On trouve encore des régions dans lesquelles les malheureux, surtout les enfants, marchent sans chaussure : les pieds sont ainsi exposés à de nombreuses causes d'accidents.

La protection des pieds est nécessaire. Les matériaux utilisés dans la confection des chaussures doivent réunir un certain nombre de qualités, telles que la souplesse, la résistance et la perméabilité à l'eau. Les plus généralement employés sont les cuirs obtenus avec la peau du bœuf, du veau, de la chèvre et du chevreau.

Le *sabot* de bois, en usage dans certaines provinces, a l'inconvénient de ne pas adhérer au pied et de rendre ainsi la marche incommode; en outre, il laisse le dos du pied en partie découvert et l'expose aux intempéries. On obvie à ce dernier défaut en protégeant au préalable le pied à l'aide d'un *chausson*.

La chaussure (bottine, soulier) se compose de l'*empeigne*, en cuir ou en étoffe, qui recouvre le dos du pied, et de la *semelle*, en cuir plus épais, qui constitue la partie de la chaussure sur laquelle repose la plante du pied. La semelle est munie ou non d'un *talon*.

La mode a trop souvent encore une influence désastreuse sur la forme de la chaussure : pour obtenir « l'élégance », on consent à enserrer son pied dans un étui rigide qui ne répond en rien à sa configuration naturelle, qui le comprime et le déforme. On récolte ainsi des cors, des durillons, des œils-de-perdrix, des chevauchements d'orteils, des ongles incarnés, qui finissent par constituer de véritables infirmités. Les talons étroits et surélevés fatiguent le pied, en lui imposant une position vicieuse, et l'exposent aux entorses.

La chaussure rationnelle doit respecter la forme du pied, s'adapter à ses saillies et lui laisser, ainsi qu'aux orteils, une certaine liberté de mouvements, sans pour cela tomber dans l'excès contraire et pécher par une trop grande laxité. Elle doit donc être faite *sur mesure*, d'autant mieux que, les deux pieds étant le plus souvent dissemblables l'un de l'autre, des proportions différentes deviennent nécessaires *pour chacun d'eux*.

Pour prendre mesure, il importe de faire *appuyer* le pied, le corps se trouvant dans la position verticale, sur une feuille de papier; le contour en est tracé au crayon, et sert au fabricant à donner à la semelle une configuration conforme au croquis.

L'empeigne doit respecter toutes les saillies du *dos du pied*, se mouler sur elles sans exercer la moindre compression : sa fermeture à lacets, à boutons, l'apposition d'*élastiques* sur les côtés contribuent à ce dernier résultat, en lui laissant un certain degré d'expansibilité.

Les *bottes* sont lourdes : les pieds y macèrent dans un véritable bain de vapeur. Elles ne peuvent être qu'une chaussure exceptionnelle, utilisable par les temps de grande pluie et de boue. Il en est de même des *caoutchoucs* et des *snow-boots*.

Coiffure. — La coiffure a pour but de protéger la tête contre la pluie, contre le froid, contre le soleil; or, il faut bien avouer que, dans les villes tout au moins, la coiffure des femmes ne répond en rien à cette définition. Il est vrai que le parapluie et l'ombrelle sont là pour prêter leurs bons offices.

Il serait téméraire de parler de la *forme* des chapeaux de femmes, un pareil chapitre risquant d'être *démodé* avant même que d'être imprimé. Souhaitons seulement aux intéressées que leurs chapeaux ne soient ni trop lourds ni trop encombrants et que leurs épingles à chapeaux ne crèvent jamais les yeux de leurs voisins; on ne compte plus en effet les accidents causés par ces volumineuses épingles qui traversent les cheveux et dont les pointes libres deviennent, au moindre mouvement, une menace perpétuelle pour les assistants.

La *voilette* dont les femmes se recouvrent la figure pour se protéger le teint ne soulève aucune objection, si elle n'est pas trop épaisse et laisse libre passage à l'air. Toutefois les étoffes quadrillées et qui font office de grillages interposés devant les yeux peuvent occasionner des troubles de la vue. Nous avons eu l'occasion d'observer plusieurs femmes incommodées par des vertiges dans la rue, qui ont vu disparaître ce symptôme avec la suppression des voilettes à quadrillages trop nettement dessinés.

La coiffure des hommes serait également sujette à beaucoup de critiques et le chapeau dit haute-forme n'aura jamais les sympathies des hygiénistes.

Pour être hygiénique une coiffure devrait toujours être légère et permettre à l'air de circuler librement autour de la tête. Le chapeau de paille est celui qui répond le mieux à cette indication.

Un certain nombre de personnes, dont les cheveux commencent à se faire rares, se coiffent constamment, même à domicile, d'une *calotte* ou d'une *casquette* sous prétexte de ne pas s'enrhumer. C'est là une mauvaise habitude qui engendre une susceptibilité exagérée au refroidissement. Il est facile de s'habituer à conserver la tête nue; on ne s'enrhume ainsi que lorsque, accoutumé à rester couvert, l'on oublie par hasard un jour de munir son crâne du couvre-chef devenu indispensable.

La coiffure des enfants mérite une attention spéciale en été : dans les jardins publics, et surtout au *bord de la mer* où ils restent souvent exposés pendant des heures entières aux ardeurs du soleil de juillet et d'août, il devient indispensable de les couvrir de larges chapeaux pour les abriter du soleil. Trop souvent les convulsions, les soi-disant méningites que l'on observe à la mer et dont on se complaît à accuser le climat marin, l' « air excitant de la mer », ne sont que des insolations ignorées. Il est d'ailleurs déraisonnable de se départir au bord de l'eau de toutes les précautions que l'on prend en pleine terre pour protéger les enfants contre le soleil et de les y exposer brutalement du jour au lendemain, toute la journée durant.

Vêtements de nuit. — Les vêtements de jour doivent faire place, pendant le repos nocturne, aux vêtements de nuit. Pour se coucher, il faut se débarrasser de toutes les pièces de l'habillement, chemise et gilet de flanelle y compris, afin de les laisser s'aérer et se débarrasser de la moiteur dont les a imprégnés la respiration de la peau.

Le lit doit être assez chaud pour qu'il soit inutile de conserver sur soi une partie quelconque de son vêtement de jour, et l'on ne saurait trop blâmer les personnes qui gardent pour dormir leurs bas, leurs chaussettes ou leurs jupons.

Le vêtement de nuit se compose d'une chemise, qui chez la femme se double d'une *camisole* ou d'une *chemise de nuit*. Il sera tenu en état de propreté constant et sera changé fréquemment.

Le bonnet de coton, qui entretient la moiteur de la tête, est passible des mêmes reproches que la calotte.

III. — LIT ET LITERIE

Le lit peut être aussi considéré comme un vêtement de nuit. Il se compose d'un cadre en bois, ou de préférence en fer ou en cuivre, qui supporte un sommier, un ou plusieurs matelas, un traversin, un ou plusieurs oreillers, deux draps, des couvertures, un édredon ou un couvre-pieds.

Les *sommiers* élastiques ont remplacé les paillasses, qui étaient de véritables nids à infection; en outre celles-ci se déprimaient rapidement sous le poids qu'elles supportaient et le corps ne tardait pas à y « marquer son creux ».

Les *matelas* de laine et de crin se sont substitués aux matelas de plume, trop chauds, trop mous, trop envelop-pants, dans l'enfouissement desquels le dormeur était baigné de sueur.

Quelles que soient cependant les modifications apportées au matelas, il est resté un réceptacle de germes : aussi faut-il l'éventrer une ou deux fois par an, en nettoyer l'enveloppe, en battre ou en laver le contenu. Après chaque maladie contagieuse, il doit être soumis, ainsi d'ailleurs que toute la literie, à une désinfection rigoureuse.

L'opération de *cardage* a pour but d'aérer et de décomprimer le contenu du matelas, qui finit par s'aplatir sous les pressions qu'il supporte; elle ne doit jamais s'effectuer à domicile, dans la cour ou sous la porte cochère des immeubles, pas plus que dans la rue. Trop de germes et trop de poussières s'échappent des matelas pour qu'il soit permis d'en pratiquer l'ouverture au centre des villes. On en prescrira le battage et le cardage dans des locaux spéciaux, écartés et aménagés par l'industrie pour en permettre le nettoyage fréquent et la désinfection régulière.

Les *oreillers* ne seront ni trop durs, ni trop mous : ils sont, ainsi que le traversin, destinés à soulever *légèrement* la tête et le cou.

Les *draps* et *taies d'oreiller* jouent, par rapport à l'ensemble du lit, le rôle dévolu aux vêtements de dessous par rapport au reste de l'habillement : faits de toile ou plus généralement de coton, facilement lavables et changeables, ils protègent la literie contre les souillures du corps et en ménagent la propreté.

L'*édredon* de plumes, volumineux, s'infecte facilement : on tend partout à le remplacer par le couvre-pieds.

Le lit doit être fait chaque jour, et chaque jour draps et couvertures doivent rester exposés à l'air durant quelques heures, pendant que les fenêtres de la chambre à coucher resteront ouvertes : la ventilation à laquelle ils sont ainsi soumis assure l'évaporation des produits émanés de la peau.

Les *tentures* et *rideaux de lit* sont inutiles. Ils font obstacle à l'aération, relèguent le lit dans une atmosphère confinée et s'imprègnent facilement de poussières et de germes.

Pour les mêmes raisons, les alcôves, les lits clos de

Bretagne et d'Auvergne doivent être absolument proscrits (fig. 44).

Les *lits d'hôtels* seront tout particulièrement surveillés :

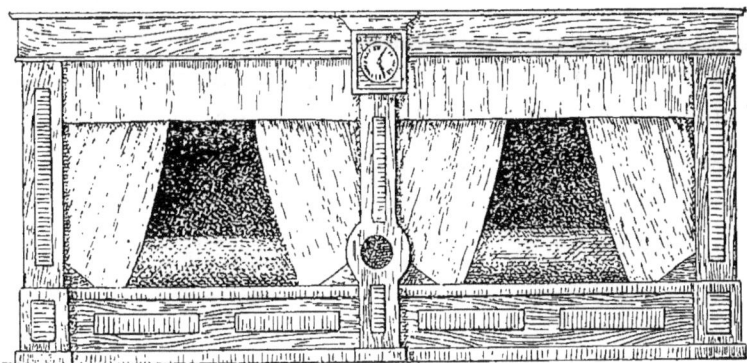

Fig. 44. — Lit auvergnat.

leurs cadres, leurs sommiers seront métalliques : toutes les pièces de literie seront lavables et changées pour chaque

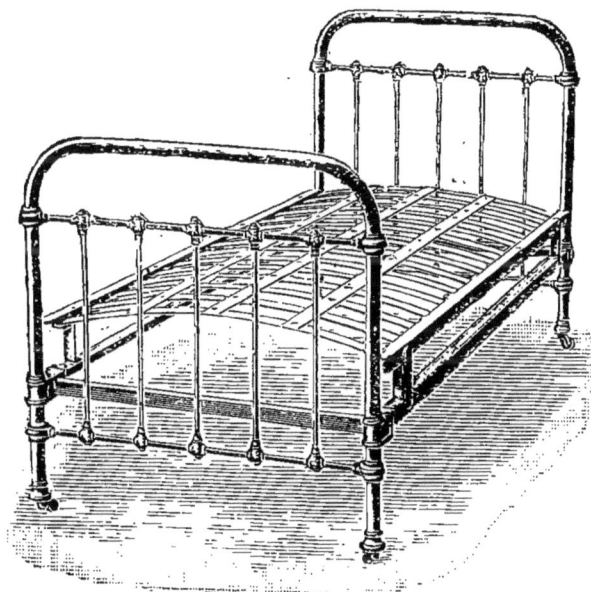

Fig. 45. — Lit recommandé par le Touring-Club pour les hôtels.

nouvel arrivant (fig. 45). Seuls les matelas et les oreillers restent forcément communs à plusieurs locataires : pour s'en isoler dans la mesure du possible, certains voyageurs ont la louable habitude d'emporter avec eux, dans leur malle, un drap et une taie de peau de chamois qu'il font étendre sur le matelas supérieur et sur l'oreiller, au-dessous du drap et de la taie ordinaires.

Dans certains hôtels, encore en petit nombre, on a installé des étuves qui servent, au départ de chaque voyageur, à la désinfection complète de toute la literie.

CHAPITRE VII

HYGIÈNE DE L'HABITATION

L'habitation idéale devrait remplir des conditions d'emplacement, d'isolement, d'exposition, d'ensoleillement, d'aménagement que l'on ne peut pas trouver réunies dans les maisons des villes : leur construction est en effet subordonnée à la direction des rues, à la configuration des emplacements, à une foule de considérations qui résultent de la vie en commun. Il existe pourtant des principes d'hygiène tellement impérieux qu'ils s'imposent et seront un jour imposés à tous les constructeurs.

I. — CONSTRUCTION

Désinfection du terrain. — Les travaux de terrassement nécessaires à l'établissement des *fondations* peuvent mettre à jour des germes enfouis dans le sol ou des souillures dues à l'infiltration des déchets provenant de constructions antérieures ou des habitations voisines. Toute démolition d'un immeuble doit donc être précédée d'un nettoyage général. Les fosses, puits, puisards, égouts seront curés, puis désinfectés. Les ordures, débris, matériaux suspect seront brûlés, ou, quand ils ne seront pas combustibles saupoudrés de sulfate de fer et arrosés de chaux vive.

Matériaux de construction. — Dans les villages, on utilise généralement pour la construction, dans un but d'économie, les produits qui se trouvent à proximité dans le sol et qui par conséquent exigent le minimum de frais de transport; mais dans les villes les constructeurs ont à leur disposition un plus grand choix de matériaux.

Les parois des habitations doivent être impénétrables à l'humidité et mauvaises conductrices de la chaleur.

Les *caves* ont l'avantage d'interposer entre le sol et la maison une importante couche d'air qui s'oppose à la pénétration de l'humidité du sol.

Les matériaux les plus employés sont les pierres, les briques, la chaux, le plâtre, le bois, le fer, le verre; pour la couverture, les ardoises, les tuiles, le zinc, le plomb.

Au cours des travaux d'édification, les matériaux sont nécessairement imprégnés d'eau, en raison de l'emploi de la chaux qui sert à les cimenter. L'humidité d'une maison neuve se dissipe généralement en quelques mois, plus rapidement en été qu'en hiver. La dessiccation pourra être hâtée par un chauffage continu de la maison.

Il est préférable de ne pas habiter une maison aussitôt qu'elle est achevée, de ne pas *essuyer les plâtres*. Dans certains pays des règlements sanitaires imposent un délai préalable avant la délivrance du permis d'habiter.

Quels que soient d'ailleurs les matériaux employés à la confection des murs, on en recouvre l'extérieur et l'intérieur de revêtements imperméables, que l'on n'applique qu'au moment où la maçonnerie est suffisamment sèche. A l'extérieur, le crépissage au mortier de chaux est le plus employé; on utilise aussi à cet effet la brique vernissée ou l'ardoise.

La surface interne des murs est revêtue d'une couche de plâtre, laquelle est à son tour recouverte d'un enduit qui, grâce à son faible pouvoir conducteur, assure la conservation de la chaleur intérieure tout en étant imperméable à l'humidité extérieure. On se sert dans ce but de peinture à la colle, de peinture à l'huile, mais les peintures vernissées, le ripolinage sont aujourd'hui recommandés par les hygiénistes comme facilement lavables et permettant plus aisément la désinfection.

Ce que l'on cherche en effet à obtenir à l'intérieur des maisons, ce sont des surfaces lisses, inhospitalières aux poussières : aussi, pour éviter les coins où celles-ci se réfugient toujours, les angles des murs seront arrondis, les moulures supprimées.

Nos goûts et nos habitudes sont, il faut bien le reconnaître, en désaccord avec ces prescriptions nouvelles de l'hygiène. Nous n'aimons pas les murs nus. Une grande partie du public accepte pourtant déjà la suppression des étoffes tendues le long des parois, mais ne veut pas entendre parler de la disparition des papiers peints. Sur ce dernier point on peut toutefois trouver un terrain d'entente, grâce au papiers de tenture dits *lavables*, que l'industrie commence à fabriquer dans des conditions de prix abordables. Il est toutefois une chambre sur la bonne tenue de laquelle nous devons tous nous montrer impitoyables : c'est la *chambre d'hôtel*, qui doit réunir le maximum de conditions hygiéniques : peintures vernissées, murs, meubles lavables, etc.

Dans les cuisines, cabinets de toilette, salles de bain, toutes pièces qui nécessitent de fréquents lavages, les parois seront recouvertes sur une certaine hauteur de carreaux de faïence ou de grès émaillé.

Le *badigeonnage à la chaux*, peu seyant à la vue, présente le grand avantage d'être peu coûteux et de pouvoir être fréquemment renouvelé.

Le *revêtement en bois* des parois et les *parois de bois* prennent facilement l'humidité ; en outre le bois se laisse aisément imprégner par les germes et envahir par les insectes ; il est enfin très inflammable : autant de motifs pour en déconseiller l'emploi.

Planchers et plafonds. — Dans les habitations privées les planchers de bois, qui n'ont pas besoin d'être soumis à des lavages constants, conviennent le mieux. Le chêne est supérieur au sapin. Les lames de bois ou *frises* doivent être soigneusement assemblées et rapprochées pour ne pas laisser de fissure entre elles et ne pas permettre aux poussières et aux germes de pénétrer dans l'*entrevous*, espace libre compris entre la maçonnerie et le bois du plancher. Une bonne précaution à prendre consiste à boucher les fentes des parquets avec du mastic ou des ciments, qui ferment ainsi l'accès de l'entrevous aux poussières.

Pour empêcher les frises d'être imprégnables, on les recouvre d'huile de lin bouillante, de paraffine, de coaltar, d'encaustique à la cire ou d'enduits qui, composés à la fois de substances collantes et destructrices des germes, fixent les poussières au sol et détruisent les organismes nuisibles (microbes) qu'elles contiennent.

Dans les pièces où l'on n'a pas à craindre le froid et qui exigent des lavages fréquents, le bois est avantageusement remplacé, dans la confection du plancher, par les carrelages, la mosaïque, le ciment armé ou des préparations imperméables dont on a créé de nombreuses variétés.

Pour soutenir le plancher, les solives de fer tendent à se substituer de plus en plus aux anciennes poutres de bois.

Les plafonds, recouverts de peintures à la colle ou à l'huile, n'auront ni poutrelles saillantes, ni moulures, ni rosaces. Les angles qu'ils font avec les murs, ainsi que ceux que forment avec ces derniers les planchers, seront arrondis, toujours pour empêcher l'envahissement des poussières.

Toiture. — La toiture est formée d'une charpente de bois qui supporte les pièces de couverture; celles-ci sont généralement faites de briques, de tuiles, d'ardoises, de zinc, ou de tôle.

Les toits métalliques présentent l'inconvénient d'être bons conducteurs de la chaleur et de rendre presque inhabitables en été les pièces qu'ils recouvrent immédiatement.

Leur échauffement peut cependant être atténué par l'interposition d'une couche de substances isolantes ou par l'application sur leur surface extérieure d'un produit bleu, nommé *asol*, qui jouit de la singulière propriété de s'opposer à la pénétration des rayons caloriques.

La toiture aura une inclinaison suffisante pour permettre l'écoulement des eaux de pluie, qui seront recueillies dans des gouttières métalliques et déversées, au moyen de tuyaux de décharge, dans les égouts, les ruisseaux et les citernes. Quand la canalisation de décharge est bouchée et quand l'eau reste stagnante sur les toits, les moustiques trouvent dans les flaques ainsi formées des conditions extrêmement favorables à leur développement.

Hauteur des maisons. — La hauteur des maisons ne devrait pas, au point de vue de l'hygiène, être supérieure à la largeur de la rue, et cela pour y permettre l'accès facile de l'air et du soleil. Cette prescription devrait s'étendre à la largeur des cours intérieures.

En pratique, des règlements limitent dans chaque ville la hauteur des maisons proportionnellement à la largeur de la rue et imposent des dimensions au-dessous desquelles on ne peut descendre pour l'établissement des cours. Les courettes étroites, véritables puisards d'infection, doivent disparaître à tout jamais.

II. — VENTILATION

Sa nécessité. — L'homme use et vicie l'air qu'il respire : il l'use en l'appauvrissant en oxygène, il le vicie en le chargeant d'acide carbonique et des autres produits volatils exhalés par ses poumons et par sa peau.

Toute maison doit assurer à ses habitants les provisions d'air nécessaires à un séjour prolongé. Le Comité consultatif d'hygiène de France a déclaré qu'aucune pièce pouvant servir à l'habitation, soit de jour, soit de nuit, ne pouvait avoir une capacité de moins de 25 mètres cubes; mais c'est là un minimum.

Quelle que soit d'ailleurs la grandeur d'une pièce, l'air y deviendrait bientôt irrespirable s'il n'était continuellement évacué et remplacé par de l'air neuf.

La ventilation d'une maison aura donc pour but son approvisionnement constant en air de bonne qualité.

La ventilation ou aération est dite *naturelle* quand elle se fait par les portes et fenêtres ou par des ouvertures ménagées à cet effet; *artificielle*, quand elle s'opère à l'aide d'appareils spéciaux.

VENTILATION NATURELLE

La ventilation naturelle est intermittente ou permanente.

Ventilation intermittente. — La ventilation intermittente, comme son nom l'indique, est celle qui n'a lieu que de temps-en temps; elle est provoquée par l'ouverture des portes et fenêtres. L'air du dedans et l'air du dehors présentent en tout temps une différence de température : quand ils sont mis en présence l'un de l'autre, ils tendent à se mélanger et ainsi se crée un courant d'air qui dure jusqu'à ce que tous deux soient en équilibre de température.

Par ce procédé l'aération s'accompagne forcément en hiver d'une sensation brusque de froid qui peut avoir ses inconvénients : aussi n'y a-t-on recours que lorsque la pièce est inoccupée. Cette ouverture des fenêtres est absolument indispensable pendant le nettoyage des locaux, pour donner issue aux poussières.

Ventilation permanente. — La ventilation permanente, qui a lieu sans arrêt, peut être spontanée ou provoquée.

Ventilation permanente spontanée. — La ventilation
ermanente spontanée, qui vient au secours de la ventila-
on intermittente, se fait par les fentes, fissures, mal
ints des portes et des fenêtres, par les cheminées et les
yaux de fumée.

Généralement cette ventilation passe inaperçue, mais elle
st d'autant plus active que la différence est plus grande
itre les températures du dehors et du dedans. Dans les
eilles maisons dont les boiseries ont joué, les fermetures
es portes et fenêtres ne sont plus hermétiques et
endant l'hiver laissent filtrer des filets d'air froid désa-
réables et même dangereux.

Pour obvier à cet inconvénient, on masque les fentes
a appliquant sur les joints des bourrelets de crin ou de
line, mais cet artifice ne combat le mal qu'à demi et ne
iminue qu'imparfaitement le courant d'air. Cela est d'ail-
eurs heureux; car c'est précisément dans la saison où
n chauffage souvent défectueux vient ajouter sa propre
iciation de l'air à la viciation d'origine humaine que l'on
e calfeutre ainsi dans sa demeure.

Il importe en toute saison d'ouvrir fréquemment ses
enêtres, même en hiver.

Ventilation permanente provoquée. — Pour parer à
'insuffisance et aux inconvénients de la ventilation inter-
nittente ou de la ventilation permanente spontanée on a
ecours à des procédés automatiques d'amenée d'air con-
inue ou ventilation permanente provoquée:

Le *vasistas* (fig. 46) est une transformation de la fenêtre :
l se manœuvre à l'aide d'un cordon et se dispose à la
partie supérieure des chambres. Il permet à volonté une
aération intermittente ou permanente.

A l'un des carreaux supérieurs d'une fenêtre on peut
également installer un *moulinet à vent*, un *vasistas* papillon
(fig. 47) ou un *ventilateur à feuilles de mica* dont les valves
s'écartent sous la poussée de l'air frais et le laissent péné-

trer ainsi dans la chambre; elles se rabattent au contraire quand le courant d'air

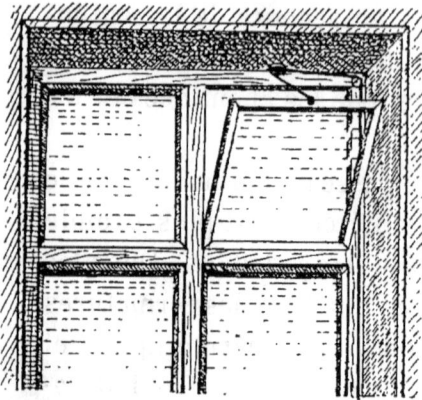

Fig. 46. — Vasistas.

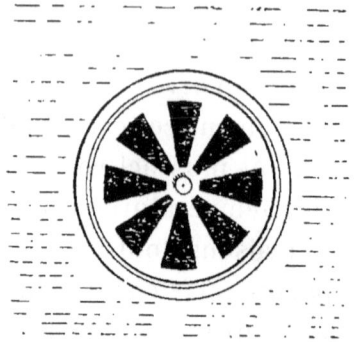

Fig. 47. — Vasistas papillon.

change de direction et s'établit de l'intérieur vers l'extérieur. On utilise encore les *vitres perforées* qui sont criblées de

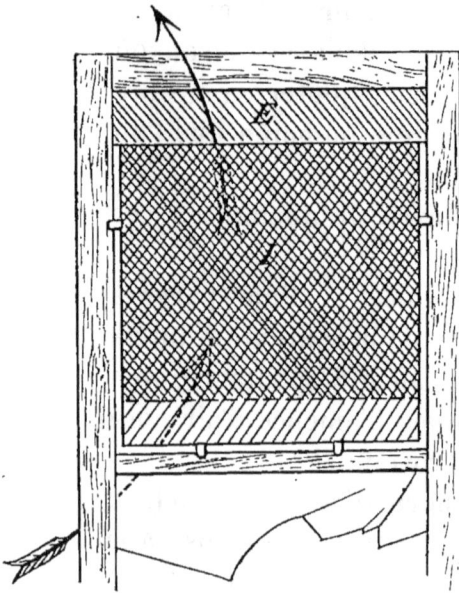

petits orifices, mais qui présentent l'inconvénient d'être d'un entretien difficile (leurs trous s'encrassent et se bouchent à la longue), les *persiennes à lames de verre*, les *corniches ventilatrices* disposées à la partie supérieure des parois de la façade, etc.

Dans le *système Castaing*, on dispose aux fenêtres deux vitres parallèles à *ouvertures contrariées* (fig. 48). Elles sont placées à une faible distance l'une de l'autre : l'extérieure est coupée en bas de façon à laisser un espace libre, l'intérieure est de même coupée en haut. De cette façon l'air qui passe sous la vitre extérieure s'échauffe au contact

E. Vitre extérieure
I. Vitre intérieure

Fig. 48. — Système Castaing.

l'air qui passe sous la vitre extérieure s'échauffe au contact de la vitre intérieure, s'élève et pénètre réchauffé dans la pièce par l'ouverture du haut de la vitre intérieure.

VENTILATION ARTIFICIELLE

Les procédés de ventilation que nous venons de passer en revue, bons pour les habitations privées, deviennent insuffisants pour les locaux surpeuplés, tels que théâtres, salles de réunion, ou encombrés de poussières industrielles, dans lesquels de l'air neuf doit être constamment introduit pendant que l'air vicié est évacué.

L'air que l'on va puiser pour la ventilation doit être aussi pur que possible : il doit donc être emprunté à l'atmosphère extérieure, non pas au ras du sol où il contient trop de poussières, ni dans les caves où il est humide et déjà impur, mais à une hauteur suffisante.

La ventilation artificielle s'obtient par des moyens physiques ou des moyens mécaniques.

Les *moyens physiques* agissent par aspiration, en utilisant la tendance à monter de l'air chaud.

Si, en effet, en un point quelconque d'un local, on détermine une élévation de la température de l'air, celui-ci gagne les hauteurs : si là il trouve un orifice de sortie, il s'échappe, pendant que, pour le remplacer, de l'air neuf est aspiré.

Les *moyens mécaniques* de ventilation, qui utilisent l'action des moteurs ou des appareils hydrauliques, agissent les uns en *aspirant* l'air, qui est alors remplacé par de l'air neuf, les autres en lançant directement, en *projetant* cet air neuf qu'ils vont puiser au dehors.

III. — CHAUFFAGE

Le chauffage s'opère soit au moyen d'un foyer disposé dans chaque pièce, chauffage *local*, soit par transport de la chaleur dégagée par un foyer éloigné unique, chauffage *central*.

CHAUFFAGE LOCAL

Cheminées. — La cheminée classique se compose d'un foyer ouvert, creusé dans l'épaisseur d'un mur ou adossé contre lui, foyer dans lequel se place le combustible, sur chenets ou sur grille. Ce foyer est surmonté d'une partie large, la hotte, laquelle va se rétrécissant, pour communiquer avec le tuyau d'échappement des gaz qui débouche à l'extérieur sur le toit (fig. 49).

La cheminée constitue un mode de chauffage agréable pour celui qui se tient *près de son feu;* car elle émet surtout de la chaleur rayonnante qui élève faiblement la température de l'air qu'elle traverse, mais échauffe les corps et les parois qui sont directement exposés au contact des rayons calorifiques.

Le chauffage par la cheminée est hygiénique; car celle-ci évacue complètement les gaz de la combustion, quand elle est bien construite tout au moins, quand elle ne *fume* pas.

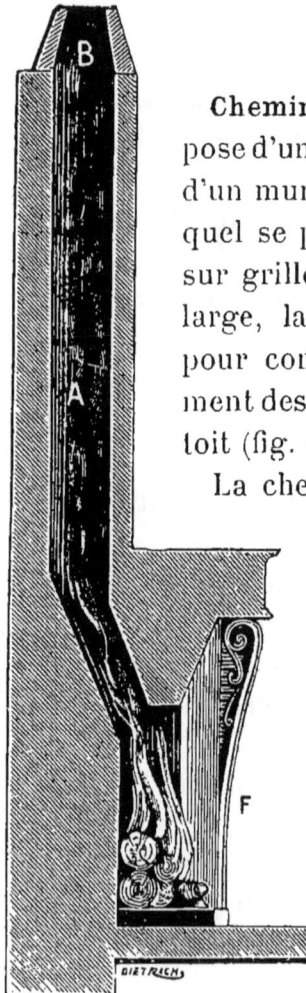

Fig. 49. — Cheminée ordinaire.

F, foyer; A, B, conduit par lequel les gaz s'échappent.

Malheureusement elle a contre elle une perte énorme de la chaleur dégagée; elle n'utilise en effet que $1/8^e$ de la chaleur abandonnée par la houille et e coke et 1/16e de celle que donne la combustion du bois.

La cheminée dite *à la prussienne*, au lieu d'être creusée dans l'épaisseur du mur, s'appuie sur lui et fait saillie dans la pièce : elle joint à sa chaleur rayonnante directe la chaleur dégagée par ses parois échauffées et par la partie libre de son tuyau de fumée.

Poêles. — Les poêles sont des appareils de chauffage à foyer fermé ou *clos*, disposés en un point quelconque d'une salle; leur tuyau de fumée s'engage dans une cheminée ou gagne directement l'extérieur, après un trajet plus ou moins long dans l'appartement.

Dans les poêles à *combustion vive*, le combustible est placé sur une *grille*, au-dessous de laquelle est disposé le *cendrier*. L'air nécessaire à la combustion pénètre en partie par une ouverture ménagée dans la porte, en partie par le cendrier.

La *clef*, qui rétrécit plus ou moins le tuyau de fumée pour régler le tirage, devrait être supprimée en raison des accidents d'asphyxie qu'amène sa fermeture complète; tout au moins, son diaphragme sera suffisamment échancré pour que, totalement fermée, elle assure encore le passage nécessaire aux gaz qui s'échappent du foyer.

Les poêles sont de beaucoup supérieurs à la cheminée au point de vue de leur puissance de chauffage : ils conservent 70 à 75 pour 100 de la chaleur dégagée. Ils lui sont inférieurs en tant qu'appareils de ventilation et ne donnent pas l'impression agréable que laisse le feu nu et visible.

Les poêles sont construits en céramique ou en métal.

Les poêles en céramique, faïence, briques, dont les enveloppes sont mauvaises conductrices de la chaleur, s'échauffent lentement, mais conservent et dégagent longuement la chaleur. Dans les pays froids ils acquièrent de grandes dimensions : régulièrement entretenus, ils produisent une chaleur douce et uniforme. Leur inconvénient est de se fissurer à la longue et, par leurs fêlures, de livrer passage aux gaz délétères.

Les poêles métalliques, au contraire, construits le plus souvent en fonte, s'échauffent vite, mais se refroidissent rapidement. Quand la combustion y est intense, leurs parois rougissent, rôtissent les poussières atmosphériques en contact avec elles et dessèchent l'air.

Pour éviter ce dernier inconvénient, on conseille de les recouvrir d'un vase contenant en permanence une certaine quantité d'eau qui s'évapore lentement.

Dans les *poêles à double enveloppe*, la paroi intérieure métallique est entourée d'une paroi en céramique, dont la sépare un manchon d'air. On supprime ainsi les inconvénients de la paroi métallique.

On utilise encore les *poêles à gaz*, comme aussi d'ailleurs les cheminées à gaz, ainsi que les poêles *à alcool*. Ces appareils, disposés de façon à donner un bon rendement de chaleur, ne sont utilisables que lorsqu'ils sont munis d'un tuyau d'échappement pour les produits gazeux. Tout appareil à feu, brasero, poêle ou bougie incandescente à gaz, poêle à pétrole, à alcool, qui déverse directement ses gaz dans l'atmosphère, est dangereux.

Un mode de chauffage nouveau, qui réunit toutes les conditions de choix, est le chauffage à l'électricité, au moyen de radiateurs ou encore d'une rampe de grandes ampoules en verre dépoli dans lesquelles se produit une vive incandescence (fig. 50). Ce procédé de chauffage est malheureusement cher; de plus les sources d'électricité ne sont pas encore à la disposition de toutes les habitations; il est cependant appelé à s'étendre dans l'avenir.

Nous terminerons cette énumération en mentionnant encore la *chaufferette*. Cet ustensile est, en réalité, un diminutif du brasero; il consiste en une boîte dans laquelle se consument lentement des parcelles de charbons incandescents. Si faible que soit la combustion, elle dégage néanmoins des produits qui ne sont pas sans danger, surtout si le nombre des chaufferettes se multiplie.

Dans les espaces restreints, dans les voitures publiques ar exemple, le chauffage au moyen de briquettes brûlées ans des chaufferettes a causé de nombreux accidents.

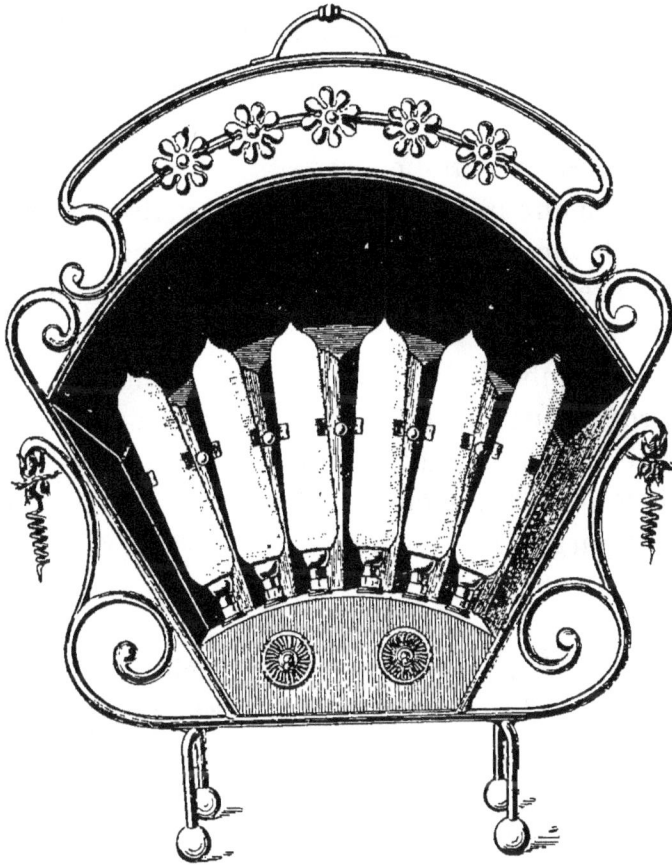

Fig. 50. — Appareil de chauffage par l'électricité.
Radiateur éventail. Système Heller et Cie.

L'usage de la chaufferette à feu présente, en outre, d'autres désavantages : la colonne d'air chaud qui monte continuellement le long des membres inférieurs y produit à la longue une brûlure chronique, qui se traduit par une coloration grisâtre de la peau.

Il est facile aux personnes qui ont froid aux pieds de se réchauffer au moyen de briques chaudes, de bassines d'eau chaude, ou de *chaufferettes électriques*.

Les *poêles à combustion lente*, connus encore sous le nom de *poêles mobiles*, se recommandent par leur faible dépense en charbon, et par conséquent par le bon marché de la chaleur produite; mais ils ont été et seront encore la cause de nombreux accidents, malgré tous les soi-disant perfectionnements apportés à leur construction. Leur emploi doit être déconseillé, ou tout au moins toléré seulement dans des circonstances exceptionnelles.

Afin de parer aux nombreux accidents qu'ils ont déterminés, l'Académie de médecine a formulé une série de prescriptions relatives à leur emploi, dont il ne faut jamais se départir :

Les poêles à combustion lente seront formellement bannis des chambres à coucher et des pièces qui communiquent avec elles. Ils ne seront acceptables pendant le jour seulement, dans les chambres où l'on séjourne, que si la ventilation y est largement assurée par des ouvertures en communication constante avec l'air extérieur. Ils seront toujours à poste fixe.

La cheminée destinée à recevoir un poêle mobile doit avoir un tirage suffisant : pour s'en assurer, on y brûlera du papier, afin de s'assurer qu'elle ne fume pas. Pour activer le tirage, on pourra d'ailleurs, avant d'allumer le poêle, faire du feu dans la cheminée, et avant d'abandonner le poêle à lui-même, on le laissera un certain temps en grande marche.

On veillera, enfin, à ce que les orifices de chargement soient toujours hermétiquement clos et on ouvrira largement les fenêtres chaque fois qu'on aura procédé au renouvellement du combustible.

La simple énumération des précautions à prendre montre combien ces poêles sont dangereux et motive notre conclusion définitive : le meilleur d'entre eux ne valut jamais rien.

CHAUFFAGE CENTRAL

Dans le chauffage central, le foyer est éloigné des pièces à chauffer. Les principaux appareils employés à cet effet sont :

Les calorifères à air chaud; les calorifères à eau chaude, les surfaces de chauffe à vapeur.

Calorifères à air chaud. — Les calorifères à air chaud envoient, dans les diverses pièces, de l'air emprunté à l'extérieur et échauffé par un foyer dans le sous-sol (fig. 51).

Le danger de ces calorifères à air chaud réside dans les communications accidentelles qui peuvent se produire entre la colonne d'air chauffé et la canalisation de dégagement des gaz du foyer. Des cas d'asphyxie dus à cette

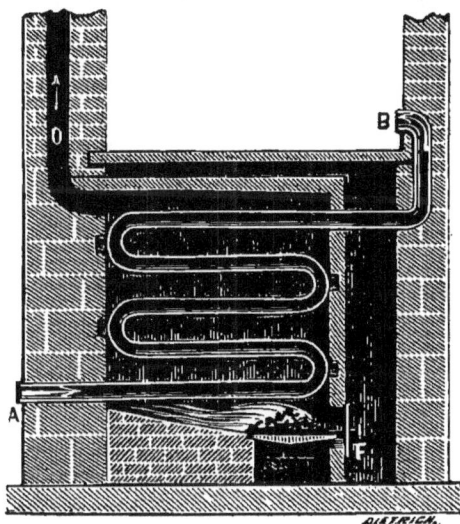

Fig. 51. — Calorifère à air chaud.
L'air de l'extérieur pénètre par A dans le tube recourbé et sort échauffé par la bouche B.

cause ont été signalés ; car la maçonnerie de ces calorifères arrive toujours, avec le temps, à se lézarder.

Les calorifères à air chauffé sur foyer présentent en outre de nombreux inconvénients.

Quand l'air est recueilli au dehors à proximité du sol, il s'est chargé de nombreuses poussières, qui se rôtissent sur la surface de chauffe, se carbonisent, encrassent les appartements, transmettent à l'air une odeur désagréable et des propriétés irritantes pour les organes respiratoires.

Pour parer à ces inconvénients, on a la ressource de

filtrer, sur feutre ou sur étoffe, l'air qui est appelé dans le calorifère, ou bien de disposer, dans les appartements, des appareils de filtration devant les bouches de chaleur; mais on ralentit ainsi l'arrivée de l'air chaud.

Le véritable progrès consiste à remplacer la cloche chauffée à feu nu par une surface de chauffe à circulation de vapeur d'eau. Dans ces conditions, les poussières échappent à la carbonisation.

Les calorifères à air chaud sont construits en maçonnerie, céramique ou métal : les avantages et inconvénients de ces matériaux de construction restent ici ceux que nous avons déjà signalés à propos de la fabrication des poêles.

Calorifères à eau chaude. — Les appareils de chauffage à eau chaude sont à basse ou à haute pression.

Les appareils *à basse pression* se composent d'une chaudière dont la partie supérieure communique avec un tube ascendant, qui débouche dans un réservoir logé au faîte des bâtiments et appelé *vase d'expansion* (fig. 52).

De ce réservoir *à air libre* partent des tubes descendants qui se distribuent dans les diverses parties des locaux, y serpentent en décrivant des circuits plus ou moins étendus et viennent enfin rejoindre la chaudière à sa partie inférieure.

Lorsque l'appareil est rempli d'eau, le liquide qu'échauffe la chaudière diminue de densité et, acquérant ainsi une force ascensionnelle, monte jusqu'à ce qu'il pénètre dans le vase d'expansion; il redescend ensuite dans la canalisation de distribution, s'y refroidit progressivement et fait retour à la chaudière.

Le mouvement de circulation de l'eau est donc uniquement dû à la différence de température et de densité des colonnes montante et descendante, mais cette différence est relativement faible.

La circulation y sera donc très lente et il devient nécessaire de mettre en mouvement de grandes masses de

liquide. Ces appareils nécessitent en conséquence une
canalisation assez résis-
tante pour supporter la
pression qu'exerce sur
ses parois la masse li-
quide, et exigent des
conduites d'un diamè-
tre assez considérable
pour donner un rende-
ment de chaleur suffi-
sant. Leur installation
est donc coûteuse.

Dans les appareils *à
haute pression* ou *à pression moyenne*, le vase
d'expansion ne commu-
nique plus avec l'air
extérieur et tout le sys-
tème est hermétique-
ment clos : la pression
peut atteindre 5, 10 et
20 atmosphères; la
masse d'eau en circu-
lation est réduite, la
canalisation est plus
étroite, mais demande
une résistance extrême.

Le prix élevé de ces
appareils, la difficulté
de leur entretien, les
dangers d'explosion
condamnent ce système
de chauffage à l'eau, de beaucoup inférieur au *chauffage à
la vapeur*.

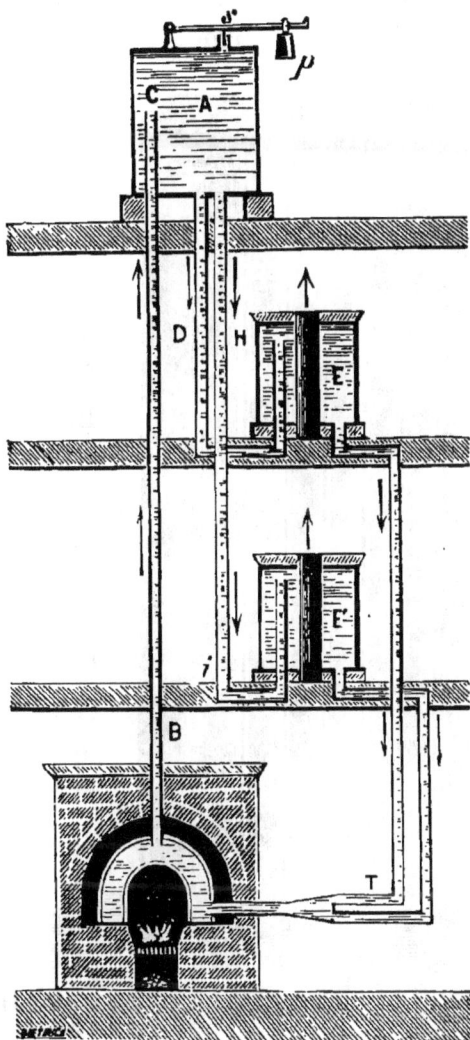

Fig. 52. — Calorifère à circulation
d'eau chaude.

L'eau chaude s'élève par le tube B C jusqu'en
A : de là elle arrive dans les poêles E et
E′ par les tubes D et H, puis elle revient à la
partie inférieure de la chaudière par le tube T.

Chauffage à la vapeur. — La vapeur, en se condensant,

dégage cinq fois plus de calories que l'eau à 100° : elle circule rapidement, ne réclame pour sa canalisation qu'un faible calibrage, permet un mode de chauffage facile à surveiller et à régler.

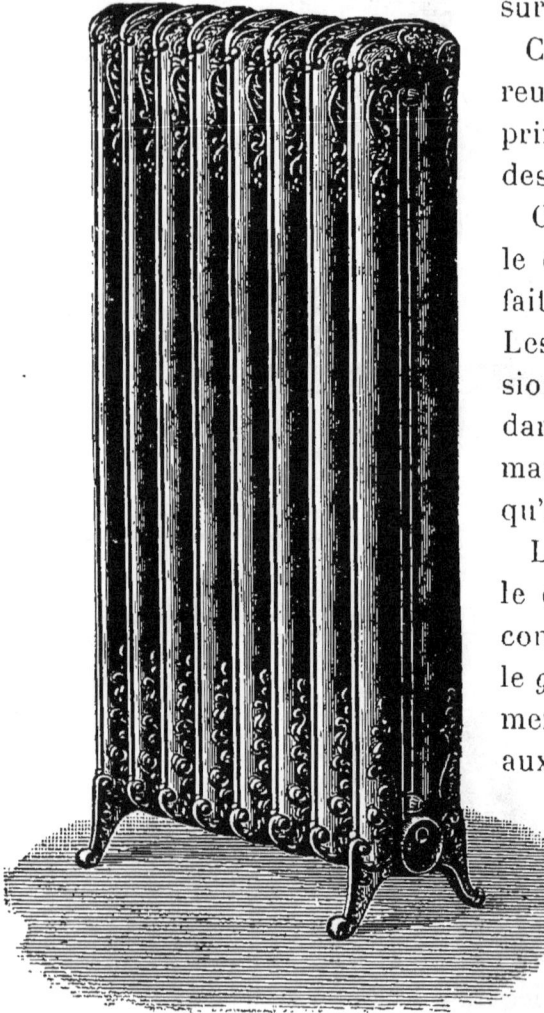

Ces avantages sont malheureusement compensés par le prix élevé de l'installation des appareils.

Comme le chauffage à l'eau, le chauffage à la vapeur se fait à *haute* et *basse* pression. Les appareils à haute pression exposent encore aux dangers d'explosion ; leur maniement ne peut être confié qu'à des mains exercées.

Les appareils qui utilisent le chauffage à la vapeur se composent d'une chaudière, le *générateur*, d'un tuyau d'amenée, qui conduit la vapeur aux surfaces de chauffe, et d'un tuyau de retour, qui renvoie au générateur l'eau de condensation. Le tuyau de retour peut même être supprimé, un tuyau unique servant à la fois à la circulation de la vapeur et de l'eau de condensation.

Fig. 53. — Radiateur.
Système Davène et Cⁱᵉ.

Les surfaces de chauffe affectent les formes d'ailettes, de disques, de *radiateurs* formés de tubes en U ouverts par en bas dans un collecteur horizontal (fig. 53).

L'emploi de *régulateurs* permet de régler l'arrivée de la

vapeur dans les surfaces de chauffe et de ne pas dépasser, dans chaque pièce, le degré de température voulue.

MATÉRIAUX COMBUSTIBLES

Les différents combustibles utilisés pour le chauffage sont : le bois, le charbon de bois, le charbon de terre, le coke, la tourbe, le pétrole, le gaz et l'alcool.

Les *bois* secs, les bois blancs et légers brûlent mieux, dégagent moins de fumée et donnent une flamme plus vive que les bois humides et durs ; mais ils se consument plus rapidement et conservent moins longtemps la chaleur. Le feu de bois est le plus agréable, le plus hygiénique, mais aussi le plus cher dans beaucoup de régions.

Le *charbon de bois* est le résidu de la combustion incomplète du bois, obtenue à l'abri de l'air, à une température inférieure à 430°. Il n'est guère utilisé pour le chauffage proprement dit et sert principalement aux usages de la cuisine.

La *braise*, qui s'obtient en éteignant, au cours de la combustion, de menus morceaux de bois, a subi une calcination plus profonde que le charbon de bois : c'est le produit qui dégage le plus d'oxyde de carbone.

Le *charbon de terre*, le plus important des combustibles, comprend les houilles, les lignites et l'anthracite.

Les *houilles grasses* donnent une flamme très vive et dégagent une chaleur intense ; les *houilles maigres* brûlent plus lentement et ont un pouvoir calorifique moindre.

Les *lignites* dégagent une fumée malodorante et ne conviennent qu'au chauffage des poêles.

L'*anthracite*, qui ne brûle pas vite, trouve son emploi principal dans les poêles à combustion lente.

Les houilles constituent le plus puissant de tous les combustibles : elles dégagent de 7 000 à 8 000 calories contre 2 500 à 3 000 fournies par le bois.

Le *coke* est le résidu laissé par la houille qui a servi à la fabrication du gaz d'éclairage.

On prépare également, avec la poussière de houille, des briquettes ou *agglomérés de houille*. Le coke et les agglomérés, combustibles moins riches en calorique que la houille, sont couramment utilisés pour le chauffage des appartements.

La *tourbe*, produit de la carbonisation lente et spontanée de plantes aquatiques, fournit un combustible très apprécié dans certaines régions : elle brûle pourtant mal, avec une fumée épaisse et suffocante; on en fait des *briquettes*.

Le *gaz* est surtout utile quand il s'agit d'élever rapidement la température : son prix est généralement élevé. Sa combustion donne naissance à des produits dangereux : aussi tous les appareils de chauffage au gaz doivent-ils être munis d'un tuyau de fumée.

Un autre danger des appareils à gaz résulte de l'emploi des tuyaux de caoutchouc qui amènent le gaz; ils risquent de se détacher ou de s'enflammer. Tous les appareils de chauffage au gaz devront en conséquence être munis de tuyaux fixes et métalliques.

Le *pétrole* dégage des produits très odorants; le chauffage à l'*alcool* en est encore à sa période de début, mais il est dispendieux en raison des droits fiscaux établis sur l'alcool.

IV. — ÉVACUATION DES MATIÈRES USÉES

La ventilation a pour objet l'évacuation de l'air usé et vicié par la respiration; mais, indépendamment des souillures gazeuses, l'homme accumule autour de lui des déchets solides et liquides qui ne tarderaient pas à rendre sa maison inhabitable, s'il n'assurait pas leur enlèvement rapide.

Ces *matières usées* ou *nuisances* comprennent les déchets

ménagers : ordures, poussières, eaux de cuisine et de lavage, et les produits excrémentitiels : matières fécales et urines.

ORDURES MÉNAGÈRES

Elles se composent des débris de la cuisine, des cendres des foyers, des poussières récoltées dans les appartements. Fermentescibles et putréfiables, chargées de germes nuisibles, elles devraient rationnellement être brûlées sur place ; mais, la combustion en étant le plus souvent impossible dans les habitations privées, il est nécessaire de procéder à leur évacuation quotidienne.

Dans chaque habitation, les ordures doivent être, au fur et à mesure de leur production, réunies dans un récipient spécial, la *boîte à ordures*, en tôle galvanisée plutôt qu'en bois, ce dernier s'imprégnant des odeurs, des germes et se nettoyant moins aisément que le métal.

Dans les maisons habitées par plusieurs familles, chaque boîte individuelle est vidée le matin, par les soins des locataires, dans une grande boîte commune, disposée à l'entrée de la maison et dans laquelle le service de la voirie vient les recueillir.

Jamais les ordures ménagères ne doivent être abandonnées sur le sol au voisinage des maisons ou jetées à la rue : la municipalité a pour devoir d'assurer l'enlèvement, l'éloignement et mieux encore la destruction des ordures ménagères.

Les tombereaux qui les transportent doivent être clos au moyen d'un toit mobile ou d'une bâche, pour éviter, quand la voiture est pleine, l'éparpillement de son contenu sur la voie publique, sous l'influence des cahots ou du vent. Les tombereaux[1], en outre, doivent être régulièrement nettoyés et désinfectés.

---

1. Dans certaines villes un mécanisme spécial saisit les boîtes à ordures et ne les vide qu'à l'intérieur du tombereau : aucune poussière ne peut ainsi se répandre à l'extérieur.

EAUX MÉNAGÈRES

Les eaux grasses de la cuisine sont déversées dans l'*évier;* les eaux qui ont servi au lavage des objets ou à la toilette des personnes sont évacuées dans les *vidoirs;* enfin, les eaux des cabinets de toilette et des salles de bains s'échappent par une canalisation spéciale. Tous ces système d'écoulement s'en vont rejoindre d'ordinaire le tuyau de chute des eaux pluviales.

Ce tuyau vertical, situé à l'extérieur des maisons, part de la toiture où il recueille l'eau des gouttières et la conduit au bas de la maison, dans l'égout, dans le ruisseau de la rue, dans un puits perdu ou dans une fosse à purin.

L'*évier* de la cuisine est une sorte de large cuvette, peu excavée, faite en pierre, ciment ou grès vernissé, d'une seule pièce. A sa partie la plus déclive est ménagé l'orifice d'évacuation, muni d'un grillage métallique destiné à retenir les corps solides tant soit peu volumineux. Par ce *trou,* les eaux s'écoulent dans un tuyau de plomb qui vient obliquement se brancher sur le tuyau de chute des eaux pluviales.

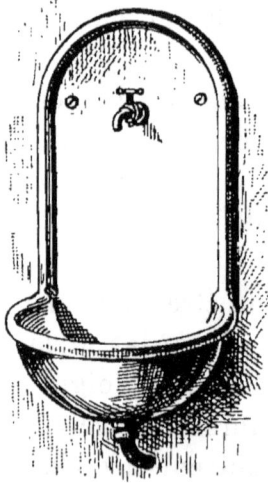

Fig. 54. — Vidoir.

Les eaux de lavage et de toilette sont déversées dans des *vidoirs,* que l'on fait aujourd'hui en métal émaillé, en grès vernissé ou en porcelaine; munis à leur centre d'un orifice grillagé, ils sont surmontés dans les maisons neuves d'un robinet ou d'une chasse d'eau (fig. 54).

Ces vidoirs affectent ainsi la forme de petites fontaines munies d'une cuvette inférieure dans laquelle se déversent et s'écoulent, sans laisser d'odeurs, les eaux ménagères. Combien différents ces vidoirs modernes des anciens *plombs* disposés sur le rebord des fenêtres ou sur le palier des escaliers et qui exhalaient une odeur nauséabonde dans toute la maison !

Pour éviter le reflux des gaz des tuyaux de décharge ou de l'égout dans les habitations, tous les appareils d'écoulement des eaux ménagères, éviers et vidoirs, sont munis de *siphons hydrauliques* (fig. 55).

Ce siphon s'obtient en donnant au tuyau de décharge une courbure en forme d'S horizontale, de façon que la concavité de l'S tournée en haut conserve toujours une certaine quantité de liquide qui fait bouchon et qui est renouvelée à chaque déversement. Un orifice fermé par un obturateur à vis permet d'opérer le nettoyage du siphon aussi souvent qu'il est nécessaire.

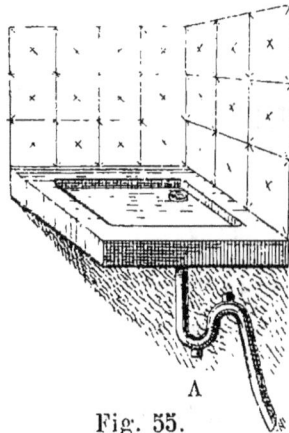

Fig. 55.
Évier muni de son siphon hydraulique.
A, siphon.

MATIÈRES EXCRÉMENTITIELLES

Les excrétions humaines sont bien plus nuisibles que les ordures et les eaux ménagères; car elles peuvent contenir les germes de nombreuses maladies. Il importe donc de les éloigner *le plus rapidement possible* de l'habitation.

L'évacuation des vidanges est un des plus gros problèmes de l'hygiène des villes; car les dangers et les difficultés de cette opération augmentent avec le nombre des habitants.

Dans les campagnes, les matières excrémentitielles sont disséminées en pleins champs ou déversées dans la fosse à fumier; mais ce mode de débarras par trop primitif a souvent été l'origine d'épidémies de fièvre typhoïde ou autres maladies contagieuses.

Recueillies dans des puisards, elles menacent, quand

le sol est poreux, d'infecter les nappes d'eau souterraines ; aussi, dans l'intérieur des habitations, faut-il chercher à isoler momentanément, puis à écarter définitivement les matières excrémentitielles.

Fosses fixes. — Les fosses fixes sont des réservoirs dans lesquels s'accumulent les matières jusqu'au jour où on vient les enlever.

On peut leur faire beaucoup de reproches, mais elles n'en restent pas moins l'unique ressource dans les maisons écartées, dans les villages et même dans les villes qui n'ont ni égouts ni approvisionnements d'eau en quantité suffisante.

La condition essentielle qu'elles doivent remplir, c'est d'être construites avec des matériaux imperméables aux liquides, d'être, comme on dit, aussi *étanches* que possible, et d'avoir une étanchéité *durable;* en effet malgré le degré de résistance des matériaux employés, malgré les perfectionnements apportés aux ciments, les matières de la fosse finissent toujours par en attaquer les parois et y produire des fissures. *L'eau des puits ne devra donc jamais être utilisée pour l'alimentation dans les localités à fosses fixes.*

Les fosses seront fréquemment vidées, les parois en seront régulièrement inspectées et les réparations nécessaires seront toujours exécutées sans retard.

Fosses mobiles. — Pour éviter le séjour prolongé des matières dans les fosses, on a recours aux *tinettes* ou *fosses mobiles.* Ce sont des récipients en tôle galvanisée, que l'on dispose au-dessous du tuyau de chute des matières.

Quand la tinette est pleine, on la ferme au moyen d'un couvercle bien étanche, on l'enlève avec son contenu et on la remplace par une tinette vide. Cet enlèvement doit être fait à intervalles réguliers et assez rapprochés pour éviter que les tinettes trop pleines ne débordent et ne répandent une partie de leur contenu sur le sol.

Le local qui renferme les tinettes doit être lui-même bien

clos, à parois et à sol imperméables : il doit être fréquemment arrosé et nettoyé.

Tout à l'égout. — Dans le *tout à l'égout*, les matières excrémentitielles, les eaux ménagères, les eaux industrielles même, sont chassées de la maison par une trombe d'eau qui les entraîne dans l'égout. Le *tout à l'égout* supprime les fosses, les tinettes, les opérations de vidange et de transport des matières, les dépotoirs. Il constitue le système le plus hygiénique, mais il demande un certain nombre de conditions essentielles pour être applicable sans dangers.

La première condition nécessaire est un approvisionnement d'eau suffisant : pour instituer le tout à l'égout dans une maison, il est indispensable que l'eau arrive à tous les étages et en abondance.

Il est également indispensable que l'égout qui recueille les matières excrémentitielles soit parfaitement étanche et possède une pente suffisante pour permettre l'écoulement rapide de son contenu.

Enfin la ville qui installe le tout à l'égout est tenue au respect des cours d'eau et se voit dans l'obligation de déverser les eaux de ses égouts dans de vastes champs *d'irrigation* ou *d'épandage* ou dans des bassins filtrants qui en assurent l'épuration avant qu'elle ne s'écoule dans les rivières et les fleuves.

Quand ces conditions sont bien remplies, et il faut qu'elles le soient, le système du tout à l'égout est le mode le plus hygiénique d'évacuation des *nuisances* de l'habitation. Partout où il a été régulièrement appliqué, il a donné les meilleurs résultats au point de vue de la salubrité.

Fosses septiques. — Un autre système qui tend à se généraliser est celui des *fosses septiques*, formées de réservoirs dans lesquels les matières excrémentitielles sont soumises à la fermentation, puis épurées.

APPAREILS RÉCEPTEURS
DES MATIÈRES EXCRÉMENTITIELLES

Le *vase de nuit* ne doit recevoir que les urines de la nuit ; il sera vidé chaque matin de bonne heure et nettoyé à l'eau. A l'usage des enfants, il recueillera en outre les matières fécales, mais sera débarrassé de son contenu aussi rapidement que possible.

La *chaise percée*, qui n'est en réalité qu'un vase de nuit logé dans un meuble muni d'un siège, ne servira qu'aux malades incapables de se déplacer pour se rendre aux cabinets d'aisances ; il en est de même des *bassins*. Vases de nuit et bassins ne séjourneront dans les chambres quelconques, même dans les cabinets, que *vides* et seront toujours tenus en état de propreté méticuleuse.

Les *cabinets d'aisances* seront aérés au moyen d'une fenêtre prenant jour sur l'extérieur, et non sur un corridor ou sur le palier de l'escalier. Ils seront assez vastes pour permettre à l'occupant de s'y mouvoir et de s'y isoler en en refermant la porte.

Dans nos habitations privées, il est toujours facile de maintenir les sièges des cabinets individuels en parfait état de propreté ; les difficultés n'apparaissent que dans les habitations collectives ou dans les cabinets accessibles aux personnes étrangères à la maison.

Les *cuvettes* circulaires, telles qu'on les retrouve encore dans les maisons qui ne sont pas de construction récente, communiquent, par leur fond rétréci, avec un petit bassin en cuivre, muni d'une fermeture à bascule que l'on soulève au moyen d'une tige aboutissant à un bouton ou à une poignée qui déborde le siège.

Lorsqu'on fait agir le mécanisme, le fond bascule, en même temps qu'un réservoir, disposé à cet effet, projette un courant d'eau qui parcourt la cuvette en spirale et en nettoie les parois. Le fond de la cuvette reste ainsi toujours baigné d'une mince couche d'eau qui ajoute son action protectrice contre le reflux des gaz à celle du siphon établi sur le tuyau d'écoulement qui s'en va rejoindre obliquement le tuyau de chute (fig. 56).

L'industrie moderne a pourvu les anciennes cuvettes de nombreux perfection-

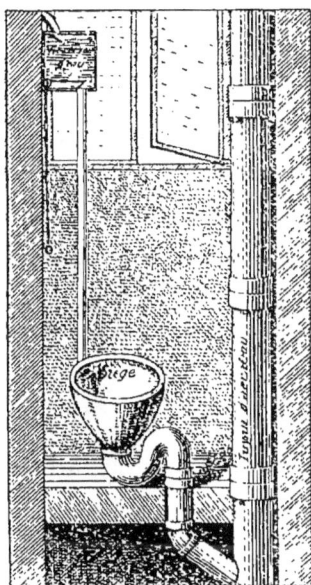

Fig. 56. — Cuvette munie de son siphon.

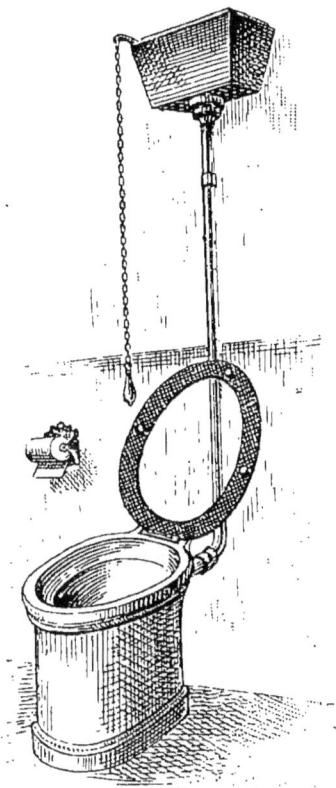

Fig. 57. — Siège moderne.

nements, en leur donnant des formes destinées à leur épargner les souillures sur les côtés et en garnissant les réservoirs de chaînettes de tirage qui établissent de grandes chasses d'eau (fig. 57).

V. — CHOIX D'UN APPARTEMENT

« On se loge comme on peut et suivant ses moyens », voilà ce que risquerait de s'entendre dire celui qui aurait la prétention de conseiller à chacun de se *bien loger;* mais encore faut-il s'entendre.

Il est évident que les habitations sont en rapport avec la situation de fortune de leurs occupants et que, dans le choix d'un appartement, la question de prix domine toutes les autres considérations. On serait toutefois en droit de faire remarquer à bon nombre de personnes :

1° qu'une économie sur le loyer est une mauvaise économie;

2° qu'à *prix égal* elles trouveraient souvent mieux que ce qu'elles ont;

3° qu'au point de vue hygiénique elles pourraient tirer de leur appartement un meilleur parti que celui qu'elles en tirent.

Les raisons qui nous dictent le choix de nos appartements ne sont pas en effet toujours très justifiées : on veut être près de ses affaires, on veut habiter dans un beau quartier, à proximité de ses amis, de ses plaisirs. Mauvaises raisons quand la santé doit en souffrir. La première préoccupation pour chacun doit être de se loger, soi et les siens, dans un milieu sain.

Logements insalubres. — Un logement est insalubre quand il ne remplit pas les conditions strictement nécessaires à la conservation de la santé, quand il manque d'espace, d'air, de lumière et de soleil.

L'insalubrité du logement peut tenir à sa construction même, quand sont violées les règles que nous avons précédemment énumérées; elle peut aussi être le fait de ses occupants, qui sont trop nombreux (logement *surpeuplé*), ou malpropres (logement *infecté*), ou qui y exercent un métier ou une industrie nuisible.

Les logements insalubres du fait de leur construction se composent de pièces étroites, basses de plafond, obscures; les fenêtres y sont rares, petites, ne s'ouvrent que sur des courettes, ou, comme beaucoup de loges de concierges, sur

des cages d'escalier ou de longs et sombres corridors
(fig. 58).

Les cabinets d'aisances, les « plombs » ou éviers y
exhalent des odeurs
nauséabondes ; les ap-
pareils de chauffage y
sont rudimentaires ou
défectueux ; l'humidité
y entretient les moisis-
sures. Si le soleil ne
les visite jamais, par
contre la maladie s'y
installe à demeure.

Considérez les habi-
tants de ces taudis,
dans lesquels aucune
plante ne peut péné-

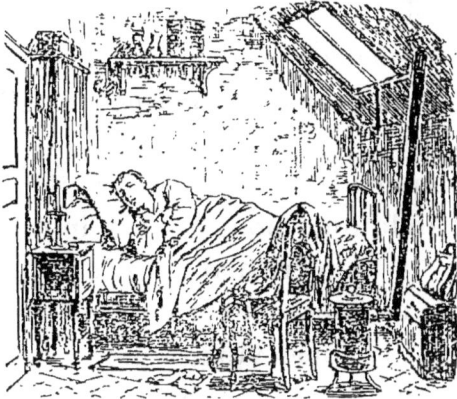

Fig. 58. — Chambre insalubre sans
lumière, sans air, sans espace.

trer sans s'y étioler et mourir. Les figures sont pâles, ter-
reuses, avec des reflets jaunes et cireux ; les enfants y
végètent malingres : on s'y anémie, on y tousse, on y
devient poitrinaire et les maladies contagieuses y trouvent
leur terrain de prédilection.

Quand l'insalubrité n'est plus la conséquence d'un vice
de construction, mais est due aux occupants eux-mêmes, il
faut accuser l'entassement des habitants dans un local trop
étroit pour les contenir tous, la malpropreté, le désordre,
l'infection par les maladies.

Sur 1 000 logements Paris en renferme ainsi 143 surpeuplés et 374 insuffisants. L'insalubrité par vice de construction ajoute généralement ses effets à l'action désastreuse
du surpeuplement.

Influence bienfaisante du soleil. — Le rôle bienfaisant
du soleil dans la vie des plantes est connu de tout le monde.
N'est-ce pas le soleil qui dore nos blés, qui fait épanouir nos
fleurs, qui fait mûrir nos fruits ; n'est-ce pas dans les pays

inondés de soleil qu'on rencontre les végétations les plus abondantes et les plus luxuriantes?

Le soleil n'intervient pas seulement comme un élément indispensable à la prospérité de la végétation, il est en outre le grand purificateur du monde. Ses rayons directs et, à un moindre degré, sa lumière diffuse ou réfléchie détruisent rapidement tous les germes nuisibles, propagateurs de maladies.

Il importe donc que le soleil pénètre largement dans nos habitations pour les assainir et en vivifier les habitants. La lumière naturelle enrichit le sang tandis que l'ombre et l'obscurité l'appauvrissent; les rayons solaires colorent les joues tandis que les ténèbres les pâlissent.

Ouvrons donc largement nos demeures au soleil, dispensateur de santé.

Exposition des maisons. — Suivant la place qu'occupe une maison par rapport au soleil, la quantité de rayons qui y pénétrera sera différente; mais il est certain que les conditions d'orientation à rechercher ne seront pas les mêmes dans tous les climats. Dans les pays chauds, l'exposition au nord présentera l'avantage de soustraire la maison à l'action échauffante du soleil tandis que dans les climats froids et tempérés l'exposition au midi devra être particulièrement recherchée.

Dans les appartements où toutes les pièces n'auront pas la même orientation, celles qui servent à la réception seront de préférence orientées vers le nord, tandis que l'exposition au midi sera réservée aux chambres à coucher.

La hauteur et la largeur des fenêtres seront en rapport avec la capacité et la profondeur des pièces qu'elle éclairent. Dans ces dernières années la mode des larges baies et des vérandas constitue à ce point de vue un notable progrès.

La quantité de lumière qui pénètre dans un immeuble

ne dépend pas seulement du nombre et de la surface des fenêtres qui lui donnent accès, mais aussi de l'élévation et du rapprochement des maisons opposées, qui interceptent une partie de la lumière qu'il devrait recevoir. Les rues larges seront donc plus saines que les rues étroites et dans les villes les étages supérieurs plus salubres, en tant que plus accessibles au soleil, que les étages inférieurs.

VI. — AMÉNAGEMENT INTÉRIEUR DES HABITATIONS

D'une façon générale les intérêts de la santé sont le plus souvent sacrifiés, dans nos demeures, à des considérations de toute autre nature : besoin d'économie, vanité, etc. Rien n'est plus déplorable, par exemple, au point de vue de l'hygiène, que cette superposition d'étages qui de chaque maison fait une petite ville, empile les locataires les uns sur les autres et multiplie les chances de propagation des maladies infectieuses; que cette surélévation des immeubles qui empêche l'air et la lumière de baigner les étages inférieurs; que ces cours intérieures et ces courettes, sortes de puits obscurs sur lesquels donnent si souvent les fenêtres d'une partie de l'appartement[1].

Au point de vue de la disposition intérieure des chambres, que de fautes sont journellement commises! Les plus belles pièces, aménagées pour la réception, restent presque inutilisées. Pour posséder un beau salon qui ne s'ouvre qu'à de rares occasions, une grande salle à manger qui peut admettre quinze ou vingt personnes à table, mais dans laquelle on ne fait que passer, on se contente d'une

---

1. On compte à New-York 169 maisons de 12 étages, 91 maisons de 13 à 20 étages, 11 maisons de 22 à 26 étages, 1 de 41 étages, 1 de 48 étages et d'une hauteur de 200 mètres. On donne à ces maisons le nom de *gratte-ciel*.

maigre chambre à coucher dans laquelle on séjourne huit ou dix heures au moins sur vingt quatre.

Quand la chambre à coucher des maîtres est encore acceptable, les chambres des enfants, trop souvent reléguées sur la cour, manquent d'air, d'espace et de lumière. C'est là un non-sens hygiénique! Ce sont les plus belles chambres de l'appartement qui toujours devraient être les chambres à coucher.

Suppression des rideaux et tentures. — Une autre mode foncièrement préjudiciable à la santé est celle qui consiste à accumuler dans la chambre à coucher les rideaux et tentures.

La lumière est déjà parcimonieusement distribuée dans la chambre : on la diminue encore au moyen des rideaux de tenture qui encadrent les fenêtres, et que l'on maintient à demi fermés une partie de la journée, quand la *chambre est faite.*

L'air est déjà pauvre dans la pièce : les rideaux de lit se chargent encore de le raréfier autour de la personne qui dort.

Rideaux et tentures ont pourtant encore de bien plus graves inconvénients. Ils s'encombrent de poussières — regardez les ciels de lit — et se chargent de tous les germes (microbes) échappés du corps des malades qui ont occupé ces chambres.

L'hygiène la plus élémentaire interdit donc, dans les chambres à coucher, l'usage des rideaux, — nous ne parlons pas des petits rideaux de vitrage — des tentures, des portières, des étoffes au mur.

Jamais un lit ne doit être logé dans une alcôve.

En résumé la chambre à coucher sera vaste, claire, largement baignée d'air par ses fenêtres maintenues ouvertes, pendant toute la matinée au moins ; aussi accessible que possible à la lumière du soleil par la suppression de tous les écrans, tels que rideaux, volets fermés, etc.; facile à nettoyer, par la disparition des étoffes et des tapis.

VII. — PROPRETÉ ET ENTRETIEN DE LA MAISON

La propreté de la maison est, elle aussi, un élément nécessaire à sa salubrité. L'ordre doit y régner : l'ameublement général en sera compris de façon à pouvoir en permettre le nettoyage et l'entretien faciles (fig. 59 et 60).

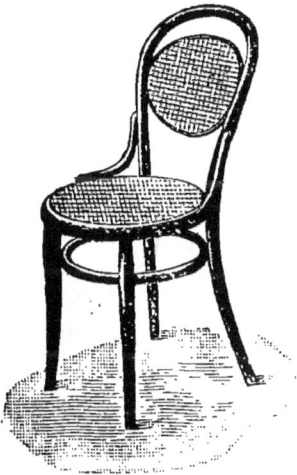

Fig. 59. — Modèle de chaise adopté par le Touring-Club pour les hôtels.

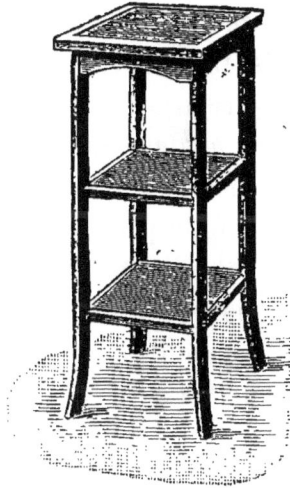

Fig. 60. — Servante du Touring-Club remplaçant l'ancienne table de nuit.

La propreté ne doit pas seulement porter sur ce qui se voit, mais s'étendre à tous les coins, recoins, armoires, débarras qui se rencontrent généralement dans les appartements. Elle doit aussi se préoccuper du monde de l'invisible, c'est-à-dire des germes (microbes) abandonnés par les malades. On n'entrera donc jamais dans un nouvel appartement sans qu'il ait été désinfecté; on n'omettra jamais d'en opérer la désinfection après chaque maladie contagieuse.

Cuisine. — Une pièce qui mérite tout particulièrement l'attention de la maîtresse de maison est la cuisine.

Trop souvent cette pièce est obscure, étroite et reléguée

dans un coin, ne prenant jour que dans une courette sans air. C'est là une lourde faute commise par les architectes.

Il ne faut pas oublier qu'on vit plusieurs heures de la journée dans la cuisine; que les fourneaux dégagent de l'oxyde de carbone, dont il est presque impossible de ne pas respirer quelques bouffées pendant les moments où l'on a la figure *au-dessus du feu* pour surveiller la cuisson des aliments; que la température s'y élève forcément et que les débris d'aliments, les ordures ménagères que l'on n'enlève qu'une fois par jour, sont faits de matières animales ou végétales qui se putréfient aisément. Pour toutes ces raisons la cuisine demande à être spacieuse, bien aménagée et bien éclairée.

La plus grande propreté doit y régner : les ustensiles, casseroles, récipients divers seront toujours nettoyés à fond après usage : on n'y verra séjourner ni assiettes sales ni couverts maculés; la *vaisselle sera faite* immédiatement après chaque repas.

Le sol de la cuisine sera en carrelage ou en mosaïque pour permettre de fréquents lavages; les murs seront recouverts de peintures brillantes (ripolinisés).

Le *garde manger* sera l'objet d'une surveillance constante.

On ne battra pas et on ne brossera pas les vêtements dans la cuisine; on n'y cirera pas les chaussures.

Les fenêtres en seront ouvertes le plus souvent possible.

Dans les logis misérables, la cuisine malheureusement n'est souvent qu'un réduit à peine assez large pour loger un fourneau; les gaz de la combustion et les odeurs des aliments se répandent dans toutes les pièces ou dans la pièce unique qui sert à la fois de chambre à coucher et de salle à manger. A cette triste situation un seul palliatif : laisser les fenêtres ouvertes pendant que brûle le fourneau. La misère et l'hygiène ont été et resteront toujours des ennemies irréconciliables.

VIII. — ANIMAUX PARASITES DE LA MAISON

Les parasites de la maison ne sont pas seulement des hôtes incommodes et désagréables, mais leur rôle dans la transmission des maladies contagieuses apparaît chaque jour avec plus d'évidence. Les plus communs sont les mouches, les moustiques, les punaises, les puces, les fourmis, les cafards, les mites, les souris et les rats.

Mouches. — Les mouches communes (fig. 61), par leur nombre parfois considérable, deviennent encombrantes, surtout pendant le jour, et insupportables pour les malades auxquels elles enlèvent tout repos, pour les jeunes enfants dont elles troublent le sommeil. En outre elles deviennent un danger quand elles transportent sur leurs pattes des germes qu'elles recueillent en se posant sur les déjections de malades (choléra), sur les corps des animaux morts, germes qu'elles vont ensuite déposer sur les aliments.

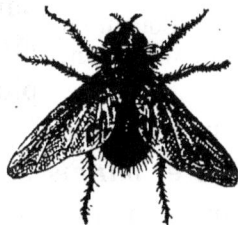

Fig. 61. — Mouche vulgaire.

C'est dans les cabinets et les fosses d'aisances que les mouches déposent le plus communément leurs œufs; c'est surtout là qu'il faut les pourchasser en répandant dans les cuvettes des cabinets et dans les fosses du pétrole brut ou mieux de l'huile de schiste. On mélange avec de l'eau, 2 litres d'huile de schiste par mètre superficiel de fosse en agitant avec un morceau de bois et on jette le tout dans les water-closets. On empêche ainsi l'éclosion des larves.

Pour tuer les mouches elles-mêmes, on se sert de carafes en verre, à forme spéciale, dans lesquelles ces insectes, de même que les *guêpes* qui pénètrent aussi dans les maisons, vont se noyer, attirés qu'ils sont par un liquide coloré.

Les papiers gluants et visqueux, dits attrape-mouches, agissent encore en les maintenant prisonnières à leur surface; mais il faut s'abstenir des papiers tue-mouches à base d'arsenic ou d'autres poisons, que les insectes vont ensuite déposer sur les aliments.

Moustiques. — Nous ne faisons que mentionner ici les moustiques, dont l'histoire des plus intéressantes trouvera sa place dans un autre chapitre, à propos des fièvres intermittentes, dont ils sont les agents de transport (fig. 62).

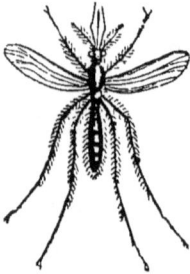

Fig. 62. — Cousin ou moustique commun.

Signalons encore en passant, pour bien montrer l'influence des insectes dans la production des maladies, la mouche exotique appelée *tsé-tsé* dont la piqure communique aux nègres la maladie du sommeil.

Puces et punaises. — Les *puces* sont des hôtes accidentels que chacun peut incidemment recueillir sur soi au voisinage de personnes malpropres, mais elles peuvent aussi se multiplier dans les vieux linges, les fentes des planchers et infester littéralement les appartements.

La *punaise* des lits habite les bois de lit et les vieilles poutres. Puces et punaises se détruisent au moyen de poudres insecticides à base de pyrèthre ou de staphysaigre.

Ce procédé n'est applicable que lorsque le nombre des parasites n'est pas trop considérable; quand ils sont légion, il faut recourir aux procédés plus énergiques de la *désinsection*.

Désinsection. — Il ne faut pas confondre désinfection et désinsection. La désinfection a pour but la destruction des microbes capables de communiquer les maladies contagieuses, tandis que la désinsection ne vise que la suppression des insectes, mouches, moustiques, puces, punaises, vers, etc., qui envahissent les habitations.

Cette distinction est nécessaire, car une même substance peut se montrer très active pour tuer les insectes et insuffisante pour détruire les microbes. Le gaz sulfureux, par exemple, qu'on produit en brûlant du soufre, est un bon insecticide et un parfait destructeur d'animaux, mais il est un désinfectant insuffisant. L'essence de térébenthine, le pétrole, les goudrons sont encore de bons insecticides : on les emploie en badigeonnages des planchers, cimaises et bois de lit.

Inversement le formol ou aldéhyde formique, qui est un puissant désinfectant, est un mauvais désinsectant. Si l'on veut donc pratiquer simultanément les deux opérations de désinfection et de désinsection, il faudra faire suivre la destruction des germes ou microbes au moyen du formol de la destruction des insectes et animaux opérée par le gaz sulfureux.

Cafards, mites, fourmis. — Les *cafards*, encore appelés blattes ou cancrelats, habitent souvent les cuisines des vieilles maisons, surtout au voisinage des boulangeries (fig. 63). La poudre de pyrèthre en a facilement raison.

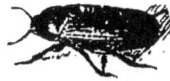

Fig. 63. — Cafard.

Les *mites* sont de petits papillons qui vivent et déposent leurs œufs dans les lainages, les vêtements, les fourrures (fig. 64)[1].

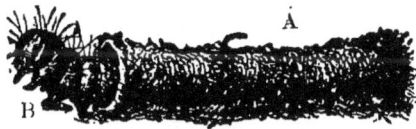

Fig. 64. — Teigne tapissière.
A, fourreau fait de débris d'étoffes et de tapis; B, larve qui se changera en papillon ou *mite*.

Pour chasser les *fourmis* des habitations, on détruira les nids en les inondant d'eau bouillante (fig. 65).

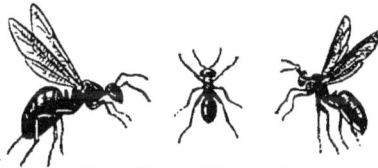

Fig. 65. — Fourmis.

Souris et rats. — Désagréables à rencontrer, ces hôtes sont nuisibles par les dégâts qu'ils commettent et

1. Voir économie domestique, p. 272.

dangereux par les maladies qu'ils communiquent à l'occasion. Les rats, en effet, sont, par leurs puces, les propagateurs de la peste. On soumet régulièrement les navires à la *dératisation* par l'acide sulfureux, à leur retour des pays visités par cette terrible maladie.

Les rats s'attaquent encore assez fréquemment aux petits enfants endormis.

Pour se soustraire à l'invasion des rats et des souris, il faut tendre des pièges et s'efforcer de boucher avec des débris de verre les trous qui leur donnent accès.

Les chats et certains chiens se chargent aussi de leur faire la chasse. Les appâts empoisonnés avec de l'arsenic ou de la strychnine sont dangereux : car les vomissements des animaux empoisonnés peuvent répandre ces substances sur les produits alimentaires.

Dangers d'une cohabitation trop étroite avec les animaux domestiques. — Il ne faut pas plus laisser envahir sa maison par les animaux domestiques que par les parasites que nous avons passés en revue. Chiens, chats, oiseaux ne devront jamais vivre avec nous sur un pied d'égalité. Les chats peuvent donner aux enfants la teigne faveuse; les chiens transmettent les kystes hydatiques. Chiens et chats peuvent être atteints de tuberculose et offrir ainsi des dangers de contagion.

Les oiseaux, les perruches notamment, ont communiqué à l'homme des pneumonies infectieuses.

Il importe donc, si l'on tient à la compagnie de ces animaux, de les maintenir à distance respectueuse. Jamais donc les chats et les chiens ne partageront le lit ni les assiettes de leurs maîtres.

IX. — AMÉNAGEMENT D'UNE CHAMBRE DE MALADE

Pour terminer, nous dirons un mot de la chambre du malade.

Quelles que soient les précautions que l'on prenne, la maladie peut survenir et nous immobiliser au lit pendant un temps variable. Comment alors doit être disposée la chambre?

Une personne appelée à séjourner nuit et jour dans une même pièce sans en sortir a, plus qu'une autre, besoin d'air : la pièce la plus vaste sera donc mise à sa disposition. Une cheminée en permettra le chauffage, s'il en est besoin, et assurera la ventilation. Quand il y aura intérêt pour le malade à ne pas recevoir directement l'air du dehors, on provoquera la ventilation en ouvrant la fenêtre d'une pièce voisine, toutes portes fermées, et en rétablissant ensuite la communication de celle-ci avec la chambre du malade.

Tous les meubles inutiles seront enlevés; on ne conservera de l'ameublement que le strict nécessaire. Les tentures notamment, les tapis, la descente de lit disparaîtront.

Le seul objet nouveau à introduire pourra être un paravent que l'on disposera devant la fenêtre, quand celle-ci devra s'ouvrir, pour éviter l'arrivée directe de l'air sur le malade; il pourra aussi servir à entourer une partie du lit, si l'on a besoin de diminuer l'éclat d'une lumière trop vive.

Jamais, en effet, les rayons directs du soleil n'atteindront le malade : des rideaux de vitrage, des persiennes, des volets les intercepteront.

Le lit sera éloigné du mur ou placé en *lit de milieu*, la tête seule adossée au mur, de façon à permettre à l'entou-

rage de se mouvoir autour de lui et de donner au patien
les soins que réclame son état.

Les aliments ne séjourneront jamais dans la chambre
du malade. Les assistants n'y prendront jamais leurs repas.

L'ordre doit y régner partout. Le balayage à sec sera
remplacé par l'essuyage au linge humide.

CHAPITRE VIII

HYGIÈNE DE L'APPAREIL DIGESTIF

I. — HYGIÈNE DE LA BOUCHE ET DES DENTS

Muqueuse de la bouche et rôle de la salive. — La bouche, cavité ouverte en communication constante avec l'air extérieur, contient une infinité de microbes logés dans les couches superficielles de la membrane qui la tapisse sur toutes ses faces. Ils végètent là inoffensifs, jusqu'au moment où une circonstance quelconque réveillera leur activité et leur donnera le pouvoir de faire naître une maladie.

Dans les conditions normales de la santé, la salive humidifie continuellement la bouche, entraîne avec elle et balaye en quelque sorte ces microbes jusque dans l'estomac, où ils sont détruits par les sucs de cet organe. D'ailleurs la salive serait elle-même douée de propriétés faiblement bactéricides, c'est-à-dire capables de détruire les *microbes* ou *bactéries*, ces deux termes étant synonymes.

Respiration par le nez. — Nous avons donc intérêt, pour ne pas diminuer ou supprimer l'action de la salive, à respirer par le nez et non par la bouche; car le passage de l'air amène une rapide évaporation des liquides qu'il rencontre et entraîne par conséquent le dessèchement de la bouche, c'est-à-dire la suppression des fonctions de la salive. La respiration par la bouche présente d'ailleurs d'autres inconvénients, ainsi qu'il sera dit plus loin.

Fermentation des débris alimentaires dans la bouche. — Les modifications dans la constitution chimique de la salive lui enlèvent également une partie de ses propriétés bienfaisantes : ces altérations se produisent sous l'influence des fermentations opérées dans les parcelles d'aliments séjournant dans les intervalles que laissent entre elles les dents.

Carie dentaire. — Enfin les dents elles-mêmes, qui constituent les organes essentiels de la bouche et auxquelles est dévolue la fonction de la *mastication*, peuvent devenir malades et, sous l'influence de la *carie dentaire*, se détruire en tout ou en partie et devenir une source d'infection pour les gencives, les os des mâchoires, et même pour l'organisme tout entier.

Soins à donner à la bouche et aux dents. — L'hygiène de la bouche aura donc un triple but : 1° en écarter les fermentations ; 2° assurer la propreté et l'intégrité des dents ; 3° éteindre dans la mesure du possible le danger qui résulte pour nous de la présence des microbes dans sa cavité.

Pour s'opposer aux fermentations de la bouche, on veillera à ne pas y laisser subsister de débris alimentaires. Dans ce but on la rincera, après chaque repas, avec de l'eau pure ou de l'eau aromatisée avec quelques gouttes d'alcool de menthe ou d'élixir dentifrice. L'usage du rince-bouche, servi autrefois à la fin des repas, mériterait de revenir en honneur ; mais les règles de la bienséance s'accommoderaient malaisément aujourd'hui de cette toilette en public. Cette difficulté n'existe plus lorsqu'on est chez soi : il est alors facile à chacun d'aller se rincer la bouche dans son cabinet de toilette.

L'usage des cure-dents sera réservé aux seuls cas où une parcelle d'aliment est profondément logée entre deux dents ; il est donc assez limité.

Pour se mettre à l'abri des accidents que pourrait amener une piqûre de la gencive avec un instrument malpropre, on se sert aujourd'hui de cure-dents en plume dont l'extrémité pointue a été plongée dans une solution de permanganate de potasse. Chaque cure-dent est contenu dans une enveloppe de papier qu'il faut déchirer pour l'en extraire. On a ainsi la certitude que le cure-dent n'est recouvert d'aucun germe nuisible et n'a servi à aucune autre personne.

Pour procéder au *nettoyage des dents*, on a recours à une friction, à l'aide d'une brosse demi-molle qui n'irrite pas et ne fasse pas saigner les gencives. -

Le brossage peut se faire à l'eau pure, tiède de préférence; mais, pour le rendre plus efficace, on emploie conjointement des poudres, pâtes ou élixirs dentifrices.

Le meilleur produit, celui qui répond à tous les besoins, est le savon. Si le savon ordinaire produit une mousse trop abondante et parfois nauséeuse, il est aujourd'hui facile de se procurer des savons dentifrices aromatisés à l'essence de menthe. On dépose une parcelle de ces savons à pâte molle sur la brosse et l'on frotte à sec. L'eau n'intervient que pour le rinçage.

Quant aux pâtes et poudres dentifrices, qui remplissent le même but, elles ne doivent ni être acides, pour ne pas dissoudre à la longue l'émail des dents, ni contenir de la craie, de la pierre ponce. Ces substances usent mécaniquement l'émail des dents et s'insinuent en outre entre le collet des dents et la gencive; c'est par ce mécanisme que la poudre de charbon détermine un liséré noirâtre au point d'émergence des dents. Les élixirs dentifrices joindront utilement à leur parfum agréable une action antiseptique.

Le brossage des dents, qui enlève les dépôts qui se font à leur surface et empêche la formation du *tartre*, doit être pratiqué le matin au moment de la toilette générale, et le soir avant le coucher, si possible.

Les soins réguliers des dents constituent le meilleur préservatif contre la carie dentaire; mais il ne faut pas tomber dans l'exagération. On rencontre en effet des personnes, munies d'excellentes dents, qui, sous prétexte de les conserver et d'avoir une jolie bouche, abusent des poudres, des élixirs dentifrices, des frictions de toute nature au point d'amener des décollements et des inflammations de leurs gencives.

Quand, malgré toutes les précautions, la carie a fait son apparition, il ne faut pas hésiter à réclamer les soins du dentiste; celui-ci enlève les parties cariées, nettoie par des pansements successifs la cavité ainsi produite et procède enfin à sa fermeture (obturation) à l'aide d'alliages divers (plombage, aurification, etc.). Si l'on néglige en effet un point de carie, celle-ci gagnera rapidement et envahira les dents voisines ou même des dents éloignées.

On aura encore recours au dentiste pour effectuer le grattage des dents, quand une couche de tartre, trop épaisse pour céder au brossage, les aura recouvertes.

Les dents artificielles et les râteliers qui remplacent les dents tombées sont indispensables pour assurer la mastication complète nécessaire à la digestibilité des aliments : ils seront tenus en état de propreté constante.

Une habitude déplorable est celle qui consiste à mettre au contact des lèvres les objets les plus variés, qui risquent ainsi de propager diverses maladies ou de produire des empoisonnements. Les enfants seront spécialement surveillés à ce point de vue : on les empêchera de porter à leur bouche leurs doigts souillés de terre, le sable des jardins publics sur lequel ont pu cracher des malades, les sifflets, mirlitons, pratiques de polichinelle, etc., offerts dans les bazars publics aux essais de tous les passants ou vendus par les camelots qui ont *fait l'article* en y soufflant eux-mêmes, les jouets colorés avec des principes vénéneux, etc.

Dans le même ordre d'idées, on évitera aux enfants les baisers des inconnus ou des malades, des tuberculeux surtout.

Les grandes personnes se garderont de porter à leurs lèvres ou sur leur langue les porte-plumes, crayons, aiguilles, pièces de monnaie, etc.

II. — HYGIÈNE DE L'ESTOMAC

Nécessité de bien mâcher ses aliments. — L'estomac de l'homme, à parois très minces, agit chimiquement sur les aliments par ses sucs digestifs. Sa fonction sera d'autant allégée que les aliments lui parviendront à l'état de plus fine division. C'est aux dents qu'appartient la charge de couper, d'émietter et de broyer les blocs alimentaires que nous introduisons dans notre bouche. Si elles s'acquittent mal de leur tâche, le travail de l'estomac sera notablement accru puisque, à côté de ses fonctions purement digestives, il aura à produire une action chimique supplémentaire pour remplacer le travail mécanique que les dents auront insuffisamment accompli.

Il importe donc de bien mâcher ses aliments et de *prendre le temps de manger*. Que de personnes en arrivent à mal digérer parce qu'elles prennent leurs repas à la hâte. Il faut donc manger lentement et mastiquer convenablement.

Quand on a de mauvaises dents, le dentiste est là pour réparer le mal; quand on n'a plus de dents ou que le nombre en est notablement réduit, il faut se décider à porter des dents artificielles. Un bon râtelier a guéri bien des estomacs souffreteux.

Régularité des repas. — Si l'on veut ménager son estomac, on évitera les repas trop copieux et l'usage des *apéritifs* qui tôt ou tard ferment l'appétit plutôt qu'ils ne l'ouvrent. On se gardera des tours de force qui consistent à avaler des noyaux de fruits ou à se livrer à des paris stupides sur la quantité d'aliments qu'on parviendra à « engloutir » dans un temps donné. Ne jouons jamais avec notre estomac, si nous tenons à vivre en paix avec lui.

Pour obtenir ce résultat demandons-lui toujours un travail régulier et à *heures fixes :* petit repas du matin, déjeuner, goûter si l'on veut, pour les petits surtout, ou casse-croûte à quatre heures pour les travailleurs au rude labeur, puis dîner du soir.

En dehors des heures réglementaires, ni gâteaux, ni bonbons, ni sucreries, ni boissons. L'estomac a besoin de repos ; si on le contrarie, il se venge à sa façon.

Faut-il boire aux repas? — La question semble bizarre, mais elle doit être posée : car on entend dire tous les jours qu'il vaut mieux s'abstenir de boire en mangeant, quitte à terminer le repas par un verre de liquide, ou encore à ne boire qu'un certain temps après le repas. Ce sont là des erreurs.

Les médecins ont bien prescrit le régime sec ou demi-sec à des malades, mais c'étaient des malades, atteints de dilatation d'estomac. Les gens bien portants doivent boire en mangeant, mais boire modérément ; car si l'estomac se trouve subitement noyé sous un flot de liquide, ses sucs digestifs sont balayés et restent inutilisés ou ses parois, trop brutalement distendues par le volume du liquide qui l'emplit subitement, sont en quelque sorte forcées et ne reviennent plus sur elles-mêmes : ainsi se produit la dilatation d'estomac.

Certaines personnes croient bien faire en s'abstenant de boire pour *maigrir*. Mauvais calcul. Elles concentrent ainsi leurs urines qui déposent alors le trop-plein de sels dont elles sont chargées (sable urinaire ou gravelle) et elles payent leur économie d'eau par une colique du rein (colique néphrétique).

Ce qu'il ne faut pas faire après les repas. — Il est essentiel de laisser le travail digestif s'accomplir sans le troubler. Il est aussi mauvais de s'étendre et de faire sa sieste après les repas que de se livrer à un exercice violent. Le sommeil ralentit la digestion et devient vite une habitude dont il est malaisé de se défaire. La somnolence qui suit immédiatement le repas est d'ailleurs un symptôme de troubles digestifs. On la combattra en se levant et en se promenant quelques minutes.

Une courte période de repos, mais non pas de sommeil, doit suivre les repas avant la reprise de tout travail ou l'exécution de mouvements actifs : c'est là une règle qui n'a pas toujours été appliquée dans les écoles et pensionnats.

Rappelons pour terminer ce chapitre qu'on ne doit prendre de bain, et surtout de bain froid, que trois heures au moins après qu'on a fini de manger. Une congestion mortelle du poumon menace les imprudents qui omettent de se conformer à cette prescription.

III — HYGIÈNE DE L'INTESTIN

L'hygiène de l'instestin se confond avec celle de l'estomac, dont il n'est que le prolongement; mais parmi ses fonctions multiples il en est une qui appelle particulièrement l'attention, c'est l'évacuation des résidus de la digestion.

Cette libération ou exonération de l'intestin doit s'effectuer régulièrement chaque jour; quand elle est retardée, on dit qu'il y a *constipation*.

Il est essentiel de bien distinguer la constipation *apparente* de la constipation *masquée*.

Dans la première il y a retard *évident* dans les fonctions évacuatrices de l'intestin : les garde-robes n'ont lieu que tous les deux, trois jours ou sont même beaucoup plus espacées encore.

Dans la seconde il y a toujours évacuation incomplète : l'intestin a emmagasiné un stock considérale de résidus : il en expulse une faible partie tous les jours, mais ne se vide jamais complètement. Autant le public connaît bien la première variété de constipation, autant il ignore la seconde. Que de gens, trompés et rassurés par la régularité en apparence mathématique de leurs évacuations, vont chercher bien loin la cause de malaises qu'ils éprouvent, alors qu'un traitement bien simple les guérirait le plus souvent et en un temps fort court.

La constipation, en effet, s'accompagne souvent de perte d'appétit, de dégoût pour la nourriture, de nausées, de pesanteur d'estomac, de mauvaises digestions et de coliques, etc. Il suffit dans ces cas de régulariser le jeu de l'intestin pour faire disparaître tous ces symptômes.

Les femmes sont plus que les hommes sujettes à la constipation. A cela bien des causes : un régime trop sédentaire, l'abus de la viande et le manque d'aliments herbacés, et surtout la mauvaise habitude de ne pas satisfaire le besoin d'exonération quand il se produit.

Pour prévenir ou combattre la constipation, on s'efforcera d'obtenir la régularité des selles en se présentant à la garde-robe à une heure déterminée, de préférence le matin, de façon à ne pas être surpris dans la journée par un besoin qu'on ne pourrait pas toujours immédiatement satisfaire. On se livrera chaque jour à un exercice modéré, tel que la marche; on associera largement les légumes et les herbes à la viande; on fera usage d'aliments laxatifs qui favorisent l'évacuation de l'intestin : miel, pain d'épices, pruneaux.

Quand ces moyens se montreront insuffisants on pourra faire appel à des poudres laxatives, au besoin même à une purgation avec de l'huile de ricin; mais il est bon de s'abstenir des lavements, auxquels l'intestin s'habitue et qui deviennent très vite indispensables pour obtenir une selle

— que de femmes ne vont jamais à la garde-robe sans
lavement! — Les sels purgatifs sont également à rejeter :
ils vident bien l'intestin, mais, leur effet terminé, la constipation se reproduit.

IV. — EMPOISONNEMENTS

Nous avons déjà eu l'occasion de formuler quelques
indications à propos des empoisonnements par les substances alimentaires, par les plantes vénéneuses et par les
matières colorantes qui servent à teindre les vêtements;
mais bien d'autres substances, produits minéraux, bouteilles de médicaments, liquides ou sels divers employés
dans les ménages, sont susceptibles de provoquer des
empoisonnements. Comment les prévenir et, quand ils se
sont déclarés, quels premiers secours porter aux empoisonnés?

Prévenir les empoisonnements. — La plupart des empoisonnements sont le résultat de *lourdes fautes* commises.

Le désordre règne dans la maison : aucun objet n'a sa
place fixe et on prend, quand on est distrait, une bouteille
pour une autre, un sac pour un autre.

La cuisine, ses meubles, ses planchettes, ses placards,
les armoires dans lesquelles on enferme les provisions ne
renfermeront jamais que les substances destinées à être
mangées ou bues. L'eau de Javel, la térébenthine, le
pétrole, l'essence minérale, les acides, les préparations
pour le nettoyage des cuivres, etc., ne devront sous aucun
prétexte y prendre place.

Toutes les bouteilles, tous les paquets, tous les sacs
devront être munis d'une étiquette ou d'une inscription
portant le nom de la substance qu'ils renferment. Quelque
habitude qu'on ait de la forme et de l'aspect des enveloppes extérieures des produits que l'on manie, il est

essentiel de toujours lire, avant de s'en servir, l'inscription qui doit y figurer.

Les bouteilles de médicaments n'échappent pas à cette prescription; on évitera ainsi, en regardant *toujours* ce qui est écrit, de faire avaler à un malade une préparation dont l'usage était réservé à l'usage externe (friction, badigeonnage, etc.).

Les potions, pilules, cachets, granules ou dragées affectant la forme alléchante de bonbons ne seront jamais laissés à la portée des enfants, que leur gourmandise excite souvent à manger tout ce qui leur semble appétissant.

Les *produits photographiques* ne sortiront jamais du laboratoire dans lequel s'effectuent les manipulations.

On aura soin de surveiller les enfants pour qu'ils ne portent pas à leur bouche les jouets colorés qu'on met entre leurs mains.

Combattre l'empoisonnement. — Aussitôt qu'on soupçonne l'empoisonnement ou qu'apparaissent les premiers symptômes, faire vomir le malade comme il a été dit plus haut [1] et faire appeler d'*urgence* le médecin.

Il n'y a qu'une exception à l'indication de provoquer le vomissement; c'est quand l'empoisonnement sera dû à l'absorption d'un liquide corrosif, acide ou alcalin (acides sulfurique, nitrique, chlorhydrique, potasse, soude, etc.). Le poison a déjà brûlé le tube digestif en descendant; il serait bien inutile de provoquer de nouvelles lésions en le faisant remonter. On se bornera dans ce cas particulier à chercher à neutraliser l'acide par une base, la base par un acide.

Hormis donc l'absorption d'un liquide corrosif, on provoquera le vomissement et on administrera aussitôt après l'antidote ou contrepoison. Cet antidote agira chimique-

---

1. Voir p. 45 et suivantes.

ment en décomposant le poison pour le transformer en corps insoluble ou inoffensif, ou bien il aura des propriétés physiologiques opposées à celles que possède la substance avalée (par exemple café noir qui réveille, contrepoison de l'opium qui endort).

Si le malade a perdu connaissance, pratiquer la respiration artificielle et les tractions rythmées de la langue, qui seront étudiées plus loin [1].

Nous donnons ici la liste des principaux contre-poisons dans les empoisonnements les plus communs ; mais, nous ne saurions trop le répéter, tous les soins que l'on pourra donner ne dispenseront jamais de l'*appel immédiat* du médecin le plus proche.

Poisons.	Contre-poisons.
Acide acétique.	Magnésie (qui neutralise). Ensuite lait. Huile.
Ammoniaque.	Vinaigre étendu d'eau. Jus de citron. Ensuite blancs d'œuf dans de l'eau. Lait.
Émétique.	2 grammes de tannin dans de l'eau. Thé et café forts.
Arsenic.	Magnésie. Huile.
Belladone.	Alcool. Éther (50 gouttes dans de l'eau). Café noir. Grogs chauds.
Benzine.	Grogs. Éther.
Soude et potasse caustiques.	Grandes quantités d'eau fortement vinaigrée, de jus de citron, de jus d'oranges. Blancs d'œuf dans eau. Lait. Tisane d'orge. Huile d'olive.
Acide chlorhydrique (esprit de sel).	Eau savonneuse. Bicarbonate de soude. Magnésie. Eau dans laquelle on a agité des cendres de bois. Lait. Huile. Tisane d'orge, de graine de lin.
Sels de cuivre.	Lait et blancs d'œuf. Tisane d'orge.

1. Voir p. 170.

Acide prussique	Eau-de-vie. Grogs. 2 gr. d'ammoniaque dans un demi verre d'eau.
Digitale	2 gr. tannin dans eau tiède. Café noir. Thé. Grogs. 2 gr. d'éther dans un demi-verre d'eau.
Opium, laudanum, morphine.	Café noir en abondance. Grogs. Secouer le malade. Le flageller avec des serviettes mouillées, etc.
Acide nitrique	Comme pour l'acide chlorhydrique.
Phosphore	Essence de térébenthine (2 gr.).
Sublimé corrosif	Eau albumineuse (5 blancs d'œuf pour un litre d'eau), à donner par grands verres.
Acide sulfurique	Comme pour l'acide chlorhydrique.
Tabac	2 grammes de tannin dans un verre d'eau. Thé. Café noir.
Térébenthine	30 grammes de sulfate de magnésie dans 2 ou 3 verres d'eau. Lait. Eau albumineuse.

CHAPITRE IX

HYGIÈNE DE L'APPAREIL RESPIRATOIRE

I. — COMPOSITION DE L'AIR

L'air est un mélange de gaz dont les principaux sont l'oxygène et l'azote, unis dans la proportion de 21 volumes d'oxygène pour 79 volumes d'azote. On y constate également la présence d'ozone, d'acide carbonique, d'oxyde de carbone, d'ammoniaque, de vapeur d'eau. Quant aux autres gaz tels que l'argon, l'hélion, etc., ils n'existent qu'en quantités insignifiantes et nous n'en tiendrons pas compte; car nous ignorons leur influence sur la respiration.

Oxygène et azote. — La teneur de l'air atmosphérique en oxygène et azote est à peu près constante et dans les conditions normales ne varie que dans des proportions très étroites. L'oxygène seul est l'élément nécessaire à la respiration, l'azote n'intervenant qu'à titre de corps inerte, pour étendre et diluer l'oxygène, qui a l'état de pureté aurait une action trop énergique.

L'homme supporte *momentanément* une atmosphère dans laquelle la proportion d'oxygène a été abaissée jusqu'à 15 p. 100, mais c'est là une diminution extrême qui ne saurait être dépassée sans danger.

Ozone. — La moyenne des analyses faites pendant 22 ans à l'Observatoire de Montsouris donne 1 milligr. 7

d'ozone pour 100 mètres cubes d'air. Ce gaz est en quelque sorte de l'oxygène concentré qui exerce une puissante action destructrice sur les matières organiques.

L'ozone se trouve dans l'atmosphère en quantités très variables. Il se développe pendant les orages. Ses effets sur la respiration sont encore mal connus.

Acide carbonique. — L'acide carbonique se trouve toujours dans l'air en faibles proportions : 0,03 à 0,04 pour 1000. Ses sources de production sont pourtant nombreuses : combustions des foyers, volcans, sources d'eaux minérales, respiration animale, fermentations, décomposition des carbonates du sol; mais la chlorophylle des feuilles et des plantes vertes, qui décompose l'acide carbonique de l'air pour en prendre le carbone et en dégager l'oxygène, est le grand régulateur de la présence de l'acide carbonique dans l'atmosphère. De là l'utilité des arbres, des parcs, des jardins, des espaces boisés dans les villes, au point de vue de l'épuration de l'air. L'excès d'acide carbonique est en effet nuisible, comme nous allons le voir plus loin.

Oxyde de carbone. — Le carbone existe encore dans l'air sous forme d'un gaz bien plus dangereux que l'acide carbonique : l'oxyde de carbone. A Paris l'analyse en décèle 30 milligr. 25 pour 100 litres, alors qu'on n'en retrouve que 3 milligrammes à la campagne, et seulement 0 milligr. 66 au sommet des Pyrénées, à plus de 2 000 mètres. En pleine mer, on n'en découvre plus que des traces. L'excès d'oxyde de carbone dans l'air des villes est le résultat des combustions industrielles.

Vapeur d'eau. — L'air contient toujours de la vapeur d'eau, grâce à l'évaporation constante des eaux (mers et lacs surtout), qui amène la chute des pluies, des neiges et la formation des brouillards. Les variations de la vapeur d'eau jouent un rôle considérable en hygiène et impriment de profondes différences entre les divers climats et saisons.

Autres produits. — En dehors des corps précédents, qui entrent dans la composition normale de l'air, on y trouve encore des produits dus à des souillures accidentelles : de l'*ammoniaque* (1 à 5 milligrammes par mètre cube), de l'*acide nitrique*, de l'*hydrogène sulfuré*, du *gaz sulfureux*, enfin des *fumées*, des *poussières* et des *microbes* sur lesquels nous aurons à revenir.

AIR CONFINÉ

L'air de l'intérieur des habitations devrait avoir constamment la même composition que l'air extérieur. Il est loin d'en être toujours ainsi.

Étant données les quantités d'oxygène nécessaires à la respiration et d'acide carbonique exhalé (un homme fait pénétrer dans ses poumons 10 000 litres d'air par jour, soit 417 par heure), une chambre dans laquelle l'air ne se renouvelle pas pendant huit heures, durant le temps consacré au sommeil de la nuit par exemple, doit avoir une capacité d'au moins 30 mètres cubes par tête d'habitant. Il est à noter toutefois qu'il n'existe pas en réalité de chambre hermétiquement close et qu'un renouvellement d'air se fait constamment par les joints des portes, des fenêtres, par les cheminées; en outre la ventilation et l'aération artificielles sont généralement mises en œuvre pour atténuer les inconvénients des pièces trop étroites.

Néanmoins, dans les appartements exigus et dans les locaux fréquentés ou habités par un nombre trop considérable d'individus, l'air se renouvelle mal, l'atmosphère s'use en oxygène, se charge en acide carbonique et en produits exhalés. Si l'on joint à cette viciation par la respiration humaine l'altération due à la présence d'animaux (chiens, chats, troupeaux dans les étables), aux appareils de chauffage, aux procédés d'éclairage artificiel, aux émanations des water-closets, à la fumée de tabac, on peut prévoir que des différences notables existent entre l'air extérieur et l'air de certaines habitations. Cet air ainsi altéré porte le nom d'*air confiné*.

L'air confiné (théâtres, salles d'école, ateliers, bureaux, etc.) peut arriver à ne plus contenir que 15 à 16 pour 100 d'oxygène, tandis que sa teneur en acide carbonique s'élève jusqu'à 10 pour 1 000. Il faut aussi tenir compte de la vapeur d'eau qui résulte de la respiration par le poumon et par la peau (de 750 à 1 200 grammes en 24 heures) et des éléments volatils qui se dégagent de la transpiration.

L'air confiné peut amener deux variétés d'accidents :

1° Des accidents immédiats, lorsque l'air est rapidement et profondément vicié par la présence d'un trop grand nombre de personnes dans un espace restreint;

2° Des accidents lointains, lents, insidieux, se traduisant par une altération progressive de la santé.

Dans le premier cas, l'empoisonnement (intoxication) est aigu, dans le second il est chronique.

Intoxication aiguë par l'air confiné. — Elle produit une véritable asphyxie. Au début, malaise, mal de tête, vertiges, gêne de la respiration, nausées; à un degré plus avancé, syncopes, soif vive, difficulté de la respiration, délire et mort. Après la bataille d'Austerlitz, 300 prisonniers autrichiens ayant été enfermés dans une cave, 260 succombèrent en quelque temps.

Un autre exemple classique est celui de la cour d'assises d'Oxford : une affluence de spectateurs s'y étant produite à l'occasion d'une cause célèbre et les débats s'y prolongeant, juges, spectateurs et accusés présentèrent des accidents d'asphyxie, dont quelques-uns mortels.

Intoxication chronique par l'air confiné. — La vie continuelle dans un air confiné, dans une chambre étroite habitée par plusieurs personnes, dans un atelier, un bureau, une école surpeuplés, dans une loge de concierge, qui ne prend le jour et l'air que par la cage de l'escalier, amène un affaiblissement progressif.

INTOXICATIONS PAR L'ACIDE CARBONIQUE
ET L'OXYDE DE CARBONE

Intoxication par l'acide carbonique. — L'acide carbonique n'est pas un poison par lui-même. Nous buvons de l'eau de Seltz et des eaux minérales qui en contiennent de grandes proportions, mais dans l'air un excès d'acide carbonique en fait un milieu impropre à la respiration.

Une atmosphère contenant plus de 100 litres de gaz carbonique pour 100 mètres cubes d'air est déjà malsaine ou peu saine : or on en trouve 150 litres en moyenne dans certaines écoles communales de Paris, 150 dans le tunnel du métropolitain et 224 dans la 8ᵉ chambre correctionnelle du Palais de Justice.

Quand la proportion d'acide carbonique s'élève encore, il se produit des maux de tête, des vertiges, des éblouissements, puis de l'engourdissement. Des faits d'asphyxie par l'acide carbonique s'observent au voisinage des fours à chaux ou des fours à briques, dans les cuves à fermentation des raisins, dans les fabriques de fromages, etc.

Il existe des grottes naturelles, la célèbre Grotte du chien à Naples, par exemple, dans lesquelles la couche inférieure de l'air est impropre à la vie des petits animaux, en raison de l'accumulation, à la surface du sol, d'acide carbonique, gaz plus lourd que l'air.

Intoxication par l'oxyde de carbone. — Dépourvu de toute odeur, l'oxyde de carbone ne révèle sa présence que par les symptômes qu'il provoque. Des doses de 1 demi à 1 pour 100 dans l'air suffisent pour déterminer des accidents mortels.

Contrairement à l'acide carbonique, l'oxyde de carbone est un violent *poison du sang :* il se fixe, en effet, sur les globules rouges, en en chassant l'oxygène. Ainsi altéré dans sa composition, le globule est devenu impropre à remplir ses fonctions.

On distingue une intoxication aiguë ou rapide et une intoxication chronique ou lente.

Intoxication aiguë. — L'intoxication oxy-carbonée aiguë est le fait d'un suicide ou d'un accident. C'est l'oxyde de carbone qui tue dans l'asphyxie par la vapeur de charbon.

Elle peut être le résultat de conditions défectueuses dans l'éclairage ou surtout dans le chauffage des appartements, dans le chauffage des voitures à l'aide de briquettes sans conduit de dégagement pour les gaz, etc.

Dans l'*intoxication aiguë*, les symptômes du début peuvent être assez insidieux pour ne pas réveiller le dormeurs surpris par le gaz.

A l'état de veille, les intoxiqués ressentent des maux de tête, des éblouissements, des vertiges, des battements dans la tête. Des vomissements peuvent survenir; puis apparaissent de la faiblesse des jambes et de la difficulté des mouvements, qui paralysent les malheureux; ils sentent venir l'asphyxie et se trouvent dans l'impossibilité de se précipiter au dehors ou de se traîner à une fenêtre pour l'ouvrir.

La convalescence de l'intoxication oxy-carbonée, même dans ses formes légères, est souvent traînante et longue.

Intoxication chronique. — Dans l'intoxication chronique, fréquente chez les cuisiniers et cuisinières, chez les blanchisseurs, les ouvriers des usines à gaz, les mineurs, l'absorption lente et continue de faibles doses d'oxyde de carbone provoque de la pâleur, de la courbature, de la faiblesse et des signes d'anémie, dont l'origine peut être facilement méconnue.

Il existe des appareils qui permettent de déceler et de doser l'oxyde de carbone, même à l'état de traces. Déposés dans les endroits suspects ils traduisent la présence du poison par la coloration en rose d'une petite quantité de chloroforme, sous l'influence de la décomposition de l'acide iodique, l'oxyde de carbone mettant l'iode en liberté.

La présence d'oxyde de carbone même à l'état de traces joue un rôle considérable dans l'insalubrité du logement. En expérimentant, à l'observatoire de Montsouris, les différents systèmes de chauffage et d'éclairage actuellement employés, on a presque toujours constaté, en plus ou moins grandes proportions, la production d'oxyde de carbone.

La présence de ce gaz toxique a aussi été décelée dans des salles d'école, des salles d'hôpital, des asiles municipaux, des cuisines.

Des traces d'oxyde de carbone de 1/2, 1 ou 2/100 000^{cs} suffisent à provoquer des maux de tête, des lourdeurs, parfois des nausées et des vertiges, caractéristiques de l'intoxication. Seule donc une ventilation permanente mettra à l'abri des dangers que fait courir la présence d'oxyde de carbone dans l'atmosphère.

ASPHYXIE

On entend sous le nom général d'asphyxie l'amoindrissement ou l'arrêt des fonctions respiratoires, soit qu'il y ait obstacle mécanique à la pénétration de l'air dans la poitrine, comme le fait s'observe chez les pendus, soit qu'il y ait absence d'air (noyés, ouvriers ensevelis sous un éboulement), soit enfin que l'air soit irrespirable (excès d'acide carbonique) ou vicié par la présence d'un gaz toxique (oxyde de carbone, gaz d'éclairage, grisou des mines). Les asphyxiés perdent rapidement connaissance.

Quels sont les premiers secours à leur porter en attendant l'arrivée du médecin, qu'on fera toujours immédiatement chercher?

Il faut en premier lieu arracher le malade à la cause asphyxiante, mais les sauveteurs auront soin de prendre les précautions nécessaires pour ne pas grossir inutilement le nombre des victimes : briser par exemple les carreaux d'une fenêtre, ouvrir toutes les portes, pour faire pénétrer de l'air respirable dans la pièce devenue inhabitable, etc. Aussitôt que la chose est rendue possible, on porte les asphyxiés au grand air.

S'agit-il d'un pendu, on coupe immédiatement la corde, sans attendre les gendarmes ou la police, ainsi que le voulait un préjugé stupide; mais on s'entourera de toutes les précautions nécessaires pour amortir la chute du corps sur le sol.

Il faut ensuite chercher à rétablir la respiration : pour cela deux moyens principaux sont à employer : les *tractions rythmées de la langue* et la *respiration artificielle :* mais on débarrassera au préalable le malade des vêtements qui peuvent lui comprimer le cou, la poitrine ou la ceinture.

Tractions rythmées de la langue. — Pour pratiquer les tractions rythmées de la langue, il faut :

Écarter les mâchoires, saisir solidement la langue entre le pouce et l'index, *comme l'on pourra,* avec un linge, un mouchoir ou même avec les doigts nus.

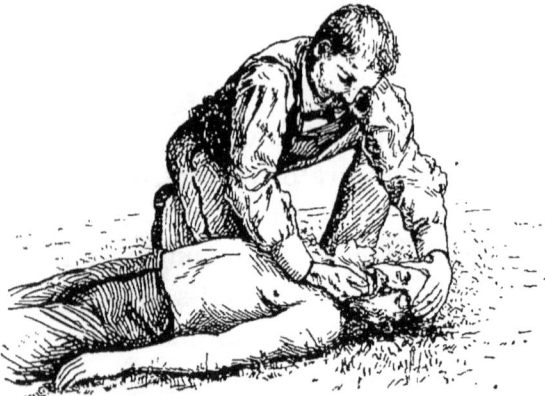

Fig. 66. — Tractions rythmées de la langue.
(Cliché de l'*Association des Industriels de France.*)

Attirer doucement, mais hardiment, la langue en avant, en dehors de la bouche, puis la laisser rentrer (sans la lâcher), de façon à lui faire exécuter ainsi, dans chaque sens, et par minute, de 15 à 20 mouvements d'arrière en avant et d'avant en arrière (fig. 66).

« Pendant qu'on excerce ces tractions, il importe de sentir que l'on tire bien sur la racine de la langue, qui s'y prête par son élasticité et sa passivité, surtout dans le cas de mort apparente.

« Lorsqu'on commence à sentir une certaine résistance, c'est que la fonction respiratoire se rétablit et que la vie revient. Il se fait alors habituellement un ou plusieurs mouvements de déglutition, bientôt suivis d'une inspiration bruyante appelée *hoquet inspirateur*, premier signe de la reviviscence [1]. »

C'est à cette méthode des tractions rythmées de la langue, dite *procédé de Laborde*, qu'aura recours immédiatement toute personne qui se trouve auprès d'un asphyxié. Si les secours sont donnés par plusieurs assistants, on combinera utilement les tractions rythmées avec la respiration artificielle.

Respiration artificielle. — L'asphyxié est étendu sur le

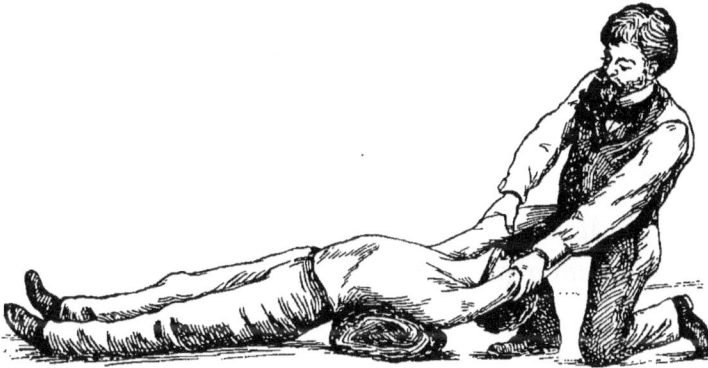

Fig. 67. — Respiration artificielle (1er temps : élévation des bras).
(Cliché de l'*Association des Industriels de France*.)

dos, débarrassé des vêtements qui le serrent, la poitrine *légèrement* soulevée, par ses vêtements au besoin.

L'opérateur, placé sur un des côtés ou mieux à la tête de l'asphyxié, saisit les deux bras par les poignets et les élève brusquement en les appliquant sur les côtés de la tête, de façon à les rapprocher des oreilles autant que possible. (fig. 67).

1. Extrait des instructions présentées à l'Académie de médecine, en janvier 1902, par Laborde.

Il les maintient ainsi élevés pendant une ou deux
secondes. Ce premier temps de la manœuvre a pour but,
en soulevant les côtes, d'augmenter la capacité du thorax
et de dilater ainsi les poumons, pour y faire un appel d'air
mécanique et provoquer une inspiration artificielle.

Le deuxième temps consiste à abaisser les deux bras et

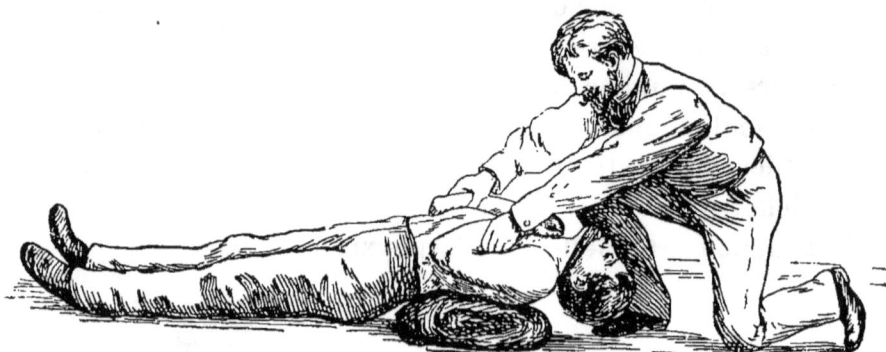

Fig. 68. — Respiration artificielle (2ᵉ temps : abaissement des bras).
(Cliché de l'*Association des Industriels de France*.)

à les maintenir le long du corps pendant une seconde ou
deux. Ce mouvement, inverse du précédent, rétrécit la
cavité thoracique, en chasse l'air et provoque une expira-
ration artificielle (fig. 68).

Si l'opérateur dispose d'un aide, celui-ci, appliquant
chaque main à plat sur un des côtés de la poitrine, excerce
une pression au moment de l'abaissement des bras, pour
venir ainsi au secours du mouvement d'expiration.

Donc, *pour l'opérateur*, deux temps et deux pauses :

1ᵉʳ temps : élévation des bras.

1ʳᵉ pause : une ou deux secondes.

2ᵉ temps : abaissement des bras.

2ᵉ pause : une ou deux secondes.

Au total, une quinzaine de mouvements successifs d'élévation et d'abaissement par minute.

Pour l'aide, un temps est une pause.

Temps : pression pendant l'abaissement des bras.

Pause : pendant tout le reste de la manœuvre.

Quand les tractions rythmées se combinent avec la respiration artificielle, les tractions doivent coïncider avec l'élévation des bras.

De nombreuses existences ont ainsi été sauvées, mais souvent au prix de longs efforts. Il faut toujours poursuivre méthodiquement, *pendant plusieurs heures*, les tractions rythmées et la respiration artificielle.

On aura toujours soin de tirer la langue en droite ligne, pour éviter de la frotter ou de la déchirer sur les dents.

Les mouvements nécessités par les manœuvres précédentes seront toujours exécutés à fond, sans mollesse, mais sans violence.

FUMÉES ET POUSSIÈRES DE L'AIR

Fumées. — Les fumées sont des poussières de carbone ou de cendres produites par des combustions incomplètes. Inégalement répandues dans l'atmosphère, elles sont le lot des grandes villes, et surtout des cités industrielles. Pour *voir* les fumées de Paris, il suffit à l'observateur de se placer sur une élévation de terrain, dans la campagne environnante, au déclin d'une journée ensoleillée. En tournant le regard dans la direction de la ville, il pourra constater une large bande sombre qui coupe de haut en bas l'horizon, et qui tranche nettement sur les tons clairs et le ciel bleu des zones voisines.

Cette bande sombre représente l'atmosphère de Paris noyé dans ses fumées. Pourtant les fumées de la capitale, de provenance domestique dans la proportion de 80 p. 100, sont moins denses que les fumées d'origine industrielle de Saint-Étienne, de Lyon et de Londres.

La couche de suie déposée chaque année sur Paris par ses fumées est de 160 000 kilogrammes.

Non seulement une atmosphère ainsi chargée de particules

charbonneuses est nuisible par les corpuscules en suspension qu'elle introduit dans les voies respiratoires, par l'encrassement des poumons qu'elle produit, par l'action corrosive des acides qui entrent dans sa composition, mais les fumées interceptent en outre une partie des rayons du soleil et diminuent la clarté de l'atmosphère, et par conséquent sa faculté de détruire les germes.

L'hygiène se préoccupe beaucoup de cette question des fumées industrielles et cherche à les combattre au moyen d'appareils fumivores reprenant les fumées pour en opérer la combustion complète.

Les usines et les hautes cheminées devront autant que possible être établies en dehors des villes.

Poussières. — Les poussières sont constituées par des particules de matière organique ou inorganique charriées par l'atmosphère (fig. 69). En raison de leur poids, si faible soit-il, elles ont toujours une tendance à tomber à terre ; aussi les voit on se déposer sur tous les objets qui nous environnent.

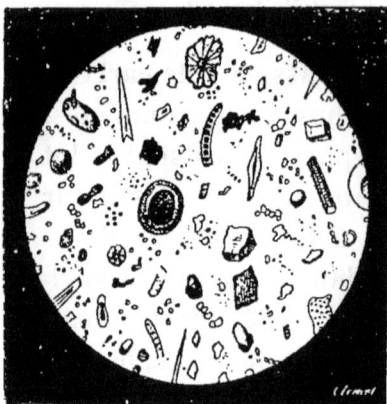

Fig. 69. — Poussières de l'air.
Vues au microscope.

Plus abondantes pendant les périodes de sécheresse qu'immédiatement après les pluies et les orages, qui les entraînent sur le sol, elles occupent surtout le fond des vallées, les endroits habités et les routes sillonnées par les automobiles. Au sommet du Righi on ne trouve que 200 particules solides par centimètre cube contre 150 000 à Londres et 210 000 à Paris.

Les poussières d'origine inorganique sont constituées par du sable, des parcelles de roches, du sel, des métaux ; les poussières organiques comprennent des filaments d'origine végétale ou animale, des débris de tissus ou d'insectes, des grains de pollen, des parcelles d'épiderme, des œufs d'infusoires, des grains d'amidon.

Les poussières *industrielles* sont dues à l'usure des matériaux ou des instruments employés; elles acquièrent une importance considérable du fait des maladies qu'elles provoquent.

Lutte contre les poussières. — La lutte contre les poussières soulevées par les automobiles s'organise depuis quelque temps au moyen du goudronnage ou du pétrolage des routes. Les premiers essais ont donné des résultats favorables.

Dans certains pays, les femmes commencent à réagir contre l'habitude des robes longues et des jupes traînantes qui balayent la chaussée.

Pour éviter de soulever les poussières dans les appartements et les locaux publics ou privés, il faut remplacer le balayage à sec et l'époussetage au plumeau par le balayage humide et l essuyage au linge mouillé.

On trouve dans le commerce des encaustiques qui provoquent l'adhérence des poussières au sol et en même temps détruisent les germes qu'elles contiennent. Pour atteindre ce but, on peut imprégner les planchers de coaltar ou les recouvrir de la préparation suivante.

Huile de coton.	800 c³.
Cérésine.	50 gr.
Pétrole ordinaire.	200 c³.

Les produits sont fondus ensemble à une température modérée. On obtient ainsi une sorte d'encaustique peu consistante, qui s'étale facilement avec un linge sur les parquets préalablement lessivés à l'eau très chaude additionnée de carbonate de soude et séchés ensuite.

Le bois absorbe très vite l'enduit et en quelques heures l'odeur disparaît. Le balayage doit alors être fait tous les

jours avec un balai très dur. Jamais le sol ne doit être mis
en contact avec un linge mouillé. On repasse de loin en
loin, sur les endroits les plus usés, le chiffon qui a servi à
l'encausticage.

Un kilogramme de produit couvre
environ 30 mètres carrés pour une
durée de deux mois.

Enfin, pour enlever les poussières sans les soulever, on a
imaginé divers procédés d'*aspiration* ou de *refoulement;* les
divers appareils adoptés
ont tous pour effet de pom-

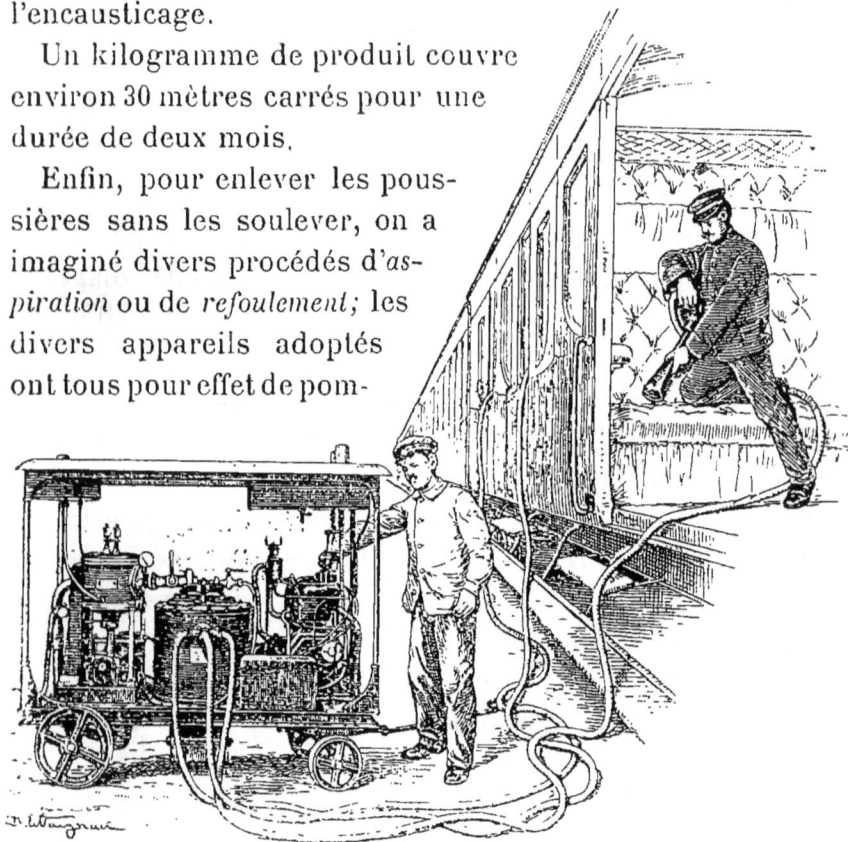

Fig. 70. — Enlèvement des poussières dans un wagon
par aspiration au moyen du vide.
(Système Taupenot et Cⁱᵉ.)

per la poussière là où elle se trouve, de la faire circuler dans
des tuyaux de caoutchouc, pour la recevoir, à l'extérieur
des habitations, dans un réservoir spécial qui les emporte
et d'où elles ne sortent que pour être brûlées (fig. 70).

Dans les milieux chargés de poussières industrielles, les
ouvriers agiront sagement en se couvrant la figure d'un
masque protecteur (fig. 71).

MICROBES DE L'AIR

Outre ses fumées et ses poussières, l'air contient encore
de nombreux microbes. La présence de ces infiniment

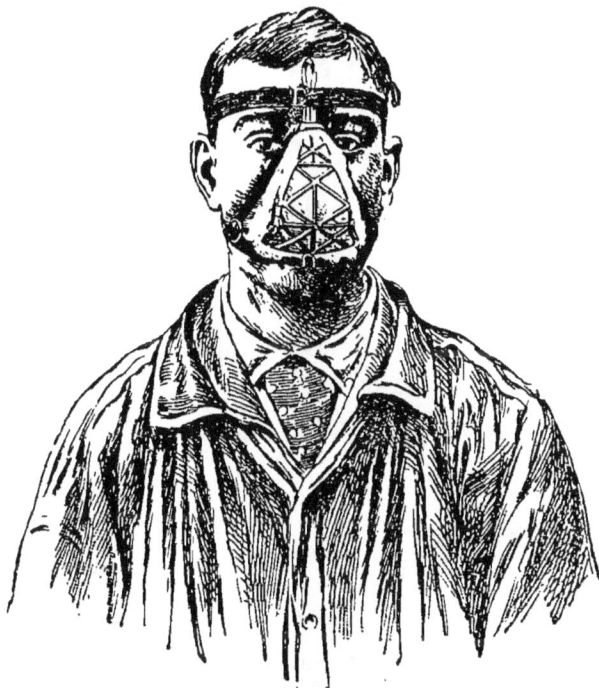

Fig. 71. — Masque protecteur contre les poussières par filtrage de
l'air sur une couche d'ouate.
(Système Detourbe ; modèle adopté par l'Association des Industriels
de France contre les accidents du travail.)

petits ou micro-organismes a été démontrée par Pasteur
au moyen de l'expérience suivante : il faisait passer un
courant d'air sur une bourre de fulmi-coton, qui devenait
ainsi une espèce de filtre à air et retenait dans sa trame
les petits corps en suspension dans l'atmosphère. Pasteur
dissolvait ensuite le coton dans l'éther, et, laissant reposer
le liquide, examinait au microscope le dépôt qui s'y était
formé : il y constatait alors l'existence de nombreux organismes : moisissures, champignons, microbes ou bactéries
(fig. 72 et 73).

Les microbes de l'air tirent leur origine première du sol, d'où ils sont soulevés par les vents et par les mouvements qui s'exécutent à sa surface : une fois en l'air, ils s'accrochent aux grains de poussière qui leur servent de « nacelles aériennes ».

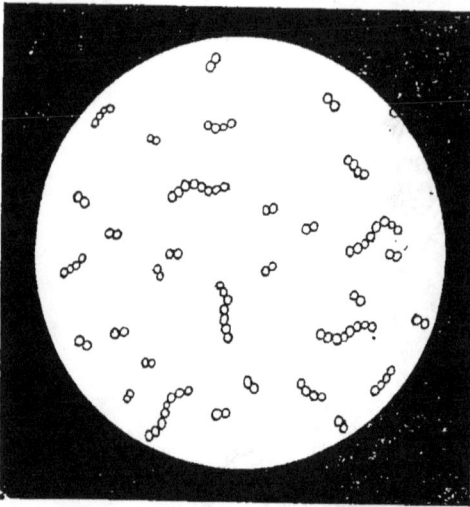

Fig. 72. — Microbes de forme arrondie.

Plus on s'élève, moins nombreux sont les microbes. Le fait n'a rien qui puisse étonner, puisqu'en montant on s'écarte du sol, d'où se dégagent les microbes. Pour la même raison leur nombre va diminuant à mesure qu'on gagne la haute mer, c'est-à-dire qu'on s'éloigne du voisinage de la terre. En plein océan l'air est presque privé de microbes, comme aussi au sommet des hautes montagnes.

Inversement le nombre des bactéries (microbes) augmente considérablement dans les

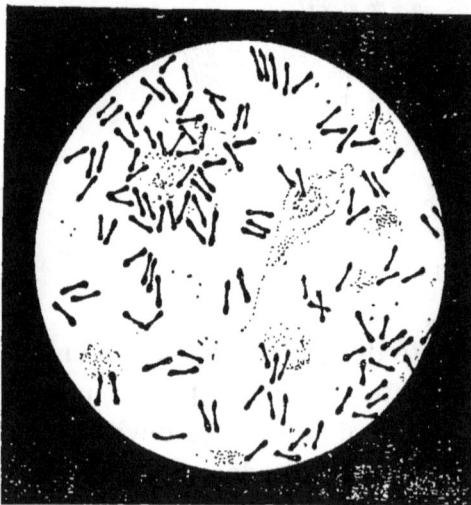

Fig. 73. — Microbes allongés en forme de petits bâtons.

villes, dont l'air est toujours moins pur que celui des campagnes.

Sans vouloir aborder ici une étude qui trouvera sa place dans un second volume, disons dès maintenant que l'immense majorité des microbes est faite d'espèces indifférentes à l'homme : quelques-uns seulement sont doués du triste privilège d'engendrer des maladies. Ils s'échappent du corps du malade et, quand ils pénètrent dans le corps d'un autre individu, avec l'air respiré par exemple, ils reproduisent chez lui la maladie dont ils sont les agents.

Nombreuses sont les variétés de microbes, et nombreuses sont les maladies qu'ils provoquent : parmi les affections microbiennes, nous citerons la fièvre scarlatine, la rougeole, la variole, la diphtérie, la fièvre typhoïde, la grippe, les oreillons, etc., etc.

II. — HYGIÈNE DU NEZ ET DE LA GORGE

Nez. — Le nez remplit une triple fonction : il est l'organe de l'odorat, il concourt à l'acte de la respiration, il agit sur la production de la voix comme une caisse de résonnance. Son hygiène a pour but de lui conserver intactes ces trois fonctions et d'écarter de lui les sources d'infection.

Chez le nourrisson, on évitera les refroidissements, surtout au sortir des bains. A cet âge, un simple rhume de cerveau, encombrant le nez avec les liquides sécrétés, fait obstacle à l'alimentation et met l'enfant dans l'impossibilité de téter, ou tout au moins apporte une gêne considérable à cet acte si important.

Toujours dans la crainte de cet accident, on écartera avec soin les personnes atteintes de grippe ou de toute maladie capable de se communiquer et de se traduire par un rhume de cerveau : à ce point de vue, tout écoulement du nez, si bénin soit-il en apparence, devra être considéré comme suspect. *Jamais une personne atteinte de rhume de cerveau ne devra embrasser un enfant.*

Il faut de bonne heure apprendre aux enfants à se moucher; car, la chose peut paraître invraisemblable, beaucoup de personnes ignorent cet art et ne vident jamais à fond le contenu de leur nez.

Se moucher bruyamment n'est pas se bien moucher, loin de là.

Pour bien accomplir cet acte, il faut imiter *dans son mouchoir* la pratique des gens qui se passent encore de ce linge, c'est-à-dire boucher une narine en appuyant un doigt sur l'aile du nez correspondante et souffler par l'autre narine pour en expulser les mucosités; passer eusuite à l'autre narine pour exécuter la manœuvre inverse de la même façon.

Le courant d'air a ainsi deux fois plus de force qui si on le divise entre les deux narines : de plus on ne risque pas, en comprimant trop fortement les deux côtés tout en soufflant violemment, d'élever outre mesure la pression de l'air et de risquer alors de projeter des mucosités infectieuses dans l'oreille, à travers le canal, dit *trompe d'Eustache*, qui établit une communication entre cet organe et l'arrière-cavité des fosses nasales.

Les parents veilleront encore à ce que l'enfant ne s'introduise pas de corps étrangers dans le nez et notamment n'y porte pas constamment les doigts. Cette toilette, souvent aussi maladroite qu'ininterrompue, irrite bientôt la muqueuse, qui se boursouffle, s'écorche, saigne et se recouvre de croûtes. Au contact de doigts malpropres, ces écorchures deviennent des portes d'entrée pour les germes microbiens et les maladies.

Il est des personnes qui offrent une susceptibilité particulière vis-à-vis de certaines odeurs, susceptibilité qui parfois se traduit par de véritables accès d'oppression. C'est à elles à apprendre à les éviter, chaque sujet connaissant son point faible à cet endroit; mais une règle applicable à tout le monde est de ne pas laisser séjourner de fleurs dans les chambres à coucher pendant la nuit, pour éviter l'action nuisible des particules odorantes qui s'en dégagent.

Gorge. — L'hygiène de la gorge (*pharynx*) se confond avec celle de 'la bouche. En même temps que se fera la toilette des dents, on se gargarisera avec quelques gorgées de liquide; car il y a toujours intérêt à nettoyer, à l'aide d'une substance antiseptique, la surface des amygdales, ces espèces d'éponges aux trous nombreux qui logent si souvent les microbes qui produiront les infections pulmonaires.

Signalons enfin les effets irritants que produisent à la longue sur le pharynx les boissons trop chaudes, l'alcool et la fumée de tabac.

Dans la mesure du possible on évitera l'abus de la parole, les efforts de voix, les cris, surtout dans les atmosphères enfumées (cafés, réunions publiques, etc.).

III. — HYGIÈNE DU POUMON OU HYGIÈNE DE LA RESPIRATION PROPREMENT DITE

Pour assurer le fonctionnement normal du poumon il faut : 1° veiller à la qualité de l'air qu'on lui donne à respirer ; 2° laisser complète la liberté des mouvements respiratoires.

L'aération et la ventilation ont pour objectif d'assurer la qualité de l'air intérieur de nos habitations. Quand les espaces sont trop restreints pour donner aux occupants le cube d'air nécessaire, il n'existe qu'une seule ressource : laisser les fenêtres ouvertes ou entr'ouvertes, surtout pendant la nuit.

L'aération nocturne des appartements est d'ailleurs aussi recommandable dans les grands appartements : on dort mieux dans une chambre en communication avec l'air extérieur. La seule précaution à prendre est de ne pas exposer le dormeur à un courant d'air : on évitera donc de placer le lit entre une porte et la fenêtre, entre une cheminée et la fenêtre. Si l'on ne peut s'en dispenser, on protégera le lit au moyen d'un paravent.

Indépendamment de sa composition, l'air agit encore sur nos organes par un certain nombre de qualités physiques qu'il nous reste à passer rapidement en revue.

QUALITÉS PHYSIQUES DE L'AIR

Température. — La température de l'air varie avec son degré d'humidité, avec les pluies, les vents, les saisons, le voisinage de la mer et des courants marins, la latitude, l'exposition, la nature du sol, l'intensité et la direction des rayons solaires, le soleil étant d'autant plus chaud que ses rayons tombent plus perpendiculairement sur la terre (équateur). Toutes ces conditions déterminent le *climat* d'un lieu.

L'homme supporte facilement des températures extrêmes, comme le prouve son séjour dans les pays tropicaux aussi bien que dans les régions glacées; mais il est sensible aux écarts brusques de température.

Tout le monde connaît les inconvénients des chambres trop chauffées, qui exposent à des refroidissements lorsqu'on les quitte pour passer dans des pièces froides ou pour sortir de chez soi.

D'une façon générale l'air froid irrite les parties supérieures des voies respiratoires; c'est pour cette raison qu'il faut s'habituer à respirer par le nez et non par la bouche. Quand l'air, en effet, pénètre dans le poumon en passant par les cavités nasales, il parcourt un chemin plus long; il a le temps de s'échauffer et de s'humidifier au contact de la muqueuse du nez : il arrive donc au poumon à une température plus élevée que s'il traverse la bouche en ligne directe.

La respiration par le nez a un autre avantage encore : cet organe retient sur les nombreux replis de sa muqueuse la plus grande partie des poussières et des microbes que contient l'air et les rejette au dehors avec ses sécrétions. La respiration par le nez filtre donc l'air : elle a à ce point de vue une action protectrice qui fait défaut quand on respire par la bouche.

Humidité. — Un air trop sec nous impressionne désagréablement : dans les pièces chauffées par des poêles de fonte qui dessèchent rapidement l'atmosphère, on combat utilement la sécheresse de l'air en créant une humidité artificielle grâce à l'évaporation de l'eau contenue dans un récipient placé sur eux ou à proximité d'eux.

Les brouillards, formés par des masses d'eau condensée par le froid, agissent défavorablement sur les organes respiratoires.

PRESSION ATMOSPHÉRIQUE

Au niveau de la mer, dans les conditions normales, la pression atmosphérique est égale à une hauteur barométrique de 760 millimètres. La pression atmosphérique diminue avec l'altitude, dans la proportion d'un centimètre environ par 105 mètres d'élévation.

Les variations de la pression atmosphérique sont trop faibles et oscillent généralement dans des limites trop étroites pour exercer une influence appréciable sur les organes respiratoires. Il n'en est plus de même lorsque nous nous élevons à de grandes hauteurs, ou lorsque, inversement, nous pénétrons dans des lieux où l'air est artificiellement comprimé.

Augmentation de pression ou compression. — Les effets de l'augmentation de pression ne s'observent d'habitude que dans les professions qui exigent un travail sous des cloches dans lesquelles l'air est comprimé (forage des puits dans les terrains infiltrés d'eau, construction des piles des ponts, édification du chemin de fer métropolitain sous la Seine, etc.).

L'excès de pression amène des sensations plus ou moins pénibles à ses débuts; mais l'accoutumance ne tarde pas à se produire. Les accidents graves ne sont à redouter qu'au moment de la décompression, qui ne doit s'opérer que très lentement. Inutile d'insister sur ces phénomènes qui ne sont pas du domaine de l'hygiène courante et n'intéressent qu'un petit nombre de travailleurs; ceux-ci d'ailleurs doivent toujours être mis au courant, par ceux qui les emploient, des précautions particulières exigées par leur profession.

Diminution de pression ou dépression atmosphérique. La quantité d'oxygène contenu dans l'air diminue à mesure que la pression atmosphérique s'abaisse : voilà le fait qui donne l'explication des malaises que l'on éprouve à de. grandes hauteurs.

Les ascensionnistes sont sujets, entre 2 000 et 3 000 mètres, à des accidents qui rappellent le mal de mer et qui portent le nom de *mal des montagnes.* Le premier symptôme est un malaise général : on se sent les jambes cassées, les genoux rompus, le corps endolori et comme écrasé sous un poids énorme; puis la salive afflue à la bouche, les nausées surviennent, bientôt suivies de vomissements, parfois de vomissements de sang.

A ces premiers symptômes succèdent un mal de tête intense, donnant la sensation d'un « cercle de fer qui étreint le cerveau », des bourdonnements d'oreilles, des éblouissements, des vertiges, des syncopes, de l'apathie, de la diminution des facultés intellectuelles, de la gêne respiratoire, des palpitations, de l'accélération du pouls, et, dans les cas extrêmes, des hémorragies.

Quand le voyageur interrompt sa marche, les accidents se calment; ils reprennent aussitôt que l'ascensionniste se remet en route.

Le traitement consiste à se reposer un instant et à *redescendre*.

Malgré sa gravité, le mal de montagne n'a, semble-t-il, jamais *par lui-même* causé mort d'homme, mais il laisse le voyageur exposé à tous les accidents de la nuit, à la merci d'une tourmente de neige, d'une chute, etc.

Les causes du mal de montagne sont : d'une part, la raréfaction de l'oxygène, entraînant la diminution de l'absorption de ce gaz par le sang; de l'autre, *la fatigue.*

Dans les ascensions en ballon, l'effort est supprimé et avec lui la fatigue; la respiration ne s'accélérant pas comme dans la montée à pied, le besoin d'oxygène ne se fera sentir que plus tard et plus haut; aussi les accidents dus à la diminution de pression n'apparaissent-ils qu'au-dessus de 5 000 mètres. Ils peuvent alors être rapidement mortels (mort des aéronautes Sivel et Crocé-Spinelli, à 8 000 mètres).

Un détail à noter en passant : les sujets atteints de maladie de cœur sont exposés à mal supporter l'altitude et ne devront jamais dépasser 800 à 1 000 mètres. Signalons à ce propos les dangers des chemins de fer funiculaires qui transportent les touristes en un laps de temps relativement court sur des sommets élevés; des cas de mort subite y ont été observés chez des personnes dont le cœur n'était pas en bon état.

Acclimatement à l'altitude. — Les alpinistes tant soit peu exercés savent et disent tous qu'il faut « s'habituer à la montagne ». Les novices qui, confiants dans leurs jarrets et leurs poumons, tentent, à leur débarquement du chemin de fer, d'escalader le mont Blanc, ont toutes les chances de s'arrêter en route. L'acclimatement à des altitudes moindres est encore nécessaire et les voyageurs prudents, qui ont l'intention de séjourner dans l'Engadine, par exemple (1800 mètres), prennent la précaution de couper leur voyage par un ou deux arrêts de vingt-quatre heures à des hauteurs intermédiaires.

LIBERTÉ DES MOUVEMENTS RESPIRATOIRES

Avoir de l'air et du bon air autour de soi est bien; mais encore faut-il pouvoir s'en servir et le respirer à son aise. Il est donc essentiel de ne rien faire qui puisse entraver la liberté des mouvements respiratoires et de se débarrasser de toutes les causes qui font obstacle à la libre pénétration de l'air dans la poitrine.

Pour assurer le libre accès de l'air dans les poumons, il ne faut exercer aucune constriction sur le cou, sur la poitrine ni sur le ventre. Par conséquent il importe de s'abstenir de cols ou de cravates qui étranglent, de corsets ou de ceintures qui compriment, de vêtements trop ajustés, de repas trop copieux qui distendent l'estomac et diminuent ainsi la place dont ont besoin les poumons pour se dilater librement.

On fera opérer les *végétations adénoïdes* qui se développent si souvent chez les enfants et occupent la partie supérieure de la gorge, ainsi que les grosses amygdales, toutes causes faisant obstacle à la libre pénétration de l'air dans la poitrine. Cette opération sans gravité transfigure souvent des êtres chétifs et délicats qui ne souffraient que d'un manque d'air dû à l'obstacle mécanique qu'apportaient à leur respiration ces maladies de la gorge.

Cures d'air. Grand air. — Les modifications introduites dans la vie publique et privée par les progrès de la civilisation et de l'industrie tendent, de plus en plus, à réunir les individus en de vastes et denses cités. Les populations des campagnes se déversent dans les villes, où les familles, entassées les unes sur les autres, dans leurs logements étroits, surpeuplés, insalubres, manquent d'oxygène et de lumière, étouffent dans l'air confiné et souillé qui leur est si parcimonieusement mesuré. Les enfants s'y développent mal et s'étiolent, les jeunes filles sont en proie à l'anémie et à la chlorose, les adultes s'usent prématuré-

ient. Aussi est-il bon, est-il nécessaire même, pour toutes
es victimes de la ville, de s'arracher de temps à autre à ce
milieu artificiel pour retremper leurs poumons et refaire
sur sang dans une atmosphère naturelle : pleine campagne,
orêt, bords de la mer ou montagne.

Les citadins favorisés de la fortune n'ont pas attendu les
rescriptions de l'hygiène moderne et, par mode ou par
laisir, ont mis à profit *leurs vacances* pour s'échapper des
ités enfumées et resserrées et rechercher les grands
spaces; mais les autres, les travailleurs, que les nécessités
e la vie rivent à leur tâche quotidienne, qui, plus que
es autres, ont besoin d'air et de repos, parce qu'ils se
épensent plus, dans des conditions d'existence plus débi-
itantes, ceux-là ne partaient pas, *ni leurs enfants non plus*.

Aujourd'hui, le nombre des citadins qui prennent des
acances va sans cesse en augmentant. Quand le budget
st maigre, on fait un gros effort; mais, pour les enfants
les travailleurs qui ne peuvent pas se détacher de leur
gagne-pain, il n'y avait rien à espérer tant qu'on ne vien-
lrait pas à leur secours : aussi y est-on venu et les œuvres
se sont-elles multipliées dans ces derniers temps, *colonies
scolaires, colonies de vacances, enfants à la montagne, trois
semaines à la mer*, etc., qui mettent à la disposition des
assoiffés d'air et de lumière le rayon de soleil et l'atmosphère vivifiante qui les retrempent, les raniment, les
consolident et les arment de la *résistance nécessaire* à la vie
des grandes villes.

CHAPITRE X

HYGIÈNE DE LA CIRCULATION

Nos différents organes n'ont pas une vie indépendante les uns par rapport aux autres; ils font partie du même tout, qui est le corps, et les maladies des uns (quand il s'agit d'organes importants) ont nécessairement une répercussion sur la vitalité des autres. C'est ainsi que les troubles de la respiration et de la digestion ont souvent leur retentissement sur l'appareil circulatoire; aussi l'hygiène de ce dernier appareil se confond-elle sur bien des points avec l'hygiène des appareils respiratoire et digestif.

Le cœur, organe central et moteur du système circulatoire, se contracte environ 70 fois par minute : il lance le sang dans les artères, qui le distribuent aux organes, auxquels il abandonne l'oxygène dont se sont chargés les globules rouges au niveau des poumons : des différents organes le sang fait retour au cœur par les veines : telle est l'idée générale que l'on peut se faire de la circulation.

Le cœur a donc une grosse besogne à accomplir; gardons-nous de le fatiguer et de le surmener par un excès de travail.

Éviter les compressions. — Pas plus que le poumon l'appareil circulatoire n'aime les compressions. Considérez une femme trop serrée dans son corset! Au moindre mouvement, après les repas surtout, sa face rougit et se congestionne.

Comprimez-vous la jambe au moyen d'une jarretière trop serrée, votre pied enfle immédiatement. Donc cette première loi se dégage : aucune partie du corps ne peut être impunément comprimée, toute constriction gênant la circulation de la région intéressée et imposant un surcroît de travail au cœur, obligé de lutter pour forcer l'obstacle qu'il rencontre.

S'abstenir d'efforts violents ou trop souvent répétés. — Faites de violents efforts pour soulever un objet trop pesant, livrez-vous à une course désordonnée, vous ne tarderez pas à *sentir battre* votre cœur, en même temps que s'accéléreront vos mouvements respiratoires. Si vous ne tenez pas compte de cet avertissement, si vous soutenez l'effort, si vous courez sans relâche, vous arriverez à *l'essoufflement* et aux *palpitations* : vous sentirez alors votre cœur « bondir » dans votre poitrine et ces battements désordonnés s'accompagneront d'un malaise fort pénible. Ces symptômes trahissent la fatigue du cœur. Avec le repos tout rentre bientôt dans l'ordre, sauf dans les cas où, l'effort ayant été trop intense, ou trop prolongé, le cœur a été *forcé*.

La fatigue du cœur, tel est donc le danger des exercices physiques qui nécessitent des efforts excessifs : une sage mesure sera donc toujours gardée dans les jeux et les sports.

Mauvais effet des émotions. — Sous l'empire d'une émotion, d'une peur par exemple, le cœur bat plus vite. La faiblesse, l'anémie, ou plus simplement la timidité augmentent cette nervosité du cœur ; aussi les chagrins, les émotions répétées ont-ils à la longue une répercussion fâcheuse sur l'état du cœur.

Les mauvaises nouvelles seront toujours annoncées avec ménagement ; un choc moral trop brusque peut amener des accidents tels que la syncope et quelquefois, quand le cœur est déjà malade, la mort subite.

SYNCOPE

Description. — La syncope n'est pas une maladie, mais un symptôme commun à plusieurs maladies. C'est un état caractérisé par la perte de connaissance, c'est-à-dire par une abolition plus ou moins complète de l'intelligence, de la sensibilité et des mouvements volontaires. La perte de connaissance s'accompagne d'un arrêt ou d'un affaiblissement extrême des battements du cœur et des mouvements de la respiration.

La syncope est parfois subite et le malade s'affaisse sans prévenir; mais le plus souvent des vertiges, des nausées, une sensation particulière de vide dans le cerveau annoncent au malade qu'il *va se trouver mal* : il sent qu'il *s'en va.*

Examinez-le alors : vous le voyez pâlir, blêmir. Son pouls se ralentit, s'affaiblit, devient imperceptible : puis l'évanouissement se produit.

Au bout de quelques secondes, les pulsations reparaissent, la respiration se rétablit graduellement, le malade ouvre les yeux et reprend connaissance : en quelques minutes il est revenu à son état normal.

La syncope peut être incomplète : c'est alors la *défaillance.*

La syncope s'observe dans une foule de circonstances : sous l'empire d'une émotion vive ou imprévue, comme nous l'avons déjà dit; à la suite d'un choc sur la poitrine, d'une hémorragie abondante, d'une douleur vive, dans certaines maladies du cœur ou du système nerveux, dans les empoisonnements, etc. La syncope est parfois mortelle; un grand nombre de morts dites subites n'ont pas d'autre cause, au cours des maladies du cœur par exemple.

Secours immédiats en cas de syncope. — La première chose à faire est d'étendre le malade dans la *position horizontale* : sans perdre une minute on le couche, la *tête aussi basse que les pieds;* ou mieux encore on l'assied sur une chaise, on le renverse sur les côtés et on le maintient quelques secondes la *tête en bas* pour le coucher aussitôt qu'il commence à revenir à lui.

J'ai dit qu'il n'y avait pas de temps à perdre : aussi ne faut-il pas transporter le malade. On l'étend là où il est, sur le sol, sur le plancher, sans attendre qu'on apporte une couverture ou quoi que ce soit : tant pis pour ses vêtements !

On desserre tout ce qui peut le gêner : col, cravate, corset, ceinture, pantalon. On lui fait respirer des sels, on lui bassine les tempes, le front, les joues avec du vinaigre, on le frictionne, on lui flagelle la face et la poitrine avec une serviette mouillée. S'il tarde à reprendre ses sens, on opère les tractions rythmées de la langue.

Dès que le malade commence à revenir à lui, il manifeste le désir de se relever : on insistera auprès de lui pour lui faire conserver quelques minutes encore la position horizontale ; car l'état syncopal pourrait se reproduire. On peut alors donner des boissons aromatiques chaudes, café ou thé, ou quelques cuillerées de grog.

PALUDISME

Le paludisme est le type des maladies transmises à l'homme par les insectes. Cette affection est en effet due à la présence dans le sang d'animalcules appelés *hématozoaires;* ils sont inoculés à l'homme par la piqûre d'une variété de moustiques, l'*Anophèles.*

Le paludisme a été désigné sous des dénominations multiples : fièvres palustres ou paludéennes, fièvres intermittentes, malaria, fièvres pernicieuses, etc. Il a été longtemps considéré comme une maladie causée par des effluves se dégageant du sol et des eaux stagnantes (fièvre des marais). Mais en 1880 Laveran, médecin militaire français, reconnut dans le sang l'existence de l'hématozoaire, connu depuis sous le nom d'hématozoaire de Laveran, et fit bientôt admettre par tous les savants le rôle des moustiques dans la propagation de cette maladie.

Ces insectes déposent leurs œufs à la surface des mares et des eaux stagnantes : ceux-ci donnent naissance aux larves, qui vivent à la surface de l'eau et se transforment à leur tour en moustiques. Les anophèles ne sont pourtant que les agents de transport du protozoaire, du germe vivant qui, en dehors du sang des malades, se trouve dans *le sol* de certaines régions. Jamais le paludisme n'éclate en mer.

En France, il se rencontre encore en Sologne, dans les Landes et le Forez; mais beaucoup de colonies (Madagascar, Tonkin. etc.) sont dévastées par les fièvres.

Le paludisme peut apparaître inopinément dans une région à l'occasion de grands travaux de terrassement qui bouleversent le sol; c'est ainsi qu'à Paris le creusement du canal Saint-Martin fut l'occasion, en 1811, d'une épidémie de fièvres intermittentes; des cas de paludisme ont encore été observés lors du percement de l'avenue de l'Opéra.

Moyens de préservation individuels. — Pour se prémunir, dans les pays à fièvres, contre les atteintes du paludisme, il n'y a qu'un moyen : faire la guerre aux moustiques.

Pour tuer les larves, on versera, à la surface des mares et des flaques d'eau, de l'huile de pétrole ou de goudron, qui les asphyxie quand elles viennent respirer à la surface des eaux. Mieux vaut encore assécher tous les réservoirs d'eau stagnante. Pour empêcher les moustiques de pénétrer dans les maisons, les fenêtres en seront grillées au moyen de toiles métalliques à mailles serrées.

Ces grillages peuvent être remplacés par du tulle silicaté. L'étoffe est clouée à sec sur le cadre de la fenêtre à garnir; puis on passe dessus, à l'aide d'un large pinceau, une solution de silicate de potasse coupée de moitié eau. Le silicatage rétrécit les mailles du tulle; il faut donc les choisir aussi larges que possibles. Les toiles silicatées, qui sont sèches au bout d'une heure, sont très résistantes.

Dans l'intérieur des habitations, les lits seront toujours entourés de moustiquaires. Quand on sortira on s'enveloppera la face et le cou de voiles de gaze, on se protégera les mains au moyen de gants et les cous-de-pied au moyen de guêtres.

CHAPITRE XI

HYGIÈNE DE LA PEAU

Rôle de la peau. — La peau se compose de deux couches, l'une profonde, le derme; l'autre superficielle, l'épiderme.

Le derme est la partie vivante de la peau; il renferme les vaisseaux, les nerfs et les glandes; l'épiderme joue le rôle d'un vernis protecteur étalé sur toute la surface du derme. Il se compose lui-même de plusieurs couches, dont la plus superficielle est formée de cellules qui s'écaillent et donnent lieu à une chute continuelle, quoique imperceptible, de débris.

La peau est traversée : 1° par les poils, qui émergent des *follicules pileux;* 2° par les nombreux canaux excréteurs des *glandes sudoripares et sébacées*, qui déversent constamment à sa surface les produits de leur sécrétion : la sueur et la matière grasse (matière sébacée), qui donne à la peau son onctuosité. Ceux-ci, mélangés aux débris épidermiques et aux poussières extérieures, forment rapidement la *crasse* qui s'observe sur le corps des personnes qui ne se lavent pas.

La peau respire. A sa surface se produisent un dégagement d'acide carbonique et une absorption des gaz de l'air. A ce point de vue, elle exerce des fonctions complémentaires de celles qui sont dévolues au poumon.

Elle vient aussi au secours des reins en éliminant, par la sueur, de l'eau, des sels minéraux et des produits excrémentitiels, tels que l'urée. Un homme adulte moyen perd, en vingt-quatre heures, 1 kilogramme de sueur ; celle-ci s'évapore aussitôt, donnant lieu à la *perspiration insensible*, qui donne à la peau sa moiteur habituelle; mais la sécrétion augmente considérablement sous l'influence de la chaleur, des exercices violents, des boissons abondantes, et la sueur se concrète alors en gouttelettes qui perlent à la surface de la peau (*transpiration*).

L'importance des fonctions respiratoire et éliminatrice de la peau est telle que, si elles viennent à être supprimées, la mort survient à brève échéance. C'est ainsi qu'un animal recouvert d'un vernis imperméable meurt rapidement: de même un individu qui présente des brûlures superficielles, mais étendues ou généralisées (brûlures par l'eau bouillante, par exemple), succombe presque infailliblement. On conçoit donc les inconvénients et les dangers de la crasse qui diminue l'activité des fonctions cutanées, inconvénients et dangers qui s'accentuent encore par la multiplication des microbes à la surface de la peau.

Microbes de la peau. — Le nombre des microbes qui se rencontrent dans toute l'épaisseur de la peau, mais particulièrement dans ses couches superficielles, est considérable. Sous certaines influences ils peuvent y provoquer des inflammations.

I. — SOINS DE PROPRETÉ DE LA PEAU

Il ressort des considérations précédentes qu'il est nécessaire de débarrasser régulièrement la peau des produits qui l'encrassent et l'infectent. La première condition pour se bien porter est, en effet, une exquise propreté.

On se lavera, une ou deux fois par jour au moins, les parties découvertes, mains, visage, cou, plus accessibles que les autres aux souillures extérieures. Les pieds seront passés fréquemment à l'eau. La toilette intime sera faite tous les jours. Tous les huit jours au moins, on prendra un bain complet.

Toilette partielle. — Pour se laver la figure et le cou, il est loisible d'employer l'eau tiède ou l'eau froide. L'eau chaude nettoie mieux, entretient la finesse du visage, mais elle rend l'épiderme plus sensible et l'expose aux gerçures ; l'eau froide est plus tonique et aguerrit la peau contre les intempéries.

Il est indispensable de faire usage de *savon*, mais on évitera les savons chargés de potasse, qui sont trop irritants, et l'on recherchera les savons doux, tels que le savon blanc de bonne qualité.

L'addition à l'eau de toilette de quelques gouttes d'eau de Cologne, d'alcoolat de lavande ou d'un vinaigre aromatique, qui, outre leur parfum agréable, ont l'avantage d'agir comme dissolvants des matières grasses, constitue un luxe que ne saurait réprouver l'hygiène.

On se servait généralement autrefois d'éponges pour se débarbouiller, mais elles ont l'inconvénient de s'encrasser facilement, de devenir mal odorantes et de nécessiter elles-mêmes des soins de propreté quotidiens : on les remplace avantageusement par des gants en tissu spongieux, par des serviettes-éponges qui, après une période de service assez courte, sont envoyés au blanchissage.

Le lavage une fois terminé, on aura soin de se bien essuyer, surtout en hiver, pour éviter les gerçures.

Un grand nombre de femmes font usage de poudre de riz pour se sécher plus rapidement et plutôt encore pour atténuer les tons trop vifs de leur teint. Cette habitude est trop en honneur dans le camp féminin pour résister aux assauts que l'on pourrait tenter contre elle : le plus sage est de passer condamnation. Tout ce que l'on peut demander à la poudre de riz, c'est de ne pas contenir de plomb, ni d'arsenic, ni de substances irritantes, ni de parfums trop pénétrants, et d'être... étalée avec discrétion.

Quant aux fards, ils sont trop souvent la cause de maladies de peau (eczéma surtout); l'hygiène les condamne formellement. D'ailleurs, qui trompent-ils?

Les mains seront tenues en état de propreté méticuleuse. Lavées le matin à l'heure de la toilette générale, elles le seront à nouveau avant chaque repas et après tout travail salissant ou infectant. Fréquemment portées aux lèvres, aux yeux, elles risquent en effet de déposer sur le visage, dans la bouche ou sur les substances alimentaires qu'elles touchent, les souillures, les principes vénéneux, les germes dont elles se chargent au cours des travaux exigés par les diverses occupations.

Pour le lavage des mains, on se servira de savon, de brosse, de pierre ponce. La pâte d'amandes adoucit l'épiderme. Le jus de citron blanchit la peau.

Les ongles participeront à cette toilette; ils ne seront ni trop longs, ni trop courts. On se gardera surtout de la déplorable habitude de les *ronger* avec les dents : la taille en sera faite aux ciseaux.

Pour en opérer le nettoyage, on emploiera la brosse à ongles; pour débarrasser leur extrémité des poussières et de la crasse qui s'engagent au-dessous de leur bord libre, on passera entre celui-ci et l'extrémité des doigts un instrument effilé, mais mousse, incapable de blesser; on veillera toutefois à ne pas décoller l'ongle, en évitant d'enfoncer le cure-ongles trop profondément.

L'active transpiration qui se fait aux pieds nécessite le savonnage, sinon quotidien, du moins très fréquent de ces organes; mais, chez les marcheurs et chez les sujets enclins aux *sueurs abondantes des pieds*, ce lavage deviendra nécessaire plusieurs fois par jour, en été principalement.

L'eau très chaude combat avec succès ces sueurs profuses.

Les ongles des orteils seront régulièrement taillés; mais contrairement à ceux des doigts, auxquels on donne un contour arrondi, ils se trouveront mieux de la forme carrée qui expose moins à la production de l'*ongle incarné*.

Toilette générale. — La surface totale du corps doit être nettoyée tous les huit jours au moins, disions-nous, mais en réalité sa toilette devrait être pratiquée tous les jours à l'aide du *tub*.

Tub. — Le *tub* est un grand bassin plat au milieu duquel on se place, dans la position verticale ou accroupie. On s'y livre à un savonnage complet à l'eau tiède, à l'aide d'une grosse éponge ou d'un gant de toilette; puis on se rince en s'aspergeant d'eau chaude ou d'eau froide. Cette dernière agit en outre sur l'organisme par son action tonique.

La pratique quotidienne du tub, éminemment recommandable, assure, *en un temps très court*, la netteté constante du corps.

Le tub est avantageusement remplacé par le bain-douche, qui ne peut se prendre que dans un *établissement* public, et que nous allons retrouver plus loin.

Les soins de propreté que nous venons de passer en revue demandent un temps assez long; aux travailleurs que leur profession appelle au dehors dès les premières heures du jour, on peut conseiller de les prendre le soir avant de se coucher; le matin au réveil un simple débarbouillage suffit alors.

Bains tièdes en baignoires. — L'aménagement de *salles de bains* spéciales, avec chauffe-bains, tend à se répandre chaque jour davantage dans les appartements confortables des villes; dans les maisons plus modestes, dans les campagnes, on trouve rarement, et c'est un tort, des baignoires à domicile.

Dans les centres importants, on a la ressource des établissements de bains privés ou publics. Malheureusement le bain tiède est un moyen relativement dispendieux, qui n'est pas à la portée de toutes les bourses ; en outre, pris dans un établissement spécial, il exige une perte de temps assez considérable.

Le temps d'immersion ne doit pas excéder vingt minutes ; on n'entrera dans un bain, surtout froid, que trois heures au moins après les repas.

L'eau en sera pure, ou additionnée d'*amidon* [1], d'eau de *son*, par expression d'un sac fermé rempli de cette substance et imprégné d'eau très chaude ; le bain ainsi préparé est plus onctueux que le bain d'eau pure.

Les personnes à peau grasse se trouveront bien des bains *alcalins*, contenant en dissolution 125 grammes de carbonate de soude ; les bains *sulfureux* ou bains de Barèges seront réservés aux usages médicaux.

Il est important, en sortant du bain, de se bien sécher et de se garantir contre le refroidissement. En hiver, si l'on dispose d'eau chaude à discrétion, on fera bien de réchauffer l'eau du bain avant d'en sortir ; l'impression du froid que procure l'air est ainsi notablement diminuée.

Le bain tiède est reposant et agit comme un calmant du système nerveux.

Bains en piscines. — Les bains collectifs en *piscines à eau chaude* commencent à se répandre dans les grandes villes ; la température de l'eau y est plus basse que dans les bains de baignoire ; la durée d'immersion y est plus courte ; ils permettent la natation. Le savonnage y est interdit, par déférence pour les voisins, afin que l'eau y conserve sa limpidité. Ce ne sont donc pas à proprement parler des bains de propreté.

Bains par aspersion ou bains-douches. — Les *bains-dou-*

---

1. Le bain d'amidon, pour être véritablement onctueux, doit être préparé avec de l'amidon *cuit* dans l'eau : la colle ainsi obtenue sera incorporée au bain.

ches datent de 1872 ; ce sont en réalité les seuls qui donnent égale satisfaction à l'hygiène et à l'économie. « Le bain-douche, a dit M. Charles Cazalet, n'est ni un bain, ni une douche. Le mot de bain rappelle la baignoire ; le mot de douche fait songer au jet violent d'une lance : le bain-douche, c'est de l'eau tombant d'une pomme d'arrosoir en pluie bienfaisante, extrèmement diluée, qui peut s'arrèter à volonté. On tire une chaîne, il tombe de l'eau chaude ; on arrète, on se savonne et on recommence à tirer la même chaîne ; si l'on veut de l'eau froide, on tire une autre chaîne, et voilà le bain-douche. »

La durée de l'aspersion doit être courte : quelques minutes suffisent. On en augmente l'effet salutaire en faisant suivre le lavage d'une affusion d'eau froide.

Plusieurs villes de France sont déjà dotées d'installations de bains-douches à bon marché : 10 à 20 centimes, savon compris. Il est à souhaiter que cette création se généralise et s'étende aux écoles. Les essais de bains-douches scolaires ont en effet donné d'excellents résultats, entre autres celui de pousser les mères à surveiller de près l'entretien et la propreté de toutes les pièces d'habillement des enfants, pour ne pas étaler publiquement, pendant l'opération du déshabillage, les lacunes de leurs « dessous ».

Bains de vapeur. Bains turcs. — Les *bains de vapeur*, dont la température atteint 40° à 50°, provoquent une abondante émission de sueur et sont plutôt débilitants : pour en corriger l'effet, on les fait généralement suivre d'une douche froide.

Il en est de même pour les *bains d'air chaud* ou *bains turcs*, dans lesquels, en raison de la sécheresse de l'air, on supporte des températures beaucoup plus élevées : 60°, 80°, 90° et plus, températures qui seraient mortelles dans une atmosphère chargée de vapeur.

Ces bains d'étuve humide ou sèche, c'est-à-dire bains de vapeur ou bains d'air chaud, sont loin d'être indifférents

à tous les organismes; les accidents de congestion cérébrale n'y sont pas rares, chez les personnes âgées et chez
les sujets atteints de maladies de cœur ou autres. Les
amateurs de bains d'étuves agiront donc sagement en ne
recourant à ces modes de balnéation qu'après autorisation
de leur médecin.

Douches et bains froids. — *Les douches en jet*, encore
appelées *douches à la lance*, sont souvent prescrites comme
moyen de traitement, à des températures variées; mais,
chez les individus sains, la douche froide constitue une
excellente pratique hygiénique, au même titre que l'affusion d'eau froide dans le tub.

Il en est de même des *bains froids*, d'eau douce ou d'eau
de mer. A la première impression désagréable que provoque
l'eau froide succède une réaction bienfaisante, qu'accélèrent
encore les mouvements et l'exercice de la natation; mais,
pour conserver leur action tonique et salutaire, douches et
bains froids demandent à être de courte durée : de 10 à
40 secondes pour les douches, de 10 à 15 minutes pour les
bains. Il ne faut jamais attendre, pour sortir d'un bain
froid, que le frissonnement ou même la simple sensation de
froid succède au bien-être qui suit le premier contact avec
l'eau. Un exercice consécutif modéré complète heureusement l'action de la douche et du bain froids.

Accidents causés par les bains. — Les accidents causés
par les bains sont provoqués par les causes suivantes :
1° l'eau est trop chaude ou trop froide; 2° un trop court
espace de temps s'est écoulé depuis le dernier repas.

Un bain trop chaud congestionne la peau et le visage;
un bain trop froid refoule le sang vers les organes profonds et provoque des phénomènes congestifs. C'est ce
que formulait plaisamment le conseil suivant sur la
manière de donner un bon bain aux enfants : « Plongez
l'enfant dans l'eau! S'il devient cramoisi, le bain sera trop
chaud; s'il devient violet, c'est que le bain sera trop froid! »

Sans qu'il soit besoin d'en venir à cette expérience, le thermomètre suffira à nous renseigner : les bains chauds se prennent de 32° à 35° ; quant aux bains froids, 10° à 12° sont en général les limites au-dessous desquelles il serait imprudent de descendre sans accoutumance progressive. Pour les bains froids, d'ailleurs, il ne faut pas seulement tenir compte de la température de l'eau, mais aussi et surtout de celle de l'air et de l'intensité du vent.

Quand le bain est pris trop peu de temps après les repas et surprend l'estomac en plein travail de digestion, on peut observer de graves accidents de congestion pulmonaire ou de congestion cérébrale. Les baigneurs se trouvent mal, perdent connaissance.

Pour leur porter secours on les sort de l'eau, on les frictionne, on les entoure de boules d'eau chaude et de couvertures, on leur applique des sinapismes sur les membres inférieurs ; au besoin on pratique les tractions rythmées de la langue.

Un simple bain de pieds, un savonnage de la tête, survenant peu de temps après le repas, suffisent à troubler la digestion et sont capables de provoquer des vomissements et des phénomènes syncopaux.

11. — SOINS DES CHEVEUX ET DU CUIR CHEVELU

Le cuir chevelu, sur lequel sont implantés les cheveux, et les cheveux eux-mêmes ont besoin, comme le reste du corps, d'être entretenus en état de propreté constante.

Chez le nouveau-né, il se produit sur le sommet de la tête une accumulation de matière sébacée, qui, jointe aux débris épidermiques et aux poussières, arrive à constituer rapidement une croûte molle, brunâtre ou noirâtre, assez adhérente, vulgairement connue sous le nom de *chapeau*. Une croyance ancienne, encore en honneur dans les classes populaires et surtout dans les campagnes, veut que ce chapeau soit respecté : car il assure, dit-on, la santé de l'enfant. C'est là un préjugé stupide ; car le chapeau est fait de saleté, et s'il a une utilité, c'est pour les parasites de la tête, les poux, qui trouvent en lui des conditions d'habitation remarquables.

On s'opposera à la formation du chapeau en nettoyant régulièrement la tête de l'enfant avec de l'eau savonneuse tiède ou avec un jaune d'œuf battu dans un peu d'eau chaude ; puis on enlèvra la mousse en rinçant à l'eau tiède et on séchera au moyen d'une douce friction avec un linge fin.

Quand le chapeau est déjà formé, on le ramollit avec de l'huile d'amande douce, de l'huile d'olive, de la vaseline ou du beurre frais : des lavages quotidiens, opérés comme il est dit plus haut, détacheront chaque jour quelques parcelles du chapeau, qui disparaîtra en quelques jours.

Chez l'adulte, il est indispensable également de procéder à un nettoyage régulier du cuir chevelu.

Les individus chauves se savonneront le cuir chevelu en même temps que le visage. Pour eux point de difficulté ; mais ceux qui possèdent une chevelure abondante feront bien de ne procéder à cette toilette que toutes les deux ou trois semaines, tous les huit jours dans les professions à poussières, sous peine de rendre leurs cheveux durs, sec et cassants.

Le savonnage dissout en effet la matière grasse qui entoure le cheveu et qui est nécessaire à son entretien ; aussi, après le nettoyage, est-il bon, sauf pour les personnes atteintes de *séborrhée* du cuir chevelu ou production exagérée de matière grasse, de restituer aux cheveux l'enduit enlevé, par une application d'huile ou de pommade. Pour le nettoyage de la tête, on se servira de préférence de savon blanc, de savon de goudron ou de savon de bois de Panama, de décoction de bois de Panama, de jaune d'œuf. On rince ensuite à l'eau tiède et l'on sèche avec soin.

Chez la femme l'opération du séchage se fait en envelop-

pant les cheveux de serviettes et en frictionnant légèrement : pour l'activer, on promène sur la serviette qui
enroule les cheveux un fer à repasser tiédi.

Le graissage terminal se pratique, chez la femme, sur le
cuir chevelu, et non sur les cheveux, avec une petite quantité d'huile d'amande douce ou de vaseline liquide aromatisée à l'aide de quelques gouttes d'essence de bergamote
ou d'une essence à odeur discrète : rien de si désagréable,
en effet, pour soi-même et pour les autres, que cet arome
si pénétrant d'essence d'amande amère qui, en raison de
son prix peu élevé, empoisonne littéralement les articles de
parfumerie de basse qualité.

Chez la femme, pour étaler convenablement les corps
gras, il est indispensable de faire au peigne une série de
raies, en rejetant les cheveux à droite et à gauche, et de
graisser successivement chaque raie avec une petite brosse
souple ou un tampon de coton hydrophile. Pour donner
du brillant à la chevelure, on peut la lisser à la brosse
humectée avec quelques gouttes d'une *brillantine* à base de
glycérine, d'alcool et d'eau.

Peignes et brosses devront toujours être tenus en parfait
état de propreté. L'usage du *peigne fin* doit être rejeté, car
il irrite le cuir chevelu. Quant au peigne ordinaire ou
démêloir, il aura les dents assez écartées pour ne pas arracher les cheveux.

La coiffure des femmes varie avec la mode; mais elles
devront toujours éviter d'exercer de violentes tractions sur
leurs cheveux, de les tordre, de les soumettre à des pressions exagérées. Il est fréquent en effet de voir, chez la
femme, des plaques de calvitie se produire dans les régions
particulièrement malmenées par les exigences de leur
coiffure.

Coiffeurs. Dangers de leurs instruments. — Les hommes
vont chez le coiffeur pour se faire raser. Les différentes
opérations auxquelles ils se soumettent se pratiquent le

plus souvent à l'aide d'instruments communs à tous les clients. Les mains des opérateurs se promènent sur les têtes et sur les faces sans qu'aucun nettoyage intervienne d'un client à l'autre. Il y a dans ce laisser-aller un véritable danger de communication de certaines maladies contagieuses de la peau ou des poils.

Quand des peignes, brosses et ciseaux évoluent sur une chevelure ou une barbe atteintes de maladies parasitaires, ces instruments se chargent des champignons qui engendrent ces maladies et les repassent facilement aux clients sains, surtout aux enfants, qui offrent une prédisposition particulière à leur ensemencement. Il y a plus : le rasoir, qui entame souvent la peau et y produit de fines écorchures, a pu communiquer des maladies graves.

Il est donc indispensable de parer à ces dangers.

Certains coiffeurs affichent aujourd'hui à la devanture de leur magasin : *Asepsie des instruments;* certains mêmes se sont munis d'une étuve à formol et font un simulacre de flambage de leurs instruments; mais leurs procédés de désinfection sont rudimentaires et illusoires et le danger n'en subsiste pas moins. Il n'existe qu'une méthode préventive : la *suppression des instruments communs.*

Chacun doit donc avoir en sa possession peignes, brosses, ciseaux, et s'il se fait raser, rasoir, blaireau et savonnette. Ces instruments, rigoureusement personnels, ne devront sous aucun prétexte être affectés au service d'autrui. L'homme prudent, qui a lieu de craindre une erreur ou une supercherie de la part de son coiffeur, apporte avec lui son matériel à chaque séance et le remporte en sortant.

Une dernière recommandation consiste à exiger le savonnage préalable des mains de l'opérateur.

Ces précautions semblent si élémentaires qu'on a le droit de s'étonner de voir tant de gens les transgresser et confier si bénévolement leur tête aux contacts les plus malpropres et les plus répugnants.

Nous ouvrons ici une parenthèse pour dire que les dangers signalés à l'actif du rasoir se retrouvent identiques avec les instruments du pédicure : ici encore la suppression des instruments communs s'impose impérieusement.

Teintures. — Les *teintures* destinées à masquer le blanchiment des cheveux (canitie) ou à changer le ton de la chevelure, ne sauraient trouver grâce devant l'hygiéniste. Les teintures noires sont parfois toxiques (coloration par les sels de plomb); elles reposent le plus souvent sur l'emploi du nitrate d'argent.

L'eau oxygénée est souvent employée comme décolorant pour les cheveux bruns et châtains; elle altère le cheveu dans sa structure. Les deux substances les plus inoffensives sont encore le *henné*, qui colore naturellement en rouge, et l'indigo.

Pour conclure : la meilleure teinture ne valut jamais rien; c'est dans l'emploi des fards et des teintures qu'il faut chercher la cause de certaines intoxications et d'un grand nombre de maladies de la peau.

III. — PARASITES DE LA PEAU

Abstraction faite des microbes, les parasites de la peau appartiennent au règne végétal ou au règne animal.

PARASITES VÉGÉTAUX

Au premier rang de ceux-ci figurent les parasites des teignes.

Teigne faveuse. — La teigne faveuse ou *favus* est produite par un champignon parasite de l'homme et des animaux, l'*achorion*.

Fréquente chez les enfants des classes pauvres et des

campagnes, cette maladie se développe chez les sujets lymphatiques, pâles et sales. L'achorion provient généralement du *chat*, qui le tient lui-même de la *souris*. Il envahit toutes les régions pileuses du corps, mais son habitat le plus fréquent dans l'espèce humaine est le cuir chevelu.

Il donne naissance à une dépression de la peau, *godet favique*, de la dimensions d'une lentille, dont le fond est d'un jaune soufré ; puis on voit survenir de l'irritation de la peau, des pustules, la chute des poils. Cette affection est grave, parce qu'elle est tenace et laisse sur les zones primitivement atteintes de favus, après sa guérison, une calvitie définitive avec production de tissu cicatriciel.

Teigne tondante. — La *teigne tondante* ou *trichophytie*, appelée encore *teigne tonsurante*, est également causée par un champignon, le *trichophyton*. Elle occupe surtout le cuir chevelu et la barbe.

La trichophytie du cuir chevelu ne s'observe que chez les enfants au-dessous de quinze ans. La trichophytie de la barbe est la forme qu'affecte la maladie chez l'adulte.

Dans la trichophytie du cuir chevelu, le parasite envahit l'intérieur du cheveu, en fait éclater la gaine, le rend cassant. Aussi les cheveux se brisent-ils au-dessus de leur base et les plaques trichophytiques apparaissent-elles comme de véritables *tonsures*, qui conservent la coloration normale de la peau, sont recouvertes de fines pellicules, et laissent émerger les tronçons de cheveux brisés engainés dans un fourreau d'épiderme blanchâtre.

La guérison de la teigne tondante était autrefois difficile à obtenir ; l'épilation et les substances anti-parasitaires faisaient les principaux frais du traitement. Aujourd'hui la radiothérapie ou traitement par l'exposition aux rayons Rœntgen (rayons X) réduit considérablement la durée de la maladie.

Il n'y a pas lieu d'insister ici sur les autres manifestations de la trichophytie.

Quand la guérison est obtenue, les cheveux repoussent et aucune trace ne subsiste de l'affection parasitaire.

Moyens préventifs contre les teignes. — Ils consistent à isoler rigoureusement les malades, à les *exclure de l'école*, à leur raser la tête, à la recouvrir d'un bonnet ou d'un appareil isolateur; nous avons vu plus haut comment devait être établie la préservation chez le coiffeur.

Pelade. — Cette maladie, qui figurait autrefois parmi les teignes, a été distraite du groupe des maladies parasitaires pour entrer dans la classe des chutes des cheveux d'origine nerveuse. La pelade se caractérise en effet par la présence, sur le cuir chevelu ou les régions pileuses, de plaques arrondies, lisses, comme épilées; la peau y conserve sa coloration normale.

La pelade n'est pas contagieuse.

PARASITES ANIMAUX

Puce. — Sa piqûre détermine une plaque rouge, au centre de laquelle apparaît un point hémorragique qui s'entoure souvent d'une élevure rappelant la piqûre d'ortie.

Les divers animaux ont leurs puces, qui toutes ne se complaisent pas dans la fréquentation de l'homme; rappelons seulement le rôle considérable qu'on tend actuellement à faire jouer à la puce du rat dans la transmission de la peste.

Une piqûre accidentelle de puce est un petit malheur qui peut arriver à tout le monde, au contact d'une personne malpropre. La démangeaison qu'elle provoque sera facilement calmée par une lotion à l'eau vinaigrée; mais les piqûres, ou plus exactement les morsures chroniques de puces, sont généralement le lot des individus qui vivent au milieu de la saleté.

Punaise des lits. — Sa piqûre provoque des élevures analogues à celles de l'urticaire, des démangeaisons assez vives et des écorchures dues au grattage. Traitement :

applications d'eau vinaigrée, de vinaigre de toilette, d'eau de Cologne.

Nous avons déjà signalé au chapitre des *parasites de l'habitation* les moyens de détruire les puces et les punaises.

Poux. — Il en existe plusieurs variétés : mentionnons principalement le pou de tête et le pou de corps.

Pou de tête. — Le pou de tête présente une coloration d'un blanc grisâtre ou cendré; il est allongé et mesure environ deux millimètres de long (fig. 74).

Il dépose ses œufs ou *lentes* sur les poils et les y accroche au moyen d'un anneau fait d'une substance très résistante appelée *chitine;* un seul cheveu peut à lui seul supporter tout un chapelet de lentes étagées les unes au-dessus des autres. Ces lentes sont

Fig. 74.
Pou de tête.

visibles à l'œil nu sur le cheveu, sur lequel tranche leur coloration blanchâtre.

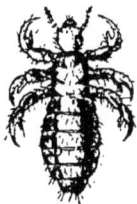

Les poux se multiplient très rapidement sur la tête; leurs piqûres provoquent de vives démangeaisons, une irritation du cuir chevelu qui, chez les enfants, se recouvre bientôt de pustules et de croûtes.

Il existe pour les poux le même préjugé que pour le *chapeau* de la tête des enfants : « ils assurent, prétend-on, la santé; il faut donc se bien garder de les détruire »; or, est-il nécessaire de le dire? Loin d'être un indice de santé, ils sont un témoignage de malpropreté et une cause de maladies.

Pour détruire les poux, on agira différemment s'il s'agit d'une invasion accidentelle et récente de la chevelure par quelques parasites, ou si, au contraire, les envahisseurs occupent en nombre la position conquise.

Dans le premier cas, des savonnages au savon noir, au savon de goudron, pratiqués une ou deux fois par jour et chaque fois suivis d'une lotion alcoolique de sublimé (bichlorure de mercure¹), auront en quelques séances raison des parasites.

On fait également usage d'un mélange d'huile de cade et d'huile d'amande douce, dans la proportion d'une partie d'huile de cade pour trois parties d'huile d'amande, mélange qui servira à lotionner les cheveux et le cuir chevelu. La tête sera recouverte d'un bonnet, et, au bout de 12 ou de 24 heures, on terminera par un savonnage énergique.

Ces moyens tueront les parasites, mais ne suffiront pas à faire disparaître les lentes, que leur anneau chitineux fixe solidement au cheveu. Des lotions faites avec du vinaigre, surtout avec du vinaigre tiède, ramolliront la chitine, mais ne la dissoudront pas; mais il est alors facile de les enlever une à une, soit au moyen d'un peigne fin, moyen infidèle, soit au moyen des doigts qui saisissent la lente et la font glisser le long du cheveu. Cette poursuite des lentes doit être patiemment continuée plusieurs jours après la destruction des poux et ne doit cesser qu'avec la disparition du dernier œuf; sinon, quelques lentes oubliées et respectées par les produits parasiticides pourraient éclore et tout serait à recommencer.

Pour éviter le travail assez répugnant de la recherche des lentes, on n'hésite pas à sacrifier les cheveux et à les couper ras quand les parasites sont nombreux, et surtout quand il s'agit d'enfants; la destruction des parasites est alors facile par les moyens sus-indiqués. Il restera souvent à traiter les lésions de la peau provoquées par les poux; mais alors l'intervention du médecin devient nécessaire.

Pou de corps. — Le pou de corps ou pou des vêtements

---

1.   Sublimé. . . . .   1 gramme.
       Alcool à 90°.   20   —
       Eau.   1000   —

Il faut bien se rappeler que le sublimé est un violent *poison*. Pour éviter une erreur on colore souvent cette solution avec une faible dose de bleu de méthylène.

est le plus grand des poux; plus long que large, il atteint jusqu'à 3 millimètres de long (fig. 75). Il dépose ses œufs dans les vêtements et se nourrit du sang des individus qui l'hébergent.

Sa présence provoque de vives démangeaisons; aussi la peau des sujets couverts de *vermine* présente-t-elle de nombreuses lésions de grattage. Cette variété de pou se rencontre surtout chez les loqueteux débilités qui vivent dans la saleté des garnis et des refuges.

Les bains savonneux ou sulfureux pour le corps, la désinsection par les vapeurs sulfureuses ou mercurielles pour les vêtements, tels sont les remèdes à diriger contre cette variété de poux. Quand les vêtements sont saturés de lentes, leur destruction par le feu est la seule pratique rationnelle.

Fig. 75.
Pou de corps.

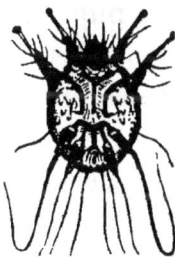

Gale. — La gale est une maladie de la peau causée par un insecte nommé *acare*, invisible à l'œil nu; car il ne mesure que quelques centièmes de millimètre de long (fig. 76).

La femelle, pour pondre, se creuse une galerie sous la peau. Elle s'y enfonce de plus en plus, y dépose successivement ses œufs et y meurt sans jamais pouvoir en sortir; car elle est bâtie pour la marche forcée en avant, et la direction des poils ou soies qui hérissent son dos s'opposent à tout mouvement de recul.

Fig. 76.
Acare
de la gale.

Ce sont ces galeries à fleur de peau, creusées parallèlement à la couche la plus superficielle de l'épiderme, qui portent le nom de *sillons*: il constituent le signe distinctif auquel on reconnaît la gale. Ils peuvent mesurer jusqu'à 2 centimètres et plus de longueur, mais souvent ne dépassent

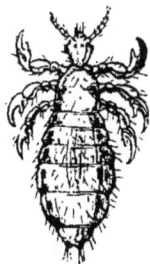

guère 2 ou 3 millimètres. Ils apparaissent sous l'aspect d'une petite raie grisâtre ou noirâtre, faisant une légère saillie. Sur leur trajet se dessinent des points plus foncés, qui correspondent à l'ouverture de petits orifices par lesquels les larves fraîchement écloses effectueront leur sortie. A côté des sillons s'observent de nombreuses lésions de grattage et d'irritation de la peau.

Abandonnée à elle-même, la gale n'a aucune tendance à guérir : ainsi s'explique la prétendue incurabilité de cette maladie aux temps anciens où on en méconnaissait la nature parasitaire.

Actuellement la gale se guérit en quelques jours, au moyen de la « frotte », nom donné à l'hôpital Saint-Louis au traitement qui consiste en :

1° Une friction au savon noir;

2° Un bain savonneux.

3° Une application d'une pommade à base de soufre et de potasse.

Cousins. Moustiques. — Le cousin commun provoque, par sa piqûre, de vives démangeaisons, une sensation de cuisson, des élevures ressemblant à la piqûre d'ortie (urticaire), parfois de l'irritation et de l'inflammation de la peau.

Dans certains pays, les moustiques abondent et leurs piqûres amènent des accidents plus ou moins sérieux, tant par leur nombre que par l'inflammation qu'elles produisent.

Pour prévenir les effets des piqûres de cousins, on touchera le point piqué avec une goutelette de teinture d'iode, d'ammoniaque étendue d'eau, d'alcool phéniqué ou formolé, etc. Pareil traitement sera institué pour les piqûres de *taons*, d'*abeilles*, de *guêpes*. Pour ces deux dernières catégories d'insectes, qui, après avoir piqué, laissent leur dard dans la plaie, il faut avoir soin de retirer celui-ci avec précaution.

IV. — LA PEAU, ORGANE D'ÉVAPORATION

Nous avons vu que la peau participait aux échanges respiratoires par le fait de l'évaporation continuelle (perspiration) qui se produit à sa surface. Cette fonction a une importance telle que, si on vient à la supprimer brutalement, les plus graves désordres en résultent. Elle doit donc être sauvegardée.

Dangers des courants d'air. — Beaucoup de personnes craignent les courants d'air et poussent les hauts cris quand par hasard deux fenêtres opposées sont ouvertes dans une même chambre ou dans plusieurs pièces en communication les unes avec les autres. C'est là une crainte exagérée; par les temps chauds, dans une atmosphère calme, on a bénéfice à se rafraîchir en ouvrant largement les fenêtres dont on dispose.

La question est tout autre quand il y a du vent, que le courant d'air est vif et surtout quand le corps est recouvert de sueur. Le courant d'air en ce cas active l'évaporation et produit de ce fait un refroidissement rapide de la peau, et par conséquent du corps tout entier. Sous l'influence de cet abaissement de température les microbes embusqués et comme endormis dans les recoins de notre corps voient leur activité réveillée; c'est ainsi que se produisent les angines, amygdalites, bronchites qui suivent un refroidissement.

Sous l'influence du refroidissement de la surface externe du corps, les vaisseaux sanguins superficiels se contractent et le sang afflue dans les organes profonds, y produisant des congestions passagères ou durables. Que de congestions pulmonaires doivent être ainsi imputées au refroidissement causé par un courant d'air tombant dans un bal sur les épaules nues des danseuses! Et que de congestions pulmonaires ainsi provoquées par le décolletage ont été le point de départ de maladies de poitrine!

Que ce soit la sueur ou l'eau qui humecte le corps, peu importe : on se couvrira donc et on s'essuiera rapidement au sortir d'un bain, surtout d'un bain froid, et on n'imitera jamais ces baigneurs imprudents qui grelottent sur les plages, violacés sous la bise qui souffle ou sous le froid qui pince, au lieu de se couvrir d'un peignoir de laine et de courir dans leur cabine se rhabiller pour se livrer ensuite à la marche ou à un exercice quelconque.

V. — LA PEAU ORGANE DE PROTECTION CONTRE L'INVASION DES MICROBES EXTÉRIEURS

La peau, nous l'avons dit, contient dans ses couches superficielles de nombreux microbes. Ce sont même ces micro-organismes qui, dans certaines conditions, deviennent l'origine d'abcès, de furoncles ou clous, d'érysipèles ; mais dans son ensemble la peau constitue une barrière à l'envahissement de l'organisme par les microbes extérieurs.

Pour remplir efficacement ce rôle protecteur, il importe que la peau jouisse de son intégrité et ne soit nulle part entamée : supposons une éraillure quelconque, une déchirure de ce revêtement défensif, ce sera là une porte d'entrée par laquelle l'ennemi pourra pénétrer dans la place. On comprend immédiatement le danger des *plaies* et la nécessité de les fermer par des *pansements* appropriés.

Des plaies en général. -- Les plaies présentent à considérer différentes variétés : coupures, piqûres, plaies contuses, plaies envenimées, plaies par arrachement, écrasement, etc. Nous ne retiendrons ici que les coupures, les piqûres et les plaies envenimées.

Les *coupures*, produites par des instruments tranchants, se traduisent par trois symptômes principaux : 1° la douleur ; 2° l'écoulement de sang ; 3° l'écartement des lèvres de la plaie.

Les *piqûres* sont occasionnées tantôt par un instrument pointu, aiguille, pointe de canif, baïonnette, etc., tantôt par un corps rugueux et irrégulier, clou rouillé, écharde, etc.

Tantôt l'instrument piquant sort de la plaie, aussitôt qu'il a produit sa blessure; tantôt il y reste entier ou brisé (éclat de verre, écharde, épine).

Les symptômes sont : 1° la douleur; 2° une perte de sang relativement faible par comparaison avec celle qui est due à la coupure.

Les plaies envenimées sont caractérisées par l'introduction d'un venin que dépose dans la blessure la dent ou le dard d'un animal (abeilles, guêpes, scorpions, serpents, etc.)..

Traitement des plaies en général. — Toute plaie, quelle qu'elle soit, fournit trois indications immédiates. Il faut :

1° Arrêter l'écoulement du sang;

2° Nettoyer la plaie, pour faire disparaître les germes (microbes) ou les venins qui peuvent s'être déposés dans sa profondeur;

3° Panser la plaie, c'est-à-dire la fermer pour empêcher toute pénétration de germes nouveaux.

1° Arrêter l'hémorragie. — Beaucoup de moyens sont à notre disposition pour arrêter une hémorragie, mais il en est un détestable qu'il ne faut jamais employer : c'est l'application de perchlorure de fer.

Jamais, au grand jamais on ne se servira de perchlorure de fer pour arrêter une hémorragie produite par une plaie; car ce produit forme un caillot qui empêche les lèvres de la plaie de se réunir; en outre il emprisonne les microbes qu'elle peut contenir et qui deviennent ainsi l'origine d'abcès, de suppurations, de complications très graves. *Il faut donc oublier l'existence du perchlorure de fer.* J'en dirai autant de *la teinture d'arnica,* produit très irritant pour la plaie elle-même et pour la peau environnante.

Pour arrêter une hémorragie, on se sert de coton hydro-phile stérilisé, d'ouate boriquée, de compresses de gaze stérilisée. Ces substances peuvent être imbibées d'eau bouillie appliquée chaude, aussi chaude qu'on pourra la supporter. Elles sont maintenues en place par une bande plus ou moins fortement serrée, suivant la gravité de l'hémorragie, et agissent en opérant une *compression* qui suffit à tarir l'écoulement du sang dans une hémorragie légère.

Quand celle-ci est abondante et due à la section d'un vaisseau important (artère ou veine), ces moyens permettront de gagner du temps et d'attendre l'arrivée du médecin qui appliquera des pinces spéciales au niveau de la section ou qui pratiquera, s'il en est besoin, la *ligature* de l'artère intéressée.

2° Nettoyage et antisepsie des plaies. — Une plaie, avant d'être pansée, a toujours besoin d'être nettoyée. Les microbes qu'elle peut contenir y ont été introduits soit par l'instrument qui l'a produite, soit par les linges ou les vêtements qui ont été en contact avec elle, soit par le sol, s'il y a eu chute.

Aussi faudra-t-il toujours faire la toilette de la plaie, l'asperger largement d'eau bouillie, puis l'arroser pour terminer avec une solution antiseptique telle que mélange d'eau bouillie et d'alcool camphré, solution d'acide phénique à 1 ou 2 grammes pour 100 grammes d'eau ou de sublimé au millième (1 gramme pour 1 litre d'eau).

3° Pansement aseptique. — On employait il n'y a pas longtemps encore les pansements *antiseptiques*, c'est-à-dire chargés d'une substance telle que l'iodoforme, le salol, etc., capable de tuer les microbes; mais aujourd'hui, quand la plaie a été bien nettoyée, antiseptisée et débarrassée de tous les produits nuisibles qu'elle peut contenir; on se contente de pansements *aseptiques*, c'est-à-dire stérilisés et privés eux-mêmes de tout germe.

Les substances antiseptiques appliquées en permanence sur les plaies ont en effet maintes fois causé des accidents d'empoisonnement; c'est pour conjurer ce danger qu'on a enoncé à leur emploi dans les pansements, leur usage tant conservé pour le lavage des plaies. On fera donc des pplications de compresses de gaze et de coton hydrophile térilisés qui seront maintenues en place à l'aide d'une ande.

Détail important : les paquets ou boîtes contenant les ièces de pansement ne seront ouverts qu'au moment de emploi et seront toujours refermés avec soin.

Particularités relatives à certaines variétés de plaies. — es coupures s'accompagnant d'un écartement des lèvres e la plaie, il faudra toujours veiller à les maintenir approchées : il sera parfois nécessaire de les recoudre utures) avec de la soie ou du crin stérilisés, ce que seul le nédecin pourra faire.

Les piqûres ont peu de tendance à saigner et sont dif-ciles à nettoyer. Il faudra donc les presser pour les nire saigner, l'hémorragie devant entraîner avec elle les ermes qui pourraient s'être déposés au fond de la laie.

Cette précaution est encore plus nécessaire pour les laies envenimées qui, comme les piqûres, seront au réalable débarrassées des produits ou corps étrangers qui ourraient s'y être fixés.

On n'hésitera même pas à pratiquer de fortes succions vec les lèvres pour extraire par aspiration le venin ; puis n appliquera des substances capables de détruire ou de eutraliser ce qui pourrait rester de venin (teinture d'iode, mmoniaque étendue d'eau, solution de formol, etc.).

Mentionnons en terminant la nécessité de traiter certaines laies par les injections : *inoculations anti-rabiques* pour les norsures d'animaux enragés ou suspects de rage ; injec-ions de *sérum anti-tétanique* pour les plaies souillées par le ol ; injections de *sérum anti-venimeux* contre les piqûres de erpents.

Brûlures. — Les brûlures peuvent être causées :

1° Par des corps solides échauffés (fer à repasser par exemple).

2° Par des liquides bouillants;

3° Par des produits chimiques (vitriol);

4° Par la vapeur (explosion de chaudières);

5° Par des flammes;

6° Par l'électricité et par la foudre:

7° Par le rayonnement à distance d'un foyer de chaleur (coup de soleil).

Il y a plusieurs degrés dans les brûlures, mais ces détails sont trop techniques pour trouver ici leur place : ne nous arrêtons qu'au traitement des brûlures légères et peu étendues.

Traitement des brûlures. — Quand il n'y a qu'une simple rougeur de la peau, appliquer un peu d'huile, mais ne *pas mettre d'encre* : avec les progrès de la chimie moderne, on ne sait plus ce qui entre dans la composition de l'encre et on ne peut raisonnablement se servir d'un produit que l'on ne connaît pas. Quand il y a formation de *phlyctènes*, c'est-à-dire de ce qu'on nomme communément « cloches » ou « boules d'eau », il faut les respecter.

Un des meilleurs traitements des brûlures est le pansement à l'aide d'une solution saturée d'*acide picrique* : on en imbibe une compresse que l'on exprime ensuite fortement : puis on l'applique sur la partie brûlée en la maintenant avec une bande. Ce pansement, qui calme rapidement la douleur, est laissé en place plusieurs jours.

On ne recouvrira jamais la compresse de taffetas gommé ou de tissu imperméable : c'est là une condition essentielle du pansement à l'acide picrique.

CHAPITRE XII

L'ALCOOL AU POINT DE VUE INDIVIDUEL

Nous avons eu déjà l'occasion d'étudier l'alcool comme aliment, il nous reste à le considérer comme *poison*.

Si, *à doses faibles*, l'alcool *étendu d'eau* comme dans le vin, le cidre, la bière, n'exerce aucune action défavorable sur la santé, quand il est consommé *aux repas*, en même temps que les autres aliments, il n'en est plus de même quand il est ingéré à forte dose, sous forme concentrée et en dehors des repas. C'est alors un véritable poison qui produit une intoxication aiguë ou chronique, intoxication qui porte le nom d'alcoolisme.

Intoxication aiguë ou ivresse. — L'intoxication aiguë se traduit par un ensemble de troubles qui succèdent immédiatement à l'absorption rapide d'une quantité excessive d'alcool, troubles qui constituent l'*ivresse*.

Il existe de celle-ci plusieurs degrés et les symptômes s'étagent depuis l'excitation légère avec loquacité, qui constitue la simple *ébriété*, depuis le vertige, la nausée, jusqu'à la torpeur et l'état syncopal, en passant par la démarche chancelante, les vomissements, l'incohérence des idées et du langage, les hallucinations, etc. A son plus haut degré (chez les sujets ivres-morts), l'ivresse peut avoir une issue fatale; à tous ses stades, elle prédispose aux congestions, surtout pendant les saisons extrêmes, froides ou chaudes.

Tantôt l'ivresse est gaie, folâtre, extravagante; si elle ne dépasse pas certaines limites, elle se présente sous un aspect presque aimable, qui malheureusement pousse trop de gens encore à la considérer avec une indulgence imméritée. On sait, en effet, comment elle commence, on ignore comment elle finira, et surtout comment finiront ceux qui lient connaissance avec elle.

Tantôt, au contraire, elle est triste et mélancolique, tantôt méchante et querelleuse. Question de dose ou de tempérament, dira-t-on. — Peut-être, mais aussi question de nature du breuvage employé. Il n'y a pas, en effet, que l'alcool qui grise dans les boissons alcooliques; il y a aussi les impuretés et les bouquets; il y a encore les *essences*, essences d'anis, essences d'absinthe, de sauge, etc., dont les unes sont convulsivantes, les autres paralysantes ou stupéfiantes; il y a enfin le degré de concentration de l'alcool; si bien que de la nature et de la qualité de la boisson dépend souvent la qualité de l'ivresse.

L'ivresse du vin est en général plus gaie que celle de la bière, à ses premiers degrés tout au moins; car, passé certaines limites, toutes les ivresses se valent et se confondent.

Avec l'accoutumance, les doses d'alcool nécessaires pour provoquer l'ivresse vont toujours en augmentant; celle-ci même peut ne plus apparaître, mais l'alcool n'en continue pas moins son œuvre et l'alcoolisme s'installe.

INTOXICATION CHRONIQUE OU ALCOOLISME

Effets nuisibles de l'alcool sur les différents organes. — Suivons l'alcool dans son trajet et nous constaterons ses effets sur les organes qu'il traverse.

Le voilà dans l'estomac qu'il irrite, puis enflamme : d'où

gastrite chronique avec troubles digestifs, manque d'appétit, vomissements glaireux, surtout le matin au réveil (pituite matinale).

De là il passe dans l'intestin où il est absorbé et il pénètre, avec le sang auquel il se mêle, dans le torrent circulatoire qui le conduit aux différents organes.

Nous trouvons d'abord sur sa route le foie, qu'il désorganise en produisant une maladie qui lui appartient pour ainsi dire en propre, la *cirrhose atrophique;* mais, pour se rendre compte de ce qu'est cette affection, quelques mots d'explication sont nécessaires.

Nos différents organes sont composés : 1° de cellules, cellules du foie, cellules du rein, qui sont les parties agissantes, actives, de chaque organe, et participent à la fonction qui lui est spécialement dévolue; 2° d'un tissu de soutien, qui est la charpente de ces organes comme la trame est la charpente qui soutient la chaîne d'un tissu. Sous l'influence de l'alcool (et d'autres causes encore) ce tissu de soutènement, *tissu conjonctif,* prend un développement excessif et étouffe dans ses mailles les cellules actives ou éléments nobles. Cette surproduction de tissu conjonctif porte en médecine le nom de *sclérose,* et l'alcool présente des propriétés sclérosantes remarquables. La cirrhose atrophique alcoolique est une sclérose du foie, dont les fonctions s'éteignent rapidement : la mort survient en quelques mois.

L'alcool circulant dans les vaisseaux sanguins a la même action sclérosante sur les artères (artério-sclérose); il amène encore la dégénérescence du cœur. Son action se fait également sentir sur le système nerveux, cerveau et moelle épinière; sur les reins, dont il produit l'inflammation (néphrite), sur la peau même par les pores de laquelle il s'élimine.

Voilà comment se comporte l'alcool vis-à-vis des tissus et des organes.

Il nous reste à décrire les signes auxquels on reconnaît l'alcoolisme, mais il importe d'abord de savoir comment on devient alcoolique.

Chemins qui mènent à l'alcoolisme. — L'ivresse n'est pas un stade obligatoire pour ceux qui marchent à l'alcoolisme.

En se grisant souvent on acquiert la qualité d'ivrogne et on bat sa femme en rentrant au logis ; mais on devient aussi facilement alcoolique sans jamais se griser : car boire régulièrement *trop* tous les jours alcoolise autant que boire *beaucoup trop* certains jours. Rien n'empêche d'ailleurs de cumuler les deux méthodes.

Chaque classe sociale a sa façon de s'alcooliser, et, suivant les habitudes de son milieu, chacun prend à volonté le vin blanc à jeun, l'apéritif aux heures consacrées, le litre de vin à chaque repas, le ou les petits verres au dessert, le vin, la bière, le cidre, la lampée d'eau-de-vie à toute heure. On s'alcoolise à domicile, à l'atelier, au café, au cercle, à la brasserie, au cabaret. Les femmes marquent leur prédilection pour le vulnéraire, l'eau de mélisse, les liqueurs, les vins médicamenteux à base de quinquina ou de kola, mais n'entendent pas laisser aux hommes le privilège de l'absinthe : les enfants emboîtent le pas à leurs parents et bénéficient, dès l'âge le plus tendre, de la soupe au vin. La forme varie, le fond reste : c'est l'alcoolisme.

Comment se reconnait l'alcoolique ? — Alcoolique celui qui présente un léger tremblement des doigts, quand il allonge le bras devant lui, la main étendue, les doigts écartés ; alcoolique, celui dont le sommeil est entrecoupé de rêves et de cauchemars, où les animaux (chiens, chats, rats) tiennent les premiers rôles, où reviennent toujours les discussions et les querelles ; alcoolique le plus souvent, celui dont le nez rougit et grossit ou dont la face se parsème de pustules d'acné ; alcoolique, encore, celui qui le matin vomit quelques gorgées de *pituite*.

Tous ces alcooliques, dont l'alcoolisme ne s'affiche pas bruyamment, n'en grossissent pas moins le contingent des malades, n'offrent aucune résistance aux maladies épidémiques, n'en succombent pas moins, jeunes encore, à des cirrhoses du foie, à des maladies des reins, à des maladies du cœur ou des artères, à des affections nerveuses, à des accès de folie causés par une déchéance, par une usure précoce de leurs organes. Voilà ce qu'il faut dire et répéter ; car c'est l'expression d'une vérité que confirme l'expérience de tous les jours.

CHAPITRE XIII

HYGIÈNE DE LA VUE

La lumière, nécessaire à la santé de l'individu, lui est non moins indispensable pour les besoins mêmes de la vie, non seulement à l'air libre, mais encore dans l'intérieur de son habitation, le jour comme la nuit.

L'éclairage *naturel* est celui du soleil, l'éclairage *artificiel* est produit par les foyers lumineux.

I. — ÉCLAIRAGE NATUREL

La lumière est *directe*, quand les rayons solaires tombent en droite ligne dans l'habitation par les ouvertures ou fenêtres ménagées sur ses parois; elle est *diffuse*, quand ils sont au préalable réfléchis sur les couches atmosphériques.

La quantité de lumière qui pénètre ainsi dans un immeuble ne dépend pas seulement du nombre, de la largeur et de la hauteur des fenêtres qui lui donnent accès, mais aussi de l'élévation et de la proximité des maisons opposées, qui, trop hautes ou trop voisines, interceptent une partie de la lumière qu'elle pourrait recevoir.

En ce qui concerne la vue, les rayons directs sont mauvais en tant que trop éblouissants; la lumière diffuse doit seule être recherchée. Pourtant une distinction s'impose immédiatement suivant que la lumière doit servir à *voir* ou à *regarder*, suivant que les locaux sont destinés à l'habitation ou au travail.

Dans l'habitation privée, ou tout au moins dans les pièces exclusivement réservées au logement, chambres à coucher, salle à manger, salon, etc., il n'est besoin que de *voir* distinctement les personnes et les choses. La maison d'habitation aura donc tout bénéfice, dans nos régions tout au moins, à être, le plus possible, visitée et assainie par le soleil.

Aussi la surface occupée par les fenêtres sera-t-elle en rapport avec la hauteur, la profondeur, la capacité totale des pièces; dans cet ordre d'idées, les dernières années ont vu de notables progrès se réaliser, grâce aux larges baies et aux vérandas que l'on installe de plus en plus dans les immeubles nouveaux.

Encore faudra-t-il se garder d'étouffer la lumière sous d'épais rideaux qui ne s'entrebâillent jamais; mais on se défendra contre l'accès intempestif des rayons du soleil d'été, qui chauffe, qui éblouit et qui éteint les couleurs des étoffes d'ameublement, au moyen de volets ou de persiennes en bois ou en fer. Le fer a pourtant l'inconvénient de s'échauffer rapidement et de donner lieu à un dégagement de chaleur intense.

Les stores et les jalousies, en ne masquant que les parties supérieures des fenêtres, offrent l'avantage de laisser pénétrer par le bas la lumière diffuse.

Quel que soit d'ailleurs le système employé pour se mettre à l'abri du soleil, on aura soin de ne tamiser la lumière, en été seulement, que pendant les heures d'exposition directe aux rayons du soleil.

Telles sont les règles qui doivent présider à l'éclairage de l'habitation privée, mais il en va être tout autrement pour les locaux où l'on doit *regarder*, c'est-à-dire travailler, pour les écoles par exemple, pour les bureaux, pour les ateliers. Ici tout doit être mis en œuvre pour *ménager la vue*, et, dans ce but, pour rendre la lumière uniforme et pour atténuer, autant que possible, les ombres portées; ce qui revient à dire qu'il faut fermer ces locaux aux rayons solaires directs et les ouvrir largement à la lumière diffuse.

En orientant les fenêtres rigoureusement au Nord, on se priverait de la possibilité d'utiliser l'action bienfaisante des rayons solaires aux heures où les locaux ne sont pas occupés; en outre, l'éclairage par la lumière diffuse serait à son minimum; aussi préfère-t-on généralement l'orientation Nord-Est ou Nord-Ouest qui, laissant dominer la lumière diffuse, assure un éclairage satisfaisant.

DISTRIBUTION DE LA LUMIÈRE

Dans ces conditions, comment le jour doit-il être distribué? Doit-il arriver de face ou sur les côtés?

Si la lumière venait de face, le travailleur risquerait d'être ébloui; d'où gêne et fatigue pour la vue. L'éclairage arrivant par derrière serait un non-sens, le corps interposé faisant ombre. Il n'y a donc de possible que l'éclairage de côté, l'éclairage *unilatéral*, par un seul côté, ou *bilatéral*, par les deux côtés à la fois.

L'*éclairage bilatéral* a ses partisans et ses détracteurs : il donne plus de jour; on lui reproche de mal le donner. L'entrecroisement des lumières inégales de droite et de gauche amène un entrecroisement d'ombres : suivant leur place plus ou moins rapprochée des fenêtres d'un ou de l'autre côté, les objets sont différemment éclairés et des efforts deviennent nécessaires pour l'œil qui veut observer attentivement leurs détails. On s'adressera toutefois à l'éclairage bilatéral toutes les fois qu'il ne sera pas possible d'obtenir un éclairage unilatéral satisfaisant.

L'*éclairage unilatéral* est l'éclairage de choix, à condition toutefois qu'il soit suffisant pour distribuer la lumière à

toutes les places, même à celles qui sont le plus éloignées
des fenêtres. Par éclairage unilatéral, il faut entendre
l'éclairage de gauche, car la lumière de droite présenterait
le grave inconvénient, pour l'élève qui écrit, par exemple,
de projeter sur son pupitre l'ombre de sa main. Le meilleur éclairage dans les salles de travail sera donc l'éclairage unilatéral gauche et légèrement antérieur.

Dans certains ateliers (peintres, photographes, etc.) on
fait tomber la lumière d'en haut, mais cet éclairage par un
toit vitré ne trouve qu'exceptionnellement son application.

Dans les milieux industriels, dans les halls dont les
parois ou les toits vitrés sont largement accessibles aux
rayons solaires, la température devient étouffante pendant
les fortes chaleurs. On est arrivé à atténuer notablement
cet inconvénient, en recouvrant extérieurement les vitres
d'un enduit d'*asol*, substance qui, nous l'avons déja vu,
possède la remarquable propriété d'absorber les rayons
calorifiques. Un enduit d'asol sur les vitrages ou sur les
toitures vitrées peut amener un abaissement de température de cinq à dix degrés : cet abaissement est en rapport direct avec l'étendue de la surface enduite.

Des stores, des rideaux d'étoffes translucides et facilement lavables protégeront toujours les yeux des travailleurs
contre les rayons solaires directs.

Les tons clairs des peintures favoriseront l'éclairage, les
parois réfléchissant alors la majeure partie de la lumière
qu'elles reçoivent.

II. — ÉCLAIRAGE ARTIFICIEL

A défaut de lumière solaire, on a recours à l'éclairage
artificiel. Celui-ci n'a sa raison d'être que pendant les
heures où le soleil disparaît : l'hygiène, en effet, condamne
absolument les antichambres, les couloirs, les lieux de
travail (sous-sols, bureaux, etc.), qui, en plein jour, ne

s'éclairent que par la lumière artificielle. N'oublions pas en effet que, tandis que la lumière du soleil assainit et purifie l'atmosphère, la lumière artificielle, exception faite pour la lumière électrique, la vicie par dégagement des produits de la combustion.

Qualités à rechercher dans les différentes sources d'éclairage artificiel. — L'éclairage artificiel doit remplir, autant que possible, les conditions suivantes :

1º *Être largement distribué.* « Il n'y a jamais trop de lumière artificielle, » a dit Javal.

2º *Être fixe.* La lumière ne doit pas vaciller.

3º *Ne pas éblouir.* Les sources lumineuses seront masquées à la vue.

4º *Être solaire plutôt que lunaire.* Les rayons du soleil sont jaunes, la lumière que nous renvoie la lune est blanche. Les poètes disent volontiers des premiers qu'ils sont dorés, de la seconde qu'elle est argentée; or, une lumière artificielle jaune sera meilleure pour la vue qu'une lumière blanche. Ces différences sont dues aux différences de quantité des rayons chimiques émis par les diverses sources lumineuses.

5º *Abandonner à l'atmosphère le moins possible de produits de combustion ou de produits toxiques.*

6º *Dégager le minimum de chaleur possible.*

Divers modes de production de l'éclairage artificiel. — L'éclairage artificiel s'obtient aujourd'hui par *flamme* ou par *incandescence*.

L'éclairage par flamme, le seul en honneur autrefois, au temps des chandelles (suif) et des quinquets (huile), s'est progressivement perfectionné avec la bougie de stéarine, les lampes à huile végétale, le gaz, le pétrole, les essences et l'acétylène.

L'éclairage par incandescence est dû à l'électricité et aux *manchons* dont se coiffent aujourd'hui les lampes à pétrole, à gaz, et plus récemment, à alcool.

Valeur des différentes sources de lumière. — *Les bougies stéariques*, que nous devons à Chevreul, donnent une lumière douce, agréable, mais vacillante et coûteuse. Mauvaise pour le travail, elles dégagent dans l'atmosphère de nombreux produits de combustion.

Lampes à huile, à pétrole, à essence. — *Les lampes à huile végétale* (huile à brûler, le plus souvent huile de colza) se composent d'un réservoir à huile et d'un bec au niveau duquel s'opère la combustion. L'huile monte par capillarité le long d'une mèche qui plonge dans le réservoir.

Dans la lampe à bec rond et à double courant d'air d'Argand (fin du XVIIIᵉ siècle), la mèche est incluse entre deux gaines cylindriques et un appel d'air provoqué par le manchon creux circulaire que circonscrit la gaine interne active la combustion. Dans la lampe Carcel, un mouvement d'horlogerie actionne une petite pompe qui assure la montée de l'huile.

Le verre de lampe qui coiffe le bec empêche la flamme de vaciller.

Les lampes à huile, dont la lumière est douce et peu fatigante pour la vue, ont cédé le pas aux lampes à pétrole, dont le pouvoir éclairant est beaucoup plus considérable.

Les huiles volatiles se divisent en deux catégories : 1º les *essences inflammables* (essence minérale), qui, à une température inférieure à 35º, émettent des vapeurs susceptibles de prendre feu au contact d'une allumette enflammée; 2º les huiles minérales (pétrole rectifié ou *huile lampante*), qui représentent encore, mais à un degré beaucoup moindre, des dangers d'explosion.

Les *essences minérales*, éminemment dangereuses, sont généralement brûlées dans de petites lampes contenant une éponge ou une substance spongieuse imbibée de liquide et communiquant avec la mèche; un obturateur s'oppose à l'évaporation de l'essence quand la lampe n'est pas en service. Il ne se trouve pas d'essence libre dans l'appareil.

Ces lampes doivent être préparées en plein jour, loin de tout foyer de combustion. Si, par hasard, il était exceptionnellement utile de manier l'essence minérale ou un produit inflammable quelconque *le soir,* par exemple pour la mise en état d'une lanterne à projection, un artifice de préparations permet de le faire sans danger. On s'en va charger sa lampe à l'extérieur de la maison, près d'une fenêtre fermée du rez-de-chaussée, pendant qu'à l'intérieur un aide approche une source lumineuse de la fenêtre contre laquelle travaille l'opérateur. Celui-ci voit clair, mais les vitres interposées entre la lumière et lui le mettent à l'abri de tout danger d'explosion.

Les *lampes à pétrole,* à bec plat, simple ou double, ou à bec rond, sont actuellement assez perfectionnées pour ne plus dégager de fumée, à condition toutefois qu'elles soient bien réglées et ne filent pas. Leur éclairage est intense et peut être porté à un plus haut degré encore par l'incandescence. Malheureusement les droits fiscaux dont est grevé le pétrole poussent trop de gens, par raison d'économie, à ne faire usage que de becs trop petits et à ne se procurer qu'un éclairage insuffisant.

Gaz. — Le *gaz de houille,* d'un emploi commode, fournit le plus défectueux de tous les éclairages.

Très échauffante, sa flamme dégage dans l'atmosphère de nombreux produits de combustion. En outre, par ses fuites et ses infiltrations, le gaz donne fréquemment lieu à des accidents d'asphyxie. Il contient en effet de l'oxyde de carbone, de l'acide carbonique, de l'hydrogène sulfuré. Enfin il forme avec l'air un mélange détonant.

Quand une fuite de gaz est soupçonnée ou signalée, on commencera par arrêter l'arrivée du gaz, en fermant le compteur; puis on ouvrira portes et fenêtres, pour assurer une ventilation énergique.

Le gaz est brûlé à l'air libre dans le *bec papillon*, surtout utilisé pour l'éclairage public. Ce bec n'assure qu'une combustion incomplète, à une température trop basse, avec dégagement de nombreux produits nuisibles.

Le *bec annulaire*, à couronne cylindrique percée de trous, assure un appel d'air qui active la combustion; il est muni d'un verre à lampe et fournit une lumière fixe, en même temps que la combustion plus complète diminue la production des substances délétères.

Le *gaz d'eau* ou *gaz pauvre*, très toxique et dangereux en raison de son manque d'odeur, est plutôt employé comme force motrice que comme source d'éclairage. On a proposé de l'odoriser artificiellement, pour prévenir les dangers qui résultent de ses fuites inaperçues.

Acétylène. — L'*acétylène*, obtenu par décomposition du carbure de calcium en présence de l'eau, a une odeur d'ail accentuée; il brûle avec une flamme blanche, 17 fois plus éclairante que celle du gaz de houille. Il est destiné à rendre de précieux services dans les habitations isolées et partout où il est impossible d'installer le gaz ou l'électricité. On s'en sert couramment pour l'éclairage des lanternes de bicyclettes et d'automobiles; malheureusement sa préparation expose à des accidents. Un simple choc suffit à déterminer l'explosion de ce gaz, lorsqu'il est comprimé à plus de deux atmosphères.

Il se brûle au moyen de becs de gaz ordinaires, auxquels il est amené par une canalisation partie d'un réservoir ou qu'il alimente directement, lorsque chaque lampe possède son générateur.

Éclairage électrique. — Dans les *lampes à arc*, l'étincelle ou arc voltaïque jaillit entre deux cylindres de charbon maintenus à égale distance l'un de l'autre par un régulateur. On est arrivé à assurer la fixité de la lumière ainsi produite. Éclatante, aveuglante, elle demande à être tamisée par des globes blancs et n'est utilisée que pour l'éclairage des grands espaces, rues, places publiques, grands ateliers, etc. Très riches en rayons violets (rayons chimiques), elle détermine chez les individus qui sont longtemps exposés à son contact des accidents connus sous le nom de *coup de soleil électrique*, en tous points comparables au coup de soleil ordinaire : rougeur de la peau, cuisson, puis démangeaisons, etc.

Tout récemment on a employé, pour l'éclairage des devantures de magasins, des gares, des grands espaces, de longs tubes en verre contenant des vapeurs mercurielles et dans lesquels de véritables raies de feu électriques dégagent une lumière intense, bleue, verdâtre ou violacée.

L'*incandescence électrique* est due au passage du courant dans le vide, à travers un filament contourné contenu dans une ampoule de verre. Ne dégageant pas de produits de combustion, ne produisant qu'une chaleur peu intense, fournissant une lumière agréable à l'œil, l'éclairage par l'incandescence électrique est appelé, dans un avenir sans doute assez proche, à détrôner tous les autres modes d'éclairage (fig. 77). L'incandescence, d'ailleurs, tend de plus en plus à se substituer à la flamme, depuis que, pour lutter contre l'électricité, pour retarder le moment de leur défaite, le gaz et le pétrole se sont mis, eux aussi, à faire de l'incandescence.

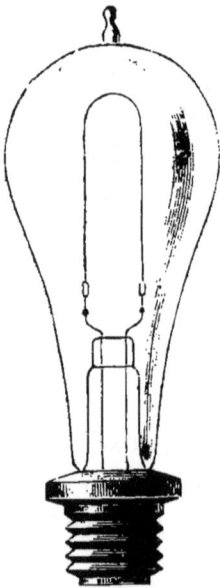

Fig. 77. — Lampe à incandescence électrique.

Incandescence par le gaz, le pétrole et l'alcool. — Cet éclairage s'obtient couramment au moyen d'un brûleur donnant une flamme bleue, peu éclairante par elle-même, mais très chaude, qui porte à l'incandescence un manchon conique. La lumière

ainsi fournie est éclatante en même temps que très économique (fig. 78).

L'incandescence se réalise ainsi au moyen du gaz, du
pétrole, de l'essence minérale. Plus récemment on a utilisé, dans le même but, l'alcool, qui semble appelé à un grand avenir,
mais dont l'emploi est encore limité, en
raison des droits fiscaux énormes qui
frappent aujourd'hui l'alcool industriel.

En résumé les sources lumineuses sont
par *ordre de mérite* : l'incandescence par
l'électricité; l'incandescence par des produits gazeux ou volatils; l'éclairage par
le pétrole, par le gaz; la lampe à huile; la
bougie stéarique.

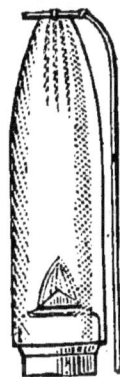

Fig. 78. — Incan-
descence par
le gaz (Bec
Auer).

Distribution de l'éclairage artificiel. —
Les règles qui doivent présider à la distribution de l'éclairage artificiel se rapprocheront, dans
la mesure du possible, de celles qui ont été établies pour
l'éclairage naturel.

Il faudra veiller à ce que les foyers lumineux soient
suffisamment distants de la tête des travailleurs pour ne
pas les incommoder par leur chaleur rayonnante. On évitera l'éblouissement en masquant la vue des sources
lumineuses au moyen d'écrans, d'abat-jour, de globes.

Enfin il vaut mieux répartir les foyers lumineux sur
différents points d'une pièce, plutôt que de les grouper
à son centre.

III. — DES SOINS A DONNER A LA VUE

Éviter les lumières trop éclatantes. — Une lumière trop
intense est éblouissante et fatigue rapidement la vue.

On se protégera, par le port de verres colorés, contre la
réverbération d'un soleil trop vif, de la neige, des glaciers,

des foyers électriques puissants. Les verres fumés ou bleutés sont d'un emploi courant, mais ils assombrissent les objets; les verres jaunes légèrement orangés ou de coloration vert jaunâtre (verres de Fieuzal) donnent un éclairement remarquable et ne fatiguent pas l'œil.

Les berceaux des enfants seront éloignés des fenêtres et recevront un jour diffus et tamisé.

Dangers d'un éclairage insuffisant. Myopie. — Quand l'éclairage est insuffisant, les personnes qui travaillent

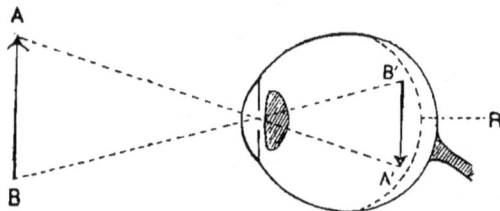

Fig. 79. — Œil myope.

L'image d'un objet AB se forme en A'B' en avant de la rétine R au lieu de se former exactement sur elle.

sont obligées de se pencher sur leur ouvrage pour y voir suffisamment; leurs yeux se livrent à des efforts continuels qui fatiguent la vue et conduisent à la myopie.

Dans l'œil myope, le diamètre qui traverse cet organe d'avant en arrière est trop long : les rayons lumineux, trop convergents, forment l'image en avant de la rétine (fig. 79).

Ce vice de réfraction se corrige au moyen de verres concaves qui, faisant diverger des rayons, reculent l'image et la projettent exactement sur la rétine.

Les myopes voient mal de loin, et, dans la vision de près, ils sont obligés de rapprocher les objets.

En résumé, quand, par suite d'un éclairage insuffisant, on s'habitue à regarder de trop près, l'œil s'habitue à cette vision rapprochée, se modifie *d'une façon définitive* pour s'y adapter et devient impropre à la vision de loin.

La myopie favorise, par les mauvaises attitudes qu'elle impose, les déviations de la colonne vertébrale; celles-ci entravent à leur tour le jeu régulier de la respiration et deviennent ainsi une cause d'appel pour les maladies de poitrine.

Envisagée en elle-même, la myopie n'est pas seulement une infirmité désagréable : elle expose en outre à de graves complications oculaires.

Moyens préventifs de la myopie. — Pour la prévenir, il est nécessaire de donner à chaque travailleur la quantité de lumière suffisante pour lui permettre de se placer sans fatigue à 33 centimètres au moins de son ouvrage. Cette règle s'applique aux jeunes écoliers plus encore qu'aux grandes personnes; c'est en effet dans les premières années d'études que se développe le plus souvent la myopie.

Pour faciliter la bonne tenue du corps, le mobilier scolaire devra être adapté à la taille de chaque élève.

Beaucoup d'enfants prennent de mauvaises attitudes pour écrire; « c'est la faute de l'écriture inclinée », prétendent les partisans de l'écriture droite.

On évitera à l'œil toutes les causes de fatigue : les caractères trop fins dans les livres, les lignes trop rapprochées, le papier trop blanc, auquel sera substitué avec avantages le papier légèrement teinté en jaune.

Enfin, toutes les fois qu'un trouble de la vision se produira, l'examen d'un médecin oculiste sera nécessaire. Il est sage de se méfier des marchands de lunettes qui offrent, sans ordonnance médicale, des verres ou trop forts ou trop faibles, plus souvent nuisibles qu'utiles.

Précautions diverses pour ménager la vue. — Il est mauvais de lire dans le lit, la position horizontale étant défavorable à un bon éclairage. La lecture au lit est, en outre, une cause fréquente d'incendie.

La lecture en voiture, en chemin de fer est fatigante par les efforts continuels d'accommodation que provoquent les trépidations.

La veilleuse allumée dans la chambre à coucher a ses

inconvénients : car le sommeil et le repos de l'œil sont plus profonds dans l'obscurité.

Les *corps étrangers* qui pénètrent dans les yeux deviennent rapidement une cause d'irritation, qui peut aller jusqu'à l'inflammation : aussi des lunettes spéciales protégeront-elles les yeux des automobilistes contre l'invasion des poussières et des moucherons, les yeux des ouvriers contre les éclats des substances qu'ils manient (lunettes d'ateliers, lunettes des casseurs de pierres, fig. 80).

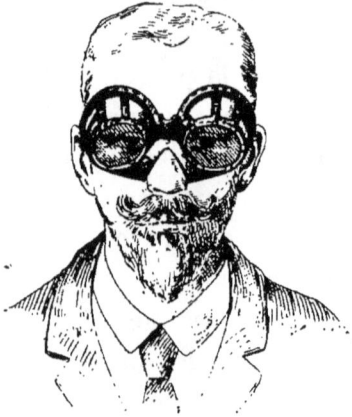

Fig. 80. — Lunettes contre les éclats et les projections, vues de face. (Système du docteur Détourbe.)

La fumée de tabac est irritante pour l'œil : d'où l'inconvénient de fumer en travaillant.

L'emploi du fard et de l'allumette noircie, que l'on passe sur le bord des paupières, pour accentuer ou dessiner la ligne des cils, fait pénétrer des corps étrangers dans l'œil et peut devenir une cause d'inflammation.

CHAPITRE XIV

HYGIÈNE DE L'OREILLE. — HYGIÈNE DE LA VOIX

I. — HYGIÈNE DE L'OREILLE

L'oreille se subdivise en 3 parties :

1° L'oreille externe, qui comprend le pavillon et le conduit auditif; ce dernier se termine à la membrane du tympan ;

2° L'oreille moyenne, qui communique avec l'arrière-cavité des fosses nasales au moyen d'un canal, la trompe d'Eustache ;

3° L'oreille moyenne, qui est l'organe véritablement affecté à la perception des sons, alors que l'oreille externe et l'oreille moyenne n'en sont que les conducteurs.

Du *pavillon de l'oreille*, en ce qui concerne les soins à lui donner, il n'est rien de particulier à dire. Il participe à la toilette générale du visage; mais le lobule nous intéresse en tant qu'appareil de suspension des *boucles d'oreilles*.

Il n'est pas de pratique plus barbare que celle qui consiste à perforer le lobule de l'oreille pour y suspendre des anneaux ou des bijoux; ce vestige de sauvagerie rapproche singulièrement les peuples civilisés des populations incultes qui se passent dans le nez des anneaux d'ivoire.

Le préjugé qui veut que les anneaux suspendus aux oreilles préviennent les maux d'yeux est encore enraciné dans certaines régions : il vaut ce que valent tous les pré-jugés et constitue une grossière erreur.

Quant à la mode et au besoin de parure, ils ne perdraient rien de leurs droits s'ils ne donnaient pas lieu à une mutilation qui n'est pas toujours inoffensive.

Le percement et le port des boucles d'oreilles ne sont pas en effet sans inconvénients. Aucune précaution antiseptique n'est prise au cours de l'acte opératoire, qu'exécute d'ordinaire le bijoutier : un bouchon pour appuyer le lobule, un poinçon pour le perforer, un anneau provisoire passé dans la plaie pour l'empêcher de se refermer, voilà le matériel de l'opération ; mais les résultats, les voici : hémorragies, abcès, cicatrices vicieuses, érysipèle, et, par le port des boucles d'oreilles, déformation du lobule, eczéma, gourme. Il est inutile d'insister : la cause est déjà gagnée près des gens raisonnables.

Aucune violence ne doit être exercée sur le pavillon de l'oreille : on ne doit ni tirer l'oreille des enfants, ce qui peut amener un arrachement, ni les frapper de la main, ce qui peut produire une déchirure du tympan par refoulement et compression de l'air.

Les soins à donner au conduit auditif consistent uniquement à en retirer les poussières et la matière grasse jaunâtre, le *cérumen*, qui y est sécrétée par les glandes.

Il ne faut jamais employer à cet usage d'instrument dur ou pointu : un petit tampon d'ouate hydrophile roulé et humecté de glycérine, d'huile d'amande douce ou d'eau de Cologne suffit amplement. Un petit bout de bois peut encore faire l'office de porte-ouate, à condition que celle-ci soit bien enroulée et bien fixée à l'extrémité du bâtonnet.

Un bouchon volumineux de cérumen dans le fond du conduit auditif devient irritant, cause des démangeaisons et suffit à diminuer la finesse de l'ouïe. Pour le détacher, on commence par le ramollir, en introduisant plusieurs jours de suite dans l'oreille quelques gouttes de glycérine ;

l'extraction en est ainsi rendue facile par le procédé déjà indiqué du porte-ouate ou par une injection d'eau bouillie tiède, faite, à une douce pression, à l'aide d'une petite seringue en verre à extrémité *arrondie* ou terminée en boule.

Il est absolument inutile de s'habituer à porter du coton dans l'oreille : celui-ci y maintient un certain degré d'humidité et la rend éminemment sensible à l'impression du froid. Le tampon d'ouate n'a *temporairement* sa raison d'être que pour amortir le choc du vent sur le tympan (automobile) ou les vibrations violentes déterminées par un bruit intense.

Les soins de l'*oreille moyenne* se confondent avec ceux du nez et de la gorge; car ses maladies sont dues à la propagation des inflammations ou infections de la gorge à travers la trompe d'Eustache. Prémunir sa gorge contre les infections et les maladies, c'est défendre son oreille moyenne.

L'*oreille interne* supporte mal les bruits violents ou continus : on se bouchera les oreilles avec les doigts ou avec un tampon de ouate pour atténuer les effets des bruits stridents qui se produisent à courte distance : sifflets des locomotives, sirènes des bateaux, coups de canons, explosions de dynamite, etc.

II. — HYGIÈNE DE LA VOIX

Le larynx, en tant que canal ouvert à la circulation de l'air atmosphérique, n'est qu'un tronçon des voies respiratoires supérieures. A ce titre il est tributaire des mêmes causes de maladies que le nez et la gorge et soumis aux mêmes règles d'hygiène; mais, par ses *cordes vocales*, il est affecté à une fonction spéciale, l'émission des sons et de la voix. En cette qualité d'organe de la *phonation*, il demande certains ménagements.

On évitera autant que possible l'abus de la parole, les efforts de voix, les cris, surtout dans les atmosphères enfumées par le tabac (cafés, réunions publiques, etc.). Certaines professions surmènent le larynx (instituteurs, professeurs, avocats, orateurs, acteurs); aussi ces parleurs professionnels paient-ils un large tribut aux enrouements et aux maladies du larynx.

Le larynx n'est pas seulement l'organe de la parole, il est encore celui du *chant*, bien plus dangereux pour son intégrité fonctionnelle que la voix parlée.

Il ne faudra jamais commencer trop jeune à travailler le chant : les jeunes filles qui débutent dans cet art avant l'âge de dix-huit ans sont exposées à perdre rapidement leur voix.

Les exercices seront toujours modérés et courts au début ; car le larynx a besoin d'un entraînenent méthodique. La leçon de chant ne doit jamais être suivie d'un enrouement passager.

Le choix du]professeur a ici une importance considérable. Un mauvais]maître qui vous pousse à forcer votre voix peut vous la perdre à tout jamais.

Enfin on évitera de chanter immédiatement après les repas.

CHAPITRE XV

HYGIÈNE DU SYSTÈME NERVEUX

I. — DU SURMENAGE

Surmenage intellectuel. — L'éducation intellectuelle commence, à vrai dire, à la naissance : d'abord spontanée, elle se complète peu à peu par les expériences que provoque l'entourage, par les *leçons de choses* qu'il donne à l'enfant. A cet égard, rien de plus démonstratif que la différence qui sépare l'éveil de l'intelligence chez un enfant de quelques mois, dont sa famille s'occupe, et le sommeil des fonctions cérébrales chez celui qui végète abandonné à lui-même.

Il importe toutefois de ne pas retenir incessamment l'attention de l'enfant; car la quantité d'effort que supporte sans fatigue un jeune cerveau est restreinte. La quantité de travail qui lui est imposée doit toujours être proportionnée à son âge et à son développement organique. Pour ne pas obéir à cette règle salutaire, on s'expose à provoquer chez l'enfant de l'excitation et de l'agitation, qui trahissent chez lui un véritable surmenage cérébral et peuvent être suivis d'accidents variés.

Même retenue doit être gardée quand commence l'heure des études. L'enfant ne devra jamais commencer trop tôt à travailler; la précocité intellectuelle, dont tant de parents sont si fiers pour leurs enfants, s'achète trop souvent par un retard dans leur développement physique et par un épuisement des facultés intellectuelles, qui font perdre à ces prématurés l'avance dont on espérait à tort les voir bénéficier jusqu'au bout de leurs études.

Un travail quelconque, physique ou intellectuel, s'accompagne toujours de fatigue, mais celle-ci ne se perçoit qu'après un temps donné, variable avec l'âge et avec la résistance du sujet.

La fatigue se distingue du surmenage en ce qu'elle se dissipe totalement par le repos, tandis que le surmenage est un état chronique dans lequel l'organisme ne revient pas à l'état normal après la cessation de l'effort.

Le surmenage intellectuel se traduit par des maux de tête, des saignements de nez, de la paresse intellectuelle, de l'inattention, des vertiges, des somnolences, des bourdonnements d'oreilles, de la pâleur du visage, des palpitations, de la perte d'appétit, des modifications du caractère : tristesse, irritabilité, impatience, indolence, etc.

Surmenage moral. — Le surmenage intellectuel est une des formes du surmenage psychique, mais celui-ci comprend encore le surmenage moral, qui résulte de l'exaltation de la sensibilité ou de la succession d'émotions variées.

Quelle plus détestable habitude que celle qui consiste à menacer les enfants, à les frapper, à leur faire peur de tout à tout propos, à évoquer devant leur imagination les fictions du loup-garou, des sorciers ou des revenants, à leur narrer par le menu des histoires terrifiantes d'ogres ou de bêtes féroces, à développer chez eux une sentimentalité malsaine, en leur faisant verser des larmes sur des malheurs réels ou imaginaires, à évoquer devant leur esprit l'image de la mort pour ceux qui les entourent, etc. Ce jeu cruel en fait des inquiets, des poltrons, des déprimés, des rêveurs, des nerveux, des déséquilibrés, sujets aux terreurs nocturnes.

Mêmes effets déplorables s'observent sur le système nerveux et le cerveau des jeunes gens qui se passionnent pour la lecture des romans, qui vivent par la pensée dans un monde imaginaire au milieu de personnages fictifs et d'aventures plus extraordinaires et plus émouvantes les unes que les autres, et qui tombent désillusionnés des hauteurs de leurs rêves sur le terrain de la réalité.

Faut-il parler des répercussions nerveuses des passions déprimantes (jeu, ambition démesurée, poursuite acharnée de la richesse), dont on se défend avec un peu d'empire sur soi-même; des chagrins et des déceptions qu'on peut rencontrer dans la vie et auxquels on ne peut opposer que le courage et la résignation? Ce surmenage moral produit des effets plus marqués encore que le surmenage purement intellectuel.

L'excès en tout est un défaut. — La modération en tout, voilà le régulateur par excellence du système nerveux. L'excès de travail est aussi nuisible que l'excès de plaisir et la fatigue nerveuse attend tous ceux qui se dépensent intellectuellement, moralement aussi bien que physiquement.

Le travail intellectuel alternera donc sagement avec des récréations physiques et des périodes de repos. Le meilleur moyen de ménager son système nerveux consistera à avoir une vie bien réglée, à consacrer au sommeil les heures nécessaires. Que l'on passe ses nuits à sa table de travail, au théâtre ou au bal, on épuisera son système nerveux si l'on n'a pas régulièrement *son compte* de sommeil.

II. — POISONS DU SYSTÈME NERVEUX

Le nombre des poisons qui agissent sur le système nerveux est considérable; si l'on voulait les énumérer tous, on passerait en revue la liste presque complète des substances toxiques; mais il ne s'agit pas ici d'empoisonnements aigus et, ce que nous voulons retenir, c'est l'action lente et prolongée de ceux des poisons du système nerveux dont l'homme prend *volontairement* l'habitude.

Alcool. — Nous nous sommes déjà souvent entretenus de ce produit; mais à tout seigneur tout honneur. L'alcool cause tant de ravages qu'on n'en saurait trop parler. Outre ses effets sur les divers organes, l'alcool offre une prédilection marquée pour le système nerveux. Tremblement des mains et de la langue, paralysies des membres, maux de tête, insomnie, cauchemars, crampes dans les mollets, troubles de la vue, convulsions, désordres cérébraux, folie, délire furieux (delirium tremens), voilà ce qu'il est capable d'engendrer. Si l'on supprimait l'alcool, les asiles d'aliénés se videraient immédiatement.

Absinthe. — L'absinthe contient de l'alcool en fortes proportions, mais ce qui la rend redoutable entre toutes les boissons, c'est sa contenance en essences, poisons convulsivants ou paralysants du système nerveux.

Opium, morphine et éther. — L'*opium* est le suc condensé d'une variété de pavot. C'est un des médicaments les plus employés; mais c'est à peine si le vingtième de l'opium récolté en Asie est utilisé par la médecine : les fumeurs, mangeurs d'opium et les morphinomanes en consomment la plus grande partie. Les Chinois se tuent depuis de longues années à fumer l'opium; mais cette triste passion a pénétré en Europe et il existe malheureusement de nombreuses *fumeries* clandestines d'opium dans plusieurs villes de notre pays, particulièrement dans les ports.

La *morphine* est un des principes actifs de l'opium; ses effets calmants la font utiliser en médecine, surtout en injections sous la peau. Malheureusement elle produit, en même temps que la cessation de la douleur, une *griserie* spéciale qui la fait rechercher de ceux qui n'ont pas la force de résister à ses appels. Peu à peu les doses s'élèvent et le malade verse de plus en plus dans la morphinomanie. Il en résulte des désordres cérébraux, une indifférence aux choses extérieures, une torpeur qui ne disparaît que lorsqu'une nouvelle injection de poison vient réveiller l'activité intellectuelle. L'affaiblissement, l'amaigrissement ne tardent pas à survenir; mais le phénomène le plus caractéristique est l'état d'angoisse dans lequel la privation de morphine place le malade.

L'*éther*, employé également en injections sous la peau comme stimulant, a le même attrait pour certains sujets; d'autres préfèrent le boire, mais le résultat est le même : ils deviennent *éthéromanes* et l'éther produit une déchéance analogue à celle qui dérive de la morphine.

Tabac. — Les feuilles de tabac contiennent un principe actif, la *nicotine*, dont le pouvoir toxique est très élevé.

L'intoxication chronique par la nicotine ne peut s'observer que chez des fumeurs de pipes à court tuyau dans lequel la salive s'écoule, dissout une certaine quantité de poison et revient dans la bouche par aspiration; mais la fumée de tabac ne contient jamais de nicotine.

Tous les fumeurs cependant, fumeurs de pipes, de cigares, de cigarettes sont exposés à des accidents, non pas de nicotinisme, mais de tabagisme produits par des substances, autres que la nicotine, aspirées avec la fumée.

Les phénomènes maladifs consistent en vertiges, perte de la mémoire, palpitations et troubles nerveux du cœur (angine de poitrine).

Pour terminer nous rappellerons que le *café* et le *thé*, pris en *excès*, produisent eux aussi de graves désordres sur le système nerveux.

CONGESTION CÉRÉBRALE ET APOPLEXIE.

La *congestion cérébrale* jouait un rôle considérable dans la médecine des temps passés. C'est elle que l'on rendait responsable des accidents connus sous le nom de *coup de sang* ou d'apoplexie; or il est démontré que, dans la plupart des cas, l'apoplexie reconnaît des causes autres que la congestion cérébrale.

Qu'est-ce d'abord que l'apoplexie?

On appelle ainsi la chute avec perte de connaissance, abolition des fonctions intellectuelles et du mouvement. Le malade tombe comme une masse, frappé *d'un coup* d'apoplexie, mais son état diffère de l'état syncopal en ce que son cœur continue à battre.

L'apoplexie n'est pas une maladie : c'est un symptôme commun à plusieurs maladies, dont les plus fréquentes sont l'hémorragie cérébrale et le ramollissement cérébral.

L'*hémorragie cérébrale* est due à la rupture d'une petite artère du cerveau; mais cette déchirure ne se produit que lorsque le vaisseau est au préalable atteint de sclérose (artério-sclérose).

Le *ramollissement cérébral* est dû, non plus à la rupture, mais à l'obturation de l'artère par un petit caillot. Le sang ne pénètre plus dans le territoire irrigué par cette artère, et il s'y forme un foyer de ramollissement.

La congestion cérébrale, quoique appelée à jouer un rôle moindre qu'autrefois, n'en existe pas moins : elle s'observe dans l'insolation, dans l'alcoolisme; elle est encore produite par un froid intense.

Le traitement classique consiste, aussi bien dans la congestion que dans l'apoplexie par hémorragie ou ramollissement, à porter le malade sur un lit, à le déshabiller, à le coucher, à lui appliquer des sinapismes sur les membres inférieurs, à lui mettre des sangsues derrière les oreilles, à lui donner un lavement purgatif.

On aura soin de retirer les sinapismes quinze ou vingt minutes après leur application : car le malade ne pouvant plus accuser de sensations douloureuses, on a souvent *oublié* les sinapismes qui ont alors produit de véritables plaies.

CHAPITRE XVI

EXERCICES PHYSIQUES

I. — TRAVAIL MUSCULAIRE

Influence du travail musculaire sur le développement de tous les organes. — L'homme a besoin d'exercice. Les muscles, organes du mouvement, représentent à eux seuls plus de la moitié du poids du corps — ce sont eux qui chez les animaux constituent la viande ; — mais l'activité physique ne fait pas seulement sentir ses effets sur le système musculaire : elle retentit sur l'économie tout entière.

Le moindre mouvement d'une partie de notre corps exige l'action combinée de plusieurs muscles.

Sur un ordre parti du cerveau et transmis par la moelle d'abord et par les nerfs ensuite, la fibre du muscle se contracte et met en mouvement les os, dont le rôle est purement passif et mécanique.

Quand le mouvement est violent, un élément nouveau intervient : l'*effort*, qui fait participer tout le système musculaire au mouvement partiel que l'on veut produire. Dans l'effort, en effet, une inspiration énergique commence par faire pénétrer dans la poitrine (thorax) une colonne d'air qui y est retenue par l'occlusion du larynx (fermeture de la glotte). Le thorax s'immobilise; l'air qu'il contient se trouve comprimé; les muscles du dos, de la poitrine, de l'abdomen, des membres se contractent énergiquement; la tension du sang augmente et se traduit par le gonflement des veines superficielles. Les phénomènes qui se produisent ainsi sont plus ou moins accentués et proportionnels à l'intensité et à la durée de l'effort.

L'exercice physique a pour premiers résultats une augmentation de l'activité de la respiration et de la circulation. En même temps que leur rythme s'accélère, la profondeur des mouvement respiratoires s'accroît. A un degré plus avancé, la suractivité respiratoire se traduit par l'*essoufflement*.

De même l'accélération de la circulation amène un afflux de sang plus considérable dans tous les organes, et par suite une exaltation de leurs fonctions. Poussée un peu plus loin, elle se manifeste par des battements de cœur ou *palpitations*. La calorification est plus intense : la sueur et l'élimination des déchets organiques qu'elle entraîne sont plus abondantes.

Par l'exercice physique les dépenses de l'organisme sont donc augmentées; elles demandent en conséquence à être réparées; aussi l'appétit est-il accru, de même que l'énergie des fonctions digestives.

Enfin l'exercice physique agit utilement sur les muscles eux-mêmes, qu'il développe et dont il empêche l'envahissement par la graisse, et sur le système nerveux, dont il est un puissant régulateur.

Éducation physique. — L'éducation physique a pour but d'assurer, par des exercices appropriés, le développement du corps et l'harmonie des formes, comme l'éducation intellectuelle préside à l'épanouissement de l'activité cérébrale.

L'éducation physique ne doit pas être négligée au bénéfice de l'éducation intellectuelle : l'une pas plus que l'autre ne saurait engendrer l'abus : elles se complètent mutuellement, à condition de ne jamais empiéter sur le terrain l'une de l'autre.

L'exercice physique est un délassement du travail intellectuel, une récréation ; mais pour rester un dérivatif de la
tension nerveuse, il a besoin de ne pas dépasser la limite
au delà de laquelle la fatigue et le surmenage physiques
viennent s'ajouter à la fatigue et au surmenage intellec-
tuels.

Surmenage physique. — Le système musculaire n'est pas
capable d'un travail continu : au bout d'un temps plus ou
moins long, variable suivant les individus, le muscle a
peine à se contracter. Dès que son excitabilité diminue,
apparaît la fatigue. Le repos ne tarde pas à lui rendre
son énergie fonctionnelle ; mais sous l'influence d'un travail physique excessif et prolongé, il se produit une véritable intoxication de l'économie par les déchets organiques
qui s'accumulent dans le corps sans pouvoir s'éliminer :
ainsi s'établit le surmenage physique.

On distingue un surmenage aigu et un surmenage chronique.

Le *surmenage aigu* est celui du soldat qui, dans une
marche forcée, finit par tomber brisé, haletant.

Le *surmenage chronique* s'observe chez des individus qui,
pendant un temps assez long, subissent des fatigues exces-
sives avec un repos insuffisant, souvent aussi avec une
alimentation insuffisante.

Tel est le cas des armées en campagne épuisées par les
marches et contre-marches, par les veilles, par les priva-
tions. Tel est encore le fait des sujets qui se livrent sans
mesure aux exercices physiques et aux sports.

Le surmenage physique, comme tous les surmenages en
général, prédispose à l'invasion de toutes les maladies
infectieuses et laisse l'individu sans défense contre leurs
atteintes. Les sujets surmenés sont les premières victimes
de toutes les épidémies.

Effets du manque d'exercice. — Le repos exagéré est
aussi néfaste que le travail excessif.

Le muscle qui ne travaille pas ne tarde pas à devenir incapable de travailler.

Tout le monde sait avec quelle rapidité la sensation de fatigue est provoquée par un exercice nouveau qui met en action des muscles encore inexercés. Les premières leçons d'escrime ou d'équitation se paient généralement par une *courbature*.

Les différents muscles ont, en effet, besoin d'acquérir une certaine accoutumance au travail, et l'habitude ou *entraînement* augmente leur degré de résistance à la fatigue.

Inversement le muscle qui cesse de travailler se déshabitue du travail et l'inaction prolongée appelle à sa suite l'inaptitude à agir : l'homme qui ne sort qu'en voiture devient rapidement incapable de fournir une marche de plusieurs kilomètres. Il s'essouffle et se courbature.

Les personnes qui vivent confinées chez elles et ne se livrent à aucun exercice physique sont molles et apathiques. Leurs digestions se font mal, la somnolence les gagne à la fin des repas, alors qu'au contraire leurs nuits sont troublées par des périodes d'insomnie.

Leurs facultés cérébrales s'engourdissent et l'on peut dire que l'homme physiquement diminué est également diminué intellectuellement.

Avec le temps apparaissent les maladies que nous avons déjà vues figurer dans le cortège de l'alimentation surabondante.

Rien de surprenant d'ailleurs à cette similitude de résultats; car, dans les deux cas, la cause, à la bien envisager, est identiquement la même. L'homme qui ne dépense pas ce qu'il emmagasine et l'homme qui emmagasine trop ont tous deux un excédent de recettes, qui se traduit par la goutte, l'obésité, le diabète, la formation de sable et de graviers (calculs) biliaires et urinaires, etc. D'ailleurs l'inaction et la bonne chère sont loin d'être sœurs ennemies, et ceux-là seuls qui ne sont pas talonnés par le

esoin de gagner leur vie peuvent s'offrir le luxe, combien
eu enviable, de ne pas remuer tout en mangeant trop
t trop bien.

II. — SOMMEIL

L'influence salutaire du sommeil s'étend à tout le corps,
[u'il retrempe et revivifie; mais, pour être complètement
éparateur, il a besoin d'être suffisamment prolongé et
rofond.

Les petits enfants ont besoin de beaucoup de sommeil :
es nuits ne leur suffisent pas, ils dorment encore pendant
e jour.

Au sortir de la première enfance, dix heures de sommeil
ans interruption sont encore nécessaires : rien n'est plus
réjudiciable à la santé des enfants que de les faire veiller
u coucher à des heures irrégulières.

Pour les adultes sept à huit heures de sommeil consti-
uent une bonne moyenne; mais le besoin de repos varie
vec la somme de travail accompli, la quantité de forces
épensées et les dispositions individuelles. Nombreux sont
es individus qui ont besoin de neuf heures de repos au lit.

Le sommeil de la nuit ne peut être remplacé par le som-
neil du jour : les essais tentés dans les pays chauds pour
aire marcher les soldats après le coucher du soleil, en les
aissant reposer le jour, ont été vite interrompus : à la
roisième étape, les soldats étaient épuisés.

Le sommeil de jour est, en effet, moins profond et moins
réparateur : aussi la loi interdit-elle aux femmes et aux
enfants le travail nocturne.

Se coucher tôt, se lever tôt, voilà la meilleure règle à
suivre. Travailler tard ou s'amuser tard dans la nuit, pour
faire ensuite grasse matinée, est un contre-sens hygiénique.

On dormira indifféremment sur le côté droit ou sur le

côté gauche. Tout ce que l'on a dit ou écrit sur les mérites
du flanc droit ou du flanc gauche ne s'appuie que sur des
hypothèses; que chacun dorme comme il veut et comme il
peut, pourvu que ce soit dans la position horizontale, dans
un lit, dans une atmosphère pure et à l'abri des intempéries, c'est tout ce que réclame l'hygiène. La position est
affaire d'habitude et se modifie d'ailleurs d'elle-même au
cours du sommeil.

Rester au lit quand on a fini de dormir est le propre des
paresseux : ils trouveront leur punition dans les maladies
qui résultent du manque d'exercice.

III. — EXERCICES DIVERS SPÉCIALEMENT ENVISAGÉS CHEZ LA FEMME

L'exercice et le mouvement sont aussi utiles à la femme
qu'à l'homme, mais la conformation de ses organes interdit
à celle-ci l'exagération des efforts violents, brusques et
prolongés. La gymnastique athlétique, le soulèvement des
poids et des fardeaux, la lutte et la boxe, qui sont des
exercices de force, ne sont donc pas faits pour elle.

Il en est tout autrement des exercices dits *de vitesse* dans
lesquels les grands mouvements violents sont remplacés
par une succession de petits mouvements : course, canotage, natation, etc.; mais ces exercices eux-mêmes n'auront leur utilité pour la femme que si elle s'y prépare et
s'y entraîne méthodiquement *dès son enfance*.

On voit encore aujourd'hui — on en voyait encore plus
autrefois — des mères et des gouvernantes qui se font une
idée bizarre de l'éducation physique des petites filles de
huit à dix ans.

Aussitôt que ces enfants manifestent la moindre velléité
de gambader, de courir, de sauter, on les rappelle en leur
disant : « Ne courez pas, ne sautez pas : ce sont *jeux de
garçons* qui ne sont pas *convenables* pour les petites filles. »

Jeux de garçons! Comme si à cet âge les jeux *permis* aux garçons devaient être différents des jeux permis aux filles! Et alors on les fait jouer *assises*, on leur met un petit ouvrage dans la main et on en fait des petites poupées bien sages et bien immobiles. Le résultat de cette éducation, le voici : devenues jeunes filles et jeunes femmes, elles se montreront gauches, maladroites et empruntées. Quand elles auront cinquante mètres à faire en courant, elle s'arrêteront bientôt essoufflées et palpitantes. Que dis-je! Il y a des femmes qui ne savent plus même marcher et ne circulent qu'en voiture!

Conclusion : les petites filles auront le droit de courir et de s'amuser comme les garçons, mais s'abstiendront naturellement des exercices violents ou dangereux.

Marche. — La marche est la forme de l'exercice la plus simple, la plus naturelle et la plus vivifiante. Les mouvements respiratoires, la circulation s'y mettent en pleine activité, et, surtout quand l'air est vif, comme dans la montagne, elle s'accompagne d'une excitation générale de toutes les fonctions.

La marche convient particulièrement aux jeunes filles et aux femmes, mais elle comporte un vêtement souple, léger, simple et court : rien n'est plus irrationnel chez une femme que les promenades en robes longues qu'il faut tenir à la main et retrousser.

La *course* modérée n'est en réalité qu'une marche accélérée : elle est l'élément utile de certains jeux, tels que le *tennis*.

Natation. — La natation n'exige que des mouvements doux et harmonieux, assouplit les muscles et les articulations, active la respiration et la circulation et joint à l'action bienfaisante du mouvement les effets toniques de l'eau : c'est un exercice recommandable entre tous.

Canotage. — Sport agréable, le canotage convient à merveille à la femme, à condition toutefois que les mouvements qu'il nécessite restent modérés. Le maniement de la rame n'est donc à conseiller que dans les *promenades* en canot, et non dans les *courses*, dans lesquelles l'émulation amène forcément l'exagération de l'effort.

La prudence la plus élémentaire exige qu'on n'aille jamais en canot sans savoir bien nager : les embarcations seront aussi larges et aussi stables que possible.

Bicyclette. — Ce sport a soulevé à son début bien des objections pour la femme, mais la vérité est que ses inconvénients ne se sont manifestés que chez des sujets qui manquaient d'entraînement pour tout exercice physique ou bien qui se livraient à des courses trop prolongées ou à des excès de vitesse; mais, pratiqué avec modération, le cyclisme ne présente par lui-même aucun inconvénient pour la femme, si l'apprentissage en a été fait à un âge assez tendre. Malheureusement l'automobilisme a enlevé sur les routes toute sécurité aux cyclistes : c'est l'automobile qui fait le danger de la bicyclette.

Nous ne dirons rien de l'*automobilisme*, qui n'est ni un sport ni un exercice physique : ce n'est et ce ne sera jamais qu'un moyen de transport.

Escrime. — Peu pratiquée par la femme, l'escrime n'a pourtant rien qui doive la faire rejeter par elle.

Équitation. — Nous ne la considérons pas comme un sport qu'il faille recommander aux jeunes filles.

Patinage. — Il a de nombreux inconvénients, surtout par les chutes qu'il occasionne.

GYMNASTIQUE.

Gymnastique athlétique. — La gymnastique athlétique, que l'on associe d'ordinaire à la voltige et au saut, comprend des jeux d'attitudes et des mouvements aux agrès : barres parallèles, anneaux, trapèze, barre fixe.

Elle ne convient pas à la femme; car elle favorise les

tours de force avec efforts violents, elle impose des contorsions qui troublent le mécanisme de la respiration et de la circulation, enfin elle n'assure pas un développement harmonieux du système musculaire, étant donné qu'elle exagère les saillies des muscles de la poitrine, de l'épaule et du dos. En outre les gymnases *fermés* enlèvent à cet exercice le bénéfice du grand air.

Gymnastique suédoise. Attitudes vicieuses. — La gymnastique suédoise se propose au contraire de faire travailler les différents groupes musculaires *suivant leur importance.*

C'est ainsi que les muscles de la respiration sont l'objet d'exercices spéciaux, qui ont pour effet d'amplifier la poitrine; c'est ainsi que les muscles de l'abdomen sont exercés de façon à accroître la résistance des parois abdominales.

Malheureusement la gymnastique suédoise ne présente aucun des attraits qui font aimer et pratiquer les sports proprement dits : elle est monotone et peu récréative, mais elle trouve son indication très marquée lorsqu'il s'agit de corriger les *attitudes vicieuses* du corps. Liées le plus souvent à un développement insuffisant de certains groupes musculaires du dos, celles-ci disparaissent rapidement lorsque ces muscles, restés insuffisants par défaut d'exercice, retrouvent leur vigueur sous l'influence de mouvements appropriés.

Conclusion. — La culture physique de la femme, trop négligée jusqu'à nos jours, doit commencer dès l'enfance avec les jeux et se continuer plus tard avec les sports; ainsi comprise elle sera le régulateur par excellence de son système nerveux et la prémunira, mieux que toutes les drogues et tous les *reconstituants,* contre les maladies et les *névroses.*

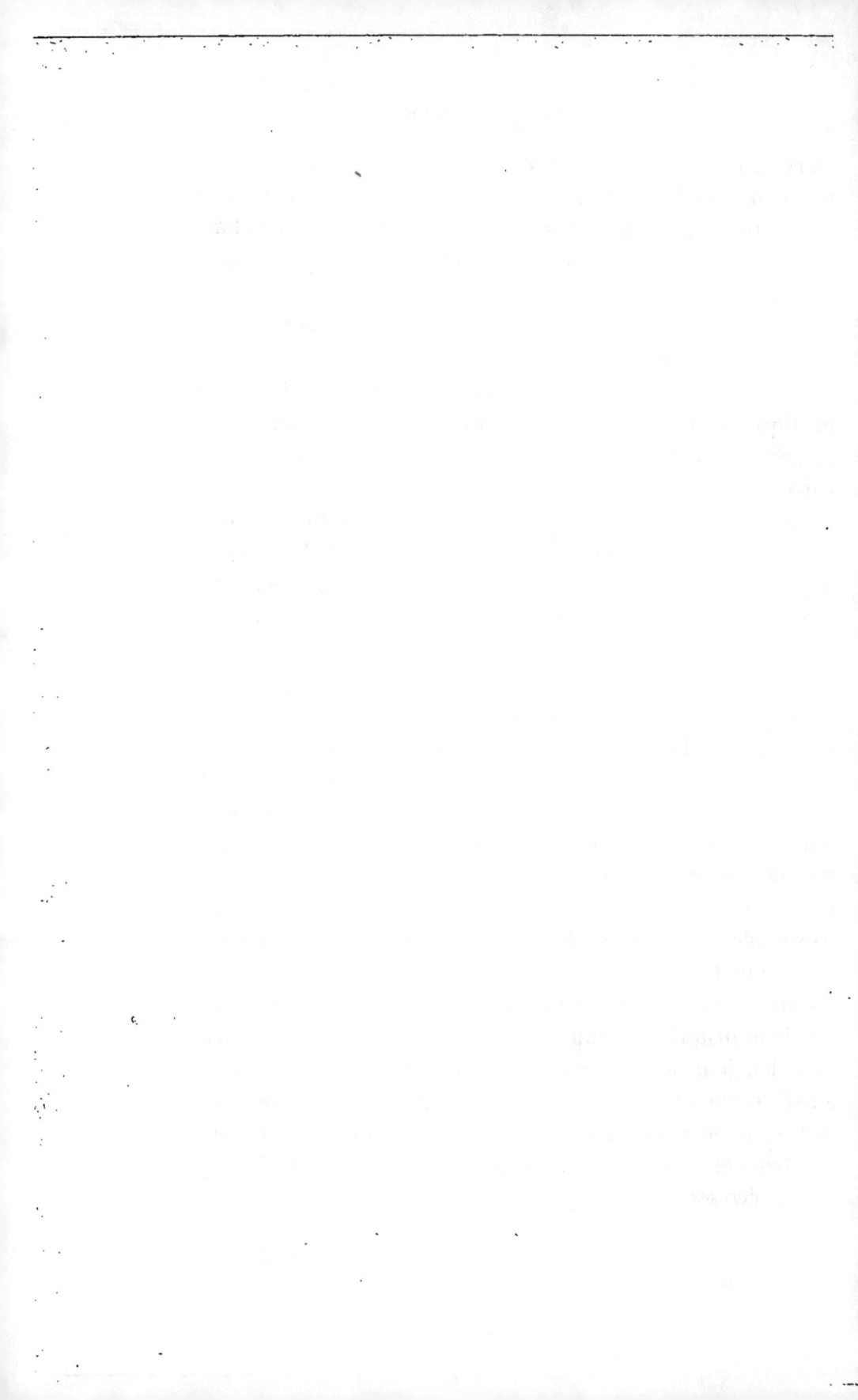

DEUXIÈME PARTIE

ÉCONOMIE DOMESTIQUE

CHAPITRE I

ORDRE. — PRÉVOYANCE. — RÔLE DE LA FEMME DANS L'ADMINISTRATION DE LA MAISON[1]

Définition de l'économie domestique. — Le mot *économie* vient des deux mots grecs, *oikos* (maison) et *nomia* (science).

C'est, dans son sens étymologique, la *science de la maison*. Il semble donc bien que l'accolement à ce mot du qualificatif *domestique* constitue un véritable pléonasme; en effet le mot *domestique* dérive du mot latin *domus* qui lui aussi signifie maison. Il n'en est rien cependant, car le sens du mot économie s'est beaucoup étendu et s'applique à l'étude de la vie matérielle, soit des individus et des familles, soit des nations, soit même de la société humaine tout entière.

Dans ce sens large on peut dire qu'elle est la science de la production, de l'administration et de la consommation des ressources. C'est l'art d'aménager ses recettes et

1. Chapitre rédigé par M. G. Grau.

ses dépenses. Il y a une économie *politique*, une économie *sociale*, une économie *commerciale*, etc.

L'économie domestique s'occupe de l'administration de la maison proprement dite et de tout ce qui a trait à l'existence particulière de la famille : aménagement, entretien du logis et du mobilier; vêtements, linge, alimentation, budget, actes de prévoyance, etc.

Limites de l'économie domestique. — Elle a pour limites la vie extérieure de la famille. La profession, dont l'exercice est pourtant essentiel, puisque c'est lui qui fournit le plus souvent les ressources nécessaires, reste en dehors d'elle. Son domaine propre, c'est la vie intime, l'existence autour du foyer; c'est ce qui distingue l'une de l'autre les manières d'être de deux familles placées dans des conditions sociales et financières identiques.

Il y a là du reste encore bien des choses, bien des sujets d'activité et même de souci. Administrer une maison, c'est tirer de ses ressources le parti le plus utile; c'est veiller à ce que les forces productives ne diminuent pas et aussi à ce qu'elles donnent ce qu'on doit en attendre; c'est prendre les précautions nécessaires pour que les inévitables aléas de la vie n'aient pas sur chacun ou sur tous une répercussion trop profonde. On obtient le premier résultat par un aménagement ordonné, le second par un entretien efficace, le dernier enfin par une prévoyance avisée.

Le ménage. — D'autre part, si la famille se compose essentiellement de ses membres humains, elle se développe dans un cadre matériel; l'habitation se garnit de meubles, le corps se couvre de vêtements, les forces se conservent par la nourriture. L'organisation, l'entretien de ces objets matériels constituent le ménage; l'alimentation, qui logiquement en fait partie, mérite cependant d'en être distinguée, en raison de son importance toute spéciale.

Enfin, il va de soi que l'organisation de la maison varie avec le montant des ressources dont on dispose. La partie financière de l'administration domestique est donc un facteur capital en pareille matière; elle ne saurait être le chapitre le plus négligé de l'économie domestique.

NÉCESSITÉ DE L'ORDRE, DE LA PRÉVOYANCE, DE L'ÉCONOMIE.

Ordre. — Qu'il s'agisse du ménage proprement dit, qu'il s'agisse des finances familiales, on ne fera jamais rien sans *ordre*. Le gâchis, qui en est le contraire, empêche ceux qui s'y laissent aller de savoir ce qu'ils font, de voir où ils vont. Le mobilier mal soigné disparaît plus vite; les matières premières de l'alimentation s'altèrent et se perdent sans avoir servi; les comptes s'embrouillent, se refusent au contrôle, les dépenses augmentent sans qu'on s'en aperçoive. Tout s'en va à vau-l'eau.

L'ordre met chaque chose en sa place; il économise le temps et l'argent, il permet de faire toujours ce qui est nécessaire et rien que cela. C'est une qualité si indispensable, si primordiale qu'on hésite à lui attribuer ce nom de qualité.

Prévoyance. — Il n'en est plus de même de la prévoyance : c'est bien une qualité, presque une vertu. Nos instincts naturels nous poussent à vivre au jour le jour. Il faut un effort de notre volonté pour envisager l'avenir, penser aux risques qu'il recèle, chercher à s'en prémunir; mais toute personne raisonnable doit faire un tel effort. On est coupable de consommer chaque jour ce que le jour a produit, quand tant d'accidents peuvent arriver qui réduiront ou supprimeront les ressources. Les maladies entravent l'exercice de la profession, la mort l'arrête. Une mauvaise année amène des chômages; une guerre trouble toutes les conditions ordinaires et atteint les fortunes les mieux

assises. Pour qui aura été prévoyant, l'atteinte des cala-
mités sera moins rude; si on ne peut l'éviter, on l'aura
atténuée.

Économie. — L'économie permet l'épargne et l'épargne,
à son tour, est la base de tous les actes de prévoyance,
comme il en est le premier, le plus élémentaire et le plus
ancien.

RÔLE DE LA FEMME DANS L'ADMINISTRATION DE LA MAISON.

L'association conjugale. — A qui appartient la direction
dans les voies fécondes de l'économie?

La famille a pour base l'union conjugale, l'association
intime des deux époux pour la prospérité du foyer; comme
dans toute association, il faut, pour que les choses marchent bien, l'accord le plus cordial entre les associés. Si
l'un tire d'un côté, tandis que l'autre tire de l'autre, on
ne fera rien de bien, chacun fût-il d'ailleurs parfait.

Mais, comme dans toute entreprise humaine encore, il
est bon que chacun s'applique à une partie distincte de
l'œuvre, que chacun joue son rôle : la division du travail
épargne les faux mouvements et permet de faire mieux
avec moins d'efforts.

Le mari. — Le mari, le père de famille pourra rarement
s'occuper de l'intérieur; il ne pourra à peu près jamais
entrer dans les détails dont la réunion constitue l'œuvre
nécessaire. Il est généralement absorbé par les soins et les
soucis de sa profession; son rôle est plutôt de créer les
ressources que d'en régler et d'en surveiller l'emploi. Il
ne pourrait, d'ailleurs, le faire sans détourner pour cet
objet une part d'activité qui doit être autrement utilisée;
ce serait de la force perdue.

La femme. — Au contraire, par toutes ses aptitudes
naturelles, la femme est prédisposée à ce rôle d'admi-

nistratrice et d'organisatrice. Physiquement plus faible, retenue par les charges, joyeuses peut-être, mais absorbantes et fatigantes de la maternité, elle est mieux à sa place au foyer que nulle part ailleurs; elle y exerce les qualités d'ordre et d'économie qui rendront la famille prospère et la maison agréable. Sous son action persévérante, énergique et douce, l'éducation des enfants se fera d'elle-même; la mentalité du mari changera, s'il en est besoin; les mauvaises habitudes se perdront, les bonnes s'acclimateront. Peu à peu, dans un logis souriant, où le désordre et le gaspillage seront inconnus, où la tenue morale égalera le soin matériel, où l'on aura su se garder d'avance contre les éventualités défavorables, choses et gens deviendront dignes les uns des autres. La santé, la sécurité, la dignité, le bonheur naîtront de l'hygiène, de la prévoyance, de l'ordre, de la tendresse réciproque : et seule, c'est l'influence de la femme, épouse et mère, qui aura le mérite de résultats qu'elle seule peut assurer.

CHAPITRE II

ENTRETIEN DU MOBILIER, DES ÉTOFFES ET DU LINGE [1]

I. — ENTRETIEN DU MOBILIER

Les différentes pièces d'un appartement doivent être régulièrement entretenues en état de propreté. Le *ménage* doit être fait tous les jours ; en outre chaque pièce réclame de temps en temps un nettoyage *à fond*.

Pour faire le grand nettoyage d'une pièce, on la débarrasse au préalable de tous les objets volants qui la garnissent et qui ne réintégreront leur place qu'après qu'ils auront eux-mêmes été consciencieusement nettoyés.

La question du balayage et de l'époussetage a déjà été traitée dans la première partie de ce livre ; nous ne nous occuperons ici que des gros meubles restés dans la pièce.

Nettoyage des meubles. — S'ils sont *cirés*, on les passe à l'essence, puis à l'encaustique liquide à l'aide d'un pinceau. Lorsque cet enduit est sec, on brosse les sculptures et les parties planes avec un chiffon de laine.

S'ils sont *vernis*, on les frotte tout simplement avec un tampon imbibé d'huile de lin, puis on les fait reluire avec une laine.

1. Chapitre rédigé par Mlle Gorraz.

Sont-ils laqués, on peut à volonté les frotter très légèrement avec un peu d'alcool ou avec un peu d'eau et de savon blanc neutre, puis les rincer et les essuyer doucement.

Les *marbres des cheminées* se nettoient à l'eau de carbonate et de savon noir, ou bien avec un tiers de carbonate de soude et deux tiers de poudre de pierre ponce légèrement humectés. Ils s'encaustiquent dès qu'ils sont secs avec de l'encaustique blanche et se font reluire à la laine.

Nettoyage des cuivres. — Lorsqu'ils sont très sales et tachés, il faut employer l'*eau de cuivre* qui est une solution d'oxalate de cuivre. On passe rapidement et l'on rince immédiatement à l'eau pour enlever la couche blanche formée par ce produit; puis on frotte énergiquement. Quand il y a des moulures ou des ciselures, employer la brosse.

Un second procédé pour nettoyer les cuivres consiste à les frotter avec une pâte faite de *sable fin* ou de *grès*, adoucie avec un peu de farine et humectée de vinaigre. Ce procédé n'est pas très recommandable : il irrite les mains et le vinaigre fait ternir rapidement le cuivre.

L'*eau de Javel* enlève le vert-de-gris.

La *pâte au sabre*, communément connue sous le nom de savon rose, ne salit pas, nettoie bien, mais donne un brillant blanc.

La tellurine et le tripoli donnent un beau brillant et restent parmi les bons produits.

Nettoyage des bronzes. — Le *bronze ordinaire* se nettoie avec une flanelle, s'il est uni, ou avec une brosse de peintre, s'il est ciselé ou moulé, humectées d'*essence minérale*. Puis, après évaporation, frotter à la peau. Se méfier de l'inflammabilité de l'essence.

Le *bronze doré* peut se nettoyer comme le bronze ordinaire ou se laver avec de l'eau de savon très chaude. Après rinçage et une fois sec, il est frotté avec un linge fin, une peau souple ou un chiffon de soie.

La vaseline et le pétrole font briller le fer forgé et l'empêchent de se rouiller.

· **Meubles de cuisine.** — Lorsque le poêle cuisinière est rouillé, verser quelques gouttes d'huile sur de la toile émeri et frotter.

Pour le noircir, le meilleur procédé consiste dans l'emploi de la mine de plomb délayée dans du pétrole et noircie avec 1/3 de son poids de noir d'ivoire.

Le fourneau à gaz se lave complètement à l'eau de carbonate très chaude et se noircit de la même manière que le poêle.

Enfin, l'évier se dégraisse avec une eau très chaude et la brosse ; après quoi, s'il y a lieu, on le récure avec du sablon et du vinaigre.

Pour le nettoyer et le désinfecter en même temps, on peut le brosser de temps en temps avec un peu d'acide chlorhydrique ou d'eau de Javel ; mais cet acide et ce chlorure ne doivent être employés que rarement, parce qu'ils attaquent la pierre et l'usent. Avoir soin de laver immédiatement à *grande eau*, pour éviter que ces produits n'attaquent les conduites de plomb qui partent de l'évier.

Les meubles en bois blanc se lavent à l'eau de carbonate et de savon noir, ou bien, lorsqu'on veut les préserver en même temps des insectes, on les nettoie avec un mélange de chaux éteinte, de savon noir, de sable et d'eau. — Puis on les protège au moyen d'une toile cirée que l'on nettoie avec un peu d'eau et de sable, ou avec de l'alcool. Éviter pour la toile cirée l'eau de carbonate trop forte, et ne jamais employer de savon.

II. — ENTRETIEN DU VÊTEMENT

L'entretien du vêtement doit être envisagé à trois points de vue :

1º De la propreté (nettoyage);

2º De l'usure (raccommodage);

3º De la conservation et de la préservation des parasites.

1º PROPRETÉ

Linge de corps. — Ce linge doit être fréquemment renouvelé. Dans les villes le blanchissage est onéreux, mais moins le linge est sale, moins il a besoin d'être frotté par la blanchisseuse pour devenir propre et moins il s'use par conséquent. Blanchissage fréquent n'est donc pas forcément synonyme d'usure rapide.

Le linge blanc se lessive, le linge de couleur se savonne, mais nous retrouverons la question complète à la fin de ce chapitre.

Vêtements proprement dits. — Ils peuvent être :

1º Ternis par la poussière, que l'on retire chaque jour en les brossant;

2º Maculés partiellement par la boue, que l'on enlève chaque fois qu'il en est besoin, ou par des taches acciden- telles que l'on doit faire disparaître le plus tôt possible, pour éviter que le produit maculant ne s'imprègne dans le tissu et que les taches ne deviennent indélébiles;

3º Ternis ou maculés dans leur ensemble, auquel cas un nettoyage complet leur convient.

Enlèvement des taches sur la laine et sur la soie. — D'une façon générale, il est bon, lorsque le tissu le permet, de malaxer légèrement entre ses doigts la partie tachée, aussitôt qu'elle a été enduite de la substance détersive. La tache disparaît ainsi plus vite et plus complètement; car certaines empreintes, qui persistent lorsqu'on se borne à passer dessus un tampon de flanelle, disparaissent totalement après cette manœuvre de froissement.

Taches de boue. — Sur les étoffes de laine, frottement entre les mains et brossage; pour la soie, friction avec une laine un peu dure. S'il persiste une empreinte, on la fait disparaître avec un peu d'eau vinaigrée ou additionnée de quelques gouttes d'ammoniaque.

Taches de graisse. — On commence par étendre la partie tachée sur une serviette pliée en plusieurs doubles; celle-ci va absorber la substance grasse au fur et à mesure qu'elle s'échappera de l'étoffe; aussi sera-t-il bon de déplacer légèrement la tache de temps à autre pour renouveler au-dessous d'elle la surface absorbante.

La *benzine* ou l'*essence minérale rectifiée* sont les dissolvants des graisses les plus usuels. Avec un tampon de flanelle imbibé de l'un de ces produits, on frictionne la tache suivant des rayons qui vont du centre à la circonférence de celle-ci et en appuyant d'autant moins qu'on s'éloigne du centre. C'est le moyen d'éviter les cernes. Si malgré tout il s'en forme, il faut saupoudrer la tache de plâtre à modeler et laisser sécher; on brosse ensuite.

Taches de bougie. — Frotter avec l'ongle pour détacher le plus de matière fondue possible, puis placer un fer à repasser chaud sur la tache, après l'avoir recouverte de papier de soie qui absorbe les produits liquéfiés par la chaleur. Frotter ensuite avec un tampon imbibé de benzine ou d'essence : sans cette dernière précaution la tache réapparaîtrait.

Taches de peinture à l'huile. — Frotter avec un linge imbibé d'essence de térébenthine.

Nettoyage complet des vêtements. — Les vêtements de coton ou de toile, s'ils sont blancs, se lessivent; ceux de couleur se lavent à l'eau et au savon.

Les vêtements de laine et de soie ne résistent pas à la

lessive; la laine se rétrécit quand elle est mouillée, elle se dissout même par une immersion prolongée dans la lessive; la soie est aussi détruite. Ces vêtements doivent donc subir un autre nettoyage, qui peut être fait chez le teinturier ou chez soi.

Les teinturiers font le nettoyage à sec ou le nettoyage humide.

Le *nettoyage à sec* consiste à tremper le vêtement entier une ou plusieurs fois dans un bain de benzine. La benzine dissout les matières grasses et, très volatile, les entraîne en s'évaporant. Quelquefois, avant ces bains, le vêtement subit une préparation : les taches sont enduites de savon noir ou de savon de Marseille.

Le nettoyage à sec a l'avantage de ne pas déformer les objets qu'on y soumet.

Pour opérer le *nettoyage humide*, on plonge le vêtement dans un bain d'eau et de vinaigre (celui-ci fixe les couleurs), puis on le roule autour d'un cylindre chauffé qui le sèche.

Ce nettoyage déforme et fait perdre le brillant du neuf. Il a l'avantage de faire disparaître le lustre de l'usure.

Chez les teinturiers, les tissus blancs de laine et de soie sont en outre soumis à l'action de vapeurs sulfureuses qui les empêchent de jaunir.

2° USURE DES VÊTEMENTS

Les vêtements s'usent au porter, sans compter les accidents, accrocs, brûlures : il va donc devenir nécessaire de les *raccommoder*.

Il y a trois genres de raccommodages :

I. Les reprises;

II. Les pièces;

III. Les menues réparations.

I. **Reprises**. — Il existe différentes sortes de reprises :

1° *Reprise simple*. — Elle sert à renforcer le tissu ou

à rapprocher les deux bords d'une déchirure. Les fils se passent dans le sens de la chaîne. Il faut avoir soin de tenir l'étoffe très plate ou bien de la bâtir sur un gros papier ou une molesquine. Comme le fil rétrécit à l'eau, on laisse à chaque extrémité une bouclette pour lui donner un peu de jeu et éviter ainsi que l'étoffe ne se déchire à nouveau. Les talons des bas des enfants se renforcent ainsi.

2º *Reprise en croix*. — S'emploie pour les déchirures dont un morceau a été arraché. Passer les premiers fils dans le sens de la chaîne et croiser dans le sens de la trame.

3º *Reprise perdue*. — Reprise invisible ou presque invisible. On emploie pour la faire du fil que l'on tire de l'étoffe, puis on travaille à l'envers. Il n'est pas toujours facile de compter les fils, mais lorsque cela se peut, il vaut mieux le faire. Cette reprise se fait en droit fil ou en diagonale.

4º *Reprise dans le drap*. — On l'exécute à l'envers après avoir rapproché les bords, à l'aide d'un cheveu dégraissé, sans traverser dessus.

5º *Reprise à la gutta-percha*. — A l'envers du tissu mettre une feuille mince de gutta-percha, puis passer le fer chaud qui fait adhérer. Cette reprise ne peut s'employer que dans les endroits où le tissu est à plat, parce qu'elle raidit toujours; les parties froncées ne peuvent y être soumises. C'est une reprise momentanée, reprise de voyage, qui n'est à recommander que lorsqu'on n'a pas autre chose sous la main.

6º *Reprise expéditive*. — On reprise au point de feston. On la fait à l'envers pour qu'elle soit moins en relief. Elle peut être ronde, carrée ou rectangulaire; mais les angles présentent toujours une certaine difficulté. Il faut avoir soin d'égaliser le trou avant de commencer. Cette reprise s'emploie avec succès pour le raccommodage des gants de fil, de laine et de peau.

7° *Reprise en lacet*. — Sert à rapprocher les deux bords d'une déchirure dans les objets sans valeur.

8° *Reprise damassée*. — S'emploie pour le linge damassé ; mais comme elle est très longue et que le linge a beaucoup diminué de prix, elle est très délaissée.

11. Pièces. — La plus commune est la pièce carrée. Elle peut cependant être rectangulaire, ronde, triangulaire ou présenter une forme géométrique quelconque. Certaines précautions générales sont à observer. La pièce doit d'abord être de même teinte que l'objet à rapiécer, pour que les teintes ne se heurtent pas et ne forment pas carte géographique. Si le vêtement est passé, exposer la pièce au soleil, ou la laver si l'étoffe est lavable.

Ne pas mettre une pièce neuve à un tissu trop usé. La pièce ferait craquer le tissu.

Bien mettre la pièce dans le même sens que l'étoffe.

La pièce doit être nette aux angles, et il vaut mieux en mettre une grande que plusieurs petites. Elle se dissimule mieux.

Il existe trois sortes de pièces.

1° *Pièces en coutures rabattues*. — Elles sont plus visibles que les pièces en surjet à cause des deux coutures, mais elles sont plus solides et supportent le lavage. Quand l'objet est bon, la première couture se fait à points de côté, la deuxième couture à points d'ourlet. Si l'objet est usagé, faire la première couture à points de côté mélangés de points devant et la deuxième à points devant si l'on veut. Dans la flanelle et le piqué, la deuxième couture se fait à points de chausson, sans rentrés.

La pièce en coutures rabattues se fait de deux manières : la pièce rabat sur l'étoffe, ou bien l'étoffe rabat sur la pièce. Cette dernière est beaucoup plus difficile à réussir, mais elle est plus plate.

2° *Pièces en surjet*. — S'emploient surtout pour les étoffes à dispositions. Elles sont presque invisibles lors.

qu'elles sont bien de la même teinte, lorsque les angles sont nets et le dessin bien raccordé. Elles ne sont pas pratiques pour aller souvent au lavage quand les objets ne sont pas doublés, parce que les bords s'effilent, même quand ils sont surfilés, car le fil se casse au blanchissage.

3° *Pièces invisibles ou stoppage.* — Comme son nom l'indique, ce raccommodage est tout à fait invisible. Pour être bien fait, il demande une certaine habitude et pour cette raison est généralement donné au dehors.

Le linge est si bon marché maintenant qu'on ne doit pas pousser trop loin le ravaudage.

Pour l'entretien du linge, il est bon de passer quelques points de faufilé aux grandes déchirures avant de l'envoyer au blanchissage, afin d'éviter des complications.

III. **Menues réparations.** — Le raccommodage comprend encore les menues réparations. Par menues réparations nous entendons : le bordage, la pose d'un faux-ourlet, d'un biais, d'une agrafe, d'un bouton, d'un cordon, l'arrêt d'une baleine, etc.

Le *bordage* se fait avec une ganse, cordelière, biais de velours, etc. La cordelière ne nécessite qu'un seul point, mais garantit moins le bord de la jupe que la ganse ou le biais. Ceux-ci sont cousus deux fois.

Le *faux-ourlet* se fait droit fil ou en biais.

Les faux-ourlets et les *biais* se posent de deux manières : on peut coudre un des côtés avec l'étoffe en couture ordinaire et rabattre l'autre à points d'ourlet; ou bien bâtir et rabattre les deux côtés à points d'ourlet. Le biais se pose aussi quelquefois à cheval, pour border un corsage par exemple.

L'*agrafe* se coud aux deux anneaux du bas, puis sur la partie plate qui se trouve sous le crochet à points très rapprochés et réguliers, ou bien à points de feston.

Les *boutons plats* se cousent lâches et le fil doit être tourné autour des fils verticaux qui le tiennent à l'objet pour former une espèce de petite queue qui aura, en hauteur, l'épaisseur de la boutonnière. Les boutons à tige se cousent serrés. Les boutons des chaussures se posent mécaniquement.

On coud les *cordons* à points de côté ou à points arrière, mieux à points de piqûre, selon l'objet auquel ils sont destinés. Les cordons d'un pantalon se cousent à points de piqûre, les cordons d'un tablier à points de côté.

Les *baleines* s'arrêtent à l'aide d'une grosse aiguille et de fil à la couture d'un corsage ou à la doublure d'une ceinture en haut et en bas, quelquefois aussi au milieu.

Machine à coudre. — La machine à coudre rend les plus grands services. Son prix est relativement élevé, mais est compensé par une grande économie de temps. Beaucoup de femmes ont suivi des cours de coupe : une machine à coudre leur permet de confectionner elles-mêmes une partie de leurs vêtements ou ceux de leurs enfants.

La machine à coudre doit être toujours tenue très propre. Son mécanisme sera assez simple pour en permettre facilement le démontage et le nettoyage ; quand elle ne sert pas, elle doit être recouverte d'une housse.

3°. CONSERVATION DES VÊTEMENTS ET PRÉSERVATION DES PARASITES

On brosse chaque jour et on range immédiatement les vêtements qui sont d'un usage courant pour les préserver de la poussière et les conserver longtemps frais. Ceux que l'on porte moins souvent sont enfermés dans des sacs en tissu de coton blanc ou de couleur. Ces derniers valent mieux pour les vêtements de laine noire ou de couleur foncée, parce qu'ils ne laissent pas de peluches. La toile ne s'emploie pas parce qu'elle peluche trop.

Ces sacs sont destinés à préserver les vêtements de la

poussière, qui pénètre même dans les armoires les mieux closes.

Les vêtements que l'on ne met pas pendant une saison ont besoin aussi d'être préservés de la poussière et de l'humidité. Celle-ci les moisit et, sur la soie surtout, fait de petites taches rousses indélébiles.

Avant d'être serrés, les vêtements de toile et de coton sont lavés pour qu'ils ne fermentent pas, mais ne doivent être ni empesés, ni repassés. L'empois raidit les fils du tissu et les plis trop marqués se couperaient.

Pour empêcher les vêtements blancs de jaunir, vêtements de laine, de soie, de toile ou de coton, on les enveloppe dans des linges fortement bleuis ou dans du papier d'un bleu vif très intense.

Quant aux vêtements de laine ou de soie, on les bat, on les brosse et on enlève les taches, s'il y a lieu, avant de les ranger.

Les vêtements de laine ont besoin d'être préservés, non seulement de la poussière et de l'humidité, mais aussi des parasites : à la campagne, rats, souris et insectes ; dans les villes on se défend plutôt contre les papillons (teignes des draps) et les mites. Les papillons déposent leurs œufs sur le vêtement, ceux-ci éclosent et donnent naissance à de petites chenilles qui rongent la laine pour se nourrir et pour faire leur fourreau dans lequel elles vont se transformer. On prétendait que les papillons recherchent de préférence les étoffes graisseuses et sales, mais on a reconnu qu'ils s'attaquent plutôt aux tissus en bon état, même aux tissus neufs.

Pour les préserver efficacement, il faut préparer une grande caisse au fond de laquelle on met un papier recouvert d'un linge. Y placer les objets, que l'on saupoudre de poudre de pyrèthre en couches alternées. Lorsque ce travail est terminé, envelopper le tout dans le linge, recouvrir de papier et fermer la malle. Pour la clore plus hermétiquement, on peut y coller, tout autour de la fermeture, une bande de papier, qui n'empêche pas l'air de pénétrer, mais arrête les insectes.

Ce moyen n'est cependant pas très pratique ; car si l'on a besoin de quelque vêtement à la demi-saison, dès qu'il faut chercher dans cette malle, tout le travail est à recommencer. Le système des paquets séparés est meilleur.

Les vieux linges peuvent servir à cet usage, pourvu qu'ils ne soient pas troués. On saupoudre de pyrèthre les objets que l'on met dans le paquet, puis on enveloppe hermétiquement en fermant avec des épingles, non pas en acier parce qu'elles rouillent à la moindre trace d'humidité, mais avec des épingles de laiton. On peut aussi bâtir le paquet à sa fermeture.

On a encore la ressource d'envelopper ces paquets dans du papier, papier de journal de préférence, ensuite de les étiqueter de façon à trouver immédiatement ce que l'on cherche sans perdre de temps.

Dans les maisons où l'on a beaucoup de paquets à serrer, il est bon d'avoir un répertoire. Dans ce cas, on écrit un numéro sur chaque paquet et, en face du numéro correspondant du répertoire, on inscrit son contenu et la place qu'il occupe.

Les mêmes procédés s'appliquent aux fourrures, qui sont détériorées non seulement par les parasites précédents, mais encore par le dermeste, qui ronge le poil à sa base et attaque la peau.

Pour préserver les vêtements et les fourrures des parasites, on préconise certaines substances plus ou moins efficaces : la poudre de pyrèthre, qui doit être de bonne qualité et très fraîche, et la benzine, qui s'évapore vite. Éviter de se servir de camphre, qui laisse une odeur, et de poivre, dont le seul effet est de provoquer l'éternuement. Quant à la naphtaline, elle a contre elle son odeur désagréable, mais elle écarte les parasites de façon très efficace.

On peut aussi protéger les vêtements de laine et les

fourrures en les enveloppant dans des papiers de journaux : l'odeur de l'encre d'imprimerie déplaît aux insectes. Il faut avoir soin de les remplacer de temps en temps quand l'odeur a disparu ; ces journaux sont moins coûteux que le papier de goudron, très efficace aussi.

Un autre procédé peu connu consiste à envelopper les objets à préserver dans des linges trempés dans une décoction d'aloès. L'aloès se met dans l'eau froide, puis on porte à l'ébullition. On passe le liquide pour supprimer le résidu ; car l'aloès ne se dissout complètement que dans l'alcool, mais la solution alcoolique serait trop coûteuse. Les linges doivent être séchés à l'ombre. Ils doivent être assez grands pour faire au moins deux fois le tour du paquet et ne pas être déchirés. De temps en temps on les retrempe pour leur conserver cette amertume qui éloigne les insectes. Pour la préparation, se servir de vieux ustensiles destinés à cet usage, parce qu'il est difficile de leur faire perdre et le goût et l'odeur.

III. — BLANCHISSAGE DU LINGE

Blanchir le linge, c'est lui retirer les substances étrangères qui l'imprègnent. Le linge propre donne au corps une sensation de bien-être : il est en outre indispensable à la santé, par ce qu'il est perméable aux produits de la transpiration. Sale, il perd ses propriétés absorbantes et incommode par l'odeur qu'il exhale.

Mal blanchi, nettoyé par de mauvais procédés, le linge est non seulement mal seyant à la vue et désagréable à à porter, mais encore il se détériore rapidement.

La maîtresse de maison devra donc veiller sans cesse à l'entretien et à la conservation du linge et s'assurer que les substances employées au blanchissage ne sont pas corrosives ; tâche facile, si la lessive est faite chez elle ; tâche ingrate si le linge est blanchi au dehors : car blanchisseurs et blanchisseuses ne se font pas faute de faire couramment appel au secours des alcalins et des chlorures décolorants (eau de Javel, chlorure de chaux), qui produisent des effets désastreux sur la constitution du linge.

Le blanchissage comprend : la lessive, les petits savonnages, le nettoyage des flanelles, le lavage du linge de couleur.

LESSIVAGE

Le lessivage consiste en une série d'opérations qui ont pour effet de dissoudre les matières grasses qui imprègnent le linge.

Dans les campagnes on pratique encore le lessivage *avec de la cendre* ou la *mise au pré* en plein air et en plein soleil, mais dans les villes la lessive est généralement faite au carbonate de soude.

Lessivage au carbonate de soude. — L'opération se pratique dans une *lessiveuse*. On donne ce nom à un récipient en tôle galvanisée à double fond percé de trous. Ce double fond est muni d'un tuyau central terminé en haut de la lessiveuse par une pomme d'arrosoir. A l'extrémité supérieure de ce tube se meut un anneau de fil de fer galvanisé auquel sont attachées des chaînes de même métal, qu'on fixe à la partie supérieure de la lessiveuse au-dessus du linge et qui sont destinées à le maintenir pendant l'ébullition et à l'empêcher d'être projeté au dehors.

Il faut de préférence choisir une lessiveuse munie à sa partie inférieure d'un robinet qui permet de faire écouler l'eau après l'ébullition, afin de hâter le refroidissement du linge et aussi d'alléger la lessiveuse pour la rendre plus maniable et plus mobile. La lessiveuse peut être placée soit sur un fourneau rond spécial, soit sur tout autre fourneau de cuisine.

On prend 25 grammes de carbonate de soude et 50 grammes de savon par kilogramme de linge pesé sec. On force un peu les proportions si le linge est très sale ; s'il l'est peu, on peut ne pas employer de carbonate, on fait ainsi une économie et le linge s'use moins vite.

Le savon est coupé en copeaux et mis avec le carbonate dans l'espace laissé libre par le double fond ; on y ajoute de l'eau. Ensuite, on enduit le linge de savon et on le frotte, puis on le dispose dans la lessiveuse. Avant cette opération le linge a été essangé [1].

Lorsqu'on a fini de disposer le linge dans l'appareil, on verse de l'eau froide par-dessus, de façon que celle-ci affleure au niveau du linge. On attache les chaînes par-dessus, puis on bouche avec le couvercle.

Il faut alors faire bouillir cette lessive de une à deux heures suivant son importance. L'eau en ébullition émet de la vapeur ; celle-ci monte dans le tube central, en chasse l'air et fait le vide ; l'eau chaude s'élève alors dans ce tube et retombe en pluie sur le linge, par la pomme d'arrosoir. La lessive traverse le linge et revient dans le double fond où elle est réchauffée et projetée à nouveau dans le tube et sur le linge, et ainsi de suite pendant toute la durée de l'ébullition.

Si l'on fait la lessive sur le fourneau de cuisine, il faut éviter de faire cuire des aliments en même temps, parce que la lessive leur communique son odeur.

Le lessivage au carbonate de soude est un excellent procédé ; il ne demande pas d'installations compliquées et a l'avantage d'être économique (économie de temps, de savon, de combustible).

Quand la lessive est terminée, il n'y a plus qu'à laisser refroidir le linge. Si la lessiveuse a un robinet, faire écouler l'eau.

---

1. L'essangeage consiste à mettre tremper le linge la veille à l'eau froide, après avoir enduit de savon les parties tachées.

Le linge est généralement bien blanc en sortant de cette lessive; il suffit de le savonner légèrement pour enlever les taches qui pourraient être restées, puis de le rincer et de l'azurer [1]. Si, par hasard, le linge n'était pas immaculé après la lessive, il faudrait le plonger dans de l'eau de Javel *très étendue* et neutraliser l'action et l'odeur de celle-ci par une eau de carbonate de soude.

Après chaque lessive, nettoyer et essuyer soigneusement l'appareil.

Lessivage à la vapeur. — Le blanchissage à la vapeur présente certains avantages. La vapeur seule tombe sur le linge et ne l'imprègne pas d'impuretés, comme le fait l'eau de lessive qui en est chargée.

On trouve aujourd'hui des appareils extrêmement simples comme fonctionnement. Ce genre de lessivage supprime l'essangeage, qui est remplacé par une simple immersion dans une dissolution de carbonate de soude. Le linge est tordu immédiatement et placé dans la lessiveuse. Les autres opérations sont semblables à celles du procédé précédent.

LINGE BLANCHI AU DEHORS

Si l'on donne son linge à blanchir au dehors, il faut avoir soin d'en relever le compte exact sur deux carnets, dont l'un est conservé et l'autre remis à la blanchisseuse.

Le blanchissage au dehors se fait généralement au lavoir. Dans les grandes blanchisseries, le linge est traité par le barbotage.

Barbotage. — Le barbotage s'opère dans une machine soumise à un mouvement de rotation et appelée barboteuse. C'est un cylindre horizontal perforé placé dans un

---

1. L'azurage consiste à passer le linge au *bleu* (boules contenues dans un morceau de flanelle) que l'on dissout dans de l'eau; il a pour but de faire disparaître la teinte jaunâtre qui résulte du lessivage.

autre cylindre plein. Dans le cylindre perforé on met le linge (le gros linge, le linge fin se traitant à la main), qui par les orifices ménagés sur les parois est mis en contact intime avec l'eau de savon chaude dont le second cylindre est rempli à moitié. (On emploie le savon noir pour les objets de couleur et le savon blanc pour le linge blanc.)

Dans cette eau on introduit souvent des ingrédients chimiques : chlorure de chaux, potasse, qui abîment beaucoup le linge, parce que les blanchisseuses n'ont pas la précaution de neutraliser leur effet par un rinçage au carbonate de soude.

Les meilleures barboteuses font quelques tours à gauche, quelques tours à droite, afin d'éviter l'enchevêtrement du linge. Celui-ci se trouve en effet projeté, en vertu de la force centrifuge, contre les parois du cylindre, où les différentes pièces se frottent les unes contre les autres ; cette friction remplace le battage au battoir, le brossage ou le savonnage au poing.

Le barbotage donne de bons résultats lorsque le linge n'est pas très sale, mais ses effets sont médiocres s'il est très souillé.

Essorage. — En sortant de la barboteuse le linge est rincé, puis mis à l'essoreuse. Cette machine se compose de deux cylindres concentriques verticaux. Le cylindre central qui contient le linge est en tôle mince perforée. On lui imprime un mouvement de rotation et la force centrifuge projette de droite et de gauche le linge, qui se trouve si fortement appliqué contre la paroi du cylindre qu'il y forme une couche lisse, semblable à du ciment. L'eau sort du linge, passe par les trous du cylindre et va se réfugier dans le deuxième cylindre. Le linge abandonne la moitié de son eau.

Séchage (séchoir, étuves). — Le linge finit de sécher à l'air libre. Le séchage s'opère bien quand l'air est sec ou quand il est agité par le vent; mais, s'il est humide, ce procédé n'est plus pratique.

On a recours alors aux séchoirs à air chaud, dits chambres chaudes ou étuves. Elles sont chauffées à 90°; les draps y sèchent en cinq minutes au maximum. Le renouvellement du linge s'y fait toutes les vingt minutes environ. Les objets de couleur ne sont pas soumis à l'étuve, qui les abîme.

PETITS SAVONNAGES FAITS CHEZ SOI

1er procédé. — Lorsque les objets sont peu sales, il suffit de les savonner à l'eau tiède et de rincer ensuite à l'eau froide.

2e procédé. — On savonne le linge dans une eau tiède, puis on le met bouillir dans une autre eau savonneuse pendant un quart d'heure ou vingt minutes; rincer ensuite à l'eau froide.

3e procédé. — Agir comme précédemment, mais en ajoutant une dissolution de carbonate de soude.

4e procédé. — Avec 1 kilogramme de savon noir et de l'eau chaude, on fait une bouillie qu'on délaye dans 30 à 40 litres d'eau tiède; à cette préparation on ajoute 2 cuillerées à bouche d'ammoniaque, 2 d'huile et 1 d'essence de térébenthine. Dans cette préparation tiède on plonge le linge, que l'on porte ensuite à l'ébullition. On laisse bouillir de 1 heure à 2 heures au maximum. Il ne reste plus qu'à rincer.

LAVAGE DU LINGE DE COULEUR

Le linge de couleur ne supporte pas la lessive; on ne doit donc pas le faire bouillir. Il suffit de le savonner à l'eau tiède et de le rincer immédiatement. Le linge de couleur ne doit pas tremper.

Il faut avoir soin de ne pas laver deux couleurs différentes à la fois; l'une déchargerait sur l'autre. On ne doit pas non plus laver du linge de couleur avec du linge blanc pour une raison analogue.

Pour raviver les couleurs, il suffit de tremper le linge, après le rinçage, dans une eau contenant soit du vinaigre (une cuillerée à bouche par litre d'eau), soit du sel de cuisine (une poignée pour 10 litres d'eau), ou quelques gouttes d'eau de rouille.

NETTOYAGE DES FLANELLES

On ne doit jamais frotter les flanelles, pour ne pas les feutrer et par conséquent pour ne pas leur faire perdre leurs propriétés absorbantes et ne pas les rétrécir. Il faut les brosser, toujours dans le même sens, avec une brosse douce.

1º Lorsqu'elles ne sont pas très sales, on les trempe dans une eau tiède savonneuse, à laquelle on ajoute de l'ammoniaque (une cuillerée à bouche par litre d'eau). Après les avoir brossées, on les rince dans une eau savonneuse pour conserver leur souplesse; l'eau ordinaire les durcit. On les essore sans les tordre pour ne pas les feutrer.

2º Si les flanelles sont plus sales, on les laisse tremper dans une eau tiède savonneuse, additionnée d'une petite quantité de carbonate de soude. Puis on les remet tremper dans une eau savonneuse un peu plus chaude à laquelle on ajoute de l'ammoniaque. On rince dans une eau savonneuse.

3º Pour le nettoyage des flanelles, on peut employer le savon sulfureux. Ce procédé empêche la flanelle de jaunir.

On peut encore se servir de vapeurs de soufre pour la blanchir. Les flanelles encore humides sont alors étendues dans un endroit clos réservé à cet usage. On allume du soufre, qui en brûlant se transforme en acide sulfureux dont les propriétés décolorantes sont bien connues.

Les eaux de rinçage doivent être à la même température

que les eaux de lavage, pour empêcher le feutrage de la flanelle.

Il faut avoir soin de ne jamais employer le vinaigre en même temps que l'ammoniaque : l'un est un acide, l'autre une base, leur combinaison donnerait un sel neutre.

IV. — REPASSAGE DU LINGE

Le repassage a pour but de faire disparaître les plis qui résultent des manœuvres du nettoyage, et de donner au linge une certaine consistance au moyen d'un *apprêt*.

Il se compose d'une opération préalable, l'*empesage* ou imprégnation d'empois (amidon), puis du repassage proprement dit, qui se fait au *fer à repasser*, sur une table recouverte d'une couverture de laine.

CHAPITRE III

PRÉPARATION DES ALIMENTS [1]

Utilité d'une bonne cuisine. — Un aliment bien préparé est *appétissant;* mal cuit, au contraire, mal présenté, il est écœurant. « La digestion commence à la cuisine, » a dit excellemment Brillat-Savarin, voulant signifier par là que les aliments se digèrent d'autant mieux qu'ils sont mieux préparés. — L'art de la cuisine est donc un art utile et une bonne ménagère, sans avoir besoin d'être un *cordon bleu*, doit connaître, non pas théoriquement, mais pratiquement, les premiers éléments de l'art d'accommoder les mets.

La plus grande partie de nos aliments demande, en effet, avant d'être absorbés, une cuisson préalable qui a pour résultats :

1º De les rendre plus tendres ;

2º De les stériliser plus ou moins complètement ;

3º De faciliter leur conservation pendant un laps de temps variable avec le mode de préparation.

I. — CUISSON DES VIANDES

Les viandes sont *saisies* ou *bouillies*.

Saisies, elles comprennent les variétés suivantes : 1º rôties ; 2º grillées ; 3º frites.

1. En collaboration avec Mlle Gorraz.

Bouillies, elles donnent : 1° le pot-au-feu; 2° le ragoût; 3° les viandes braisées; 4° les viandes étuvées; 5° les viandes sautées.

Viandes rôties. — On englobe sous ce terme les viandes faites à la broche et au four. Dans un rôti, on se propose de coaguler rapidement l'albumine de l'écorce de la viande et on y emprisonne la totalité des sucs nutritifs en exposant l'aliment, soit à la flamme directe, soit à l'action de l'air surchauffé d'un four (à charbon ou à gaz), soit encore à une source de chaleur agissant par l'intermédiaire d'un récipient. Le rôti est ainsi préparé : à la broche, au four, à la casserole.

Rôtis à la broche, à la casserolle. — Les rôtis à la broche ont l'avantage de présenter régulièrement toutes les parties du morceau à l'action de la flamme, surtout si l'on emploie les rôtissoires automatiques, qui arrosent les rôtis en même temps qu'elles les font tourner.

La rôtissoire se place quelquefois devant la cheminée, mais le plus souvent devant une coquille. La plus pratique est la rôtissoire verticale, qui occupe moins de place.

La source de chaleur, dans la confection du rôti à la broche, sera produite par le charbon de bois ou le bois. La flamme ne devra jamais être trop vive, parce qu'elle risquerait de carboniser l'écorce tout en cuisant insuffisamment l'intérieur.

Viandes au four. — Bien que les rôtis à la broche soient plus succulents, on utilise volontiers les fours, surtout dans les villes, où la plupart des cuisines sont pourvues de *poches cuisinières.*

Le four doit être déjà chaud quand la viande y est introduite, afin qu'elle soit immédiatement saisie, c'est-à-dire afin que l'albumine de la surface extérieure se caramélise rapidement pour former une sorte de carapace qui maintienne la presque totalité des sucs intérieurs; il doit en outre être suffisamment chaud, parce qu'un rôti de volume un peu considérable abaisse la température du four au moment où on l'y introduit et que la chair risquerait, à une température trop peu élevée, de s'y amollir.

Si, au contraire, le four est trop chaud, l'excès de température fait craqueler l'écorce de la viande. C'est pour prévenir pareil accident qu'on prend la précaution d'entourer les « pièces fines » de bardes de lard, ou, s'il s'agit d'un rôti ordinaire, d'un corps gras, beurre, graisse ou huile. Cette dernière procure un plus beau doré. Par surcroît de précaution, on laisse encore la pièce à rôtir pendant quelques secondes *à l'entrée* du four, pour l'accoutumer en quelque sorte à la cuisson.

La pièce au four doit être retournée de temps à autre sur ses différentes faces, mais il faut veiller, pendant cette opération, à ne pas *piquer* la viande, manœuvre qui créerait des ouvertures par lesquelles s'écoulerait le jus intérieur.

Le rôti au four s'arrose comme les morceaux à la broche, à l'aide d'une cuiller que l'on emplit de jus. Si celui-ci fait défaut, au début de la cuisson par exemple, alors qu'aucun liquide ne s'est encore écoulé, on se sert de bouillon pour l'arrosage.

La pièce mise au four ne doit jamais *baigner* dans son jus : on l'isole du plat qui la contient à l'aide d'une grille. Cette dernière présente en outre l'avantage de permettre l'accès de l'air chaud sous la pièce.

Les plats d'émail se craquellent au four; on emploie de préférence les plats en terre réfractaire ou en métal.

Le four à gaz, malgré des critiques dont il a été l'objet, est et reste le moyen le plus pratique de faire les rôtis.

On ne sale les rôtis que lorsque l'écorce est déjà caramélisée, parce que le sel favorise la sortie des sucs de la viande. Exception est faite pour le porc, dont la chair fade est ordinairement salée quelques heures avant la cuisson.

Ce sont habituellement les meilleurs morceaux que l'on rôtit. Les viandes blanches sont plus longues à cuire que les viandes rouges. A ces dernières on attribue en général un quart d'heure de cuisson par 500 grammes, tandis qu'on accorde une demi-heure par 500 grammes aux viandes blanches.

Pour s'assurer du degré de cuisson d'un rôti, on appuie sur sa surface avec *le dos* d'une fourchette; s'il s'agit d'une viande rouge, bœuf ou mouton, le jus doit sortir rouge sous la pression; pour les viandes blanches, il ne doit pas sortir rosé.

Grillades. — Le second type des viandes saisies est constitué par la grillade.

Pour la préparer, on choisit des morceaux de petites dimensions que l'on aplatit, avec le plat d'un couperet, afin de les rendre plus tendres. On les enduit d'un corps gras pour les dorer et les empêcher de se dessécher au feu; puis on les soumet, sur un gril préalablement chauffé, à l'action directe de la flamme.

Le gril *à lames plates* est le plus pratique, lorsque la flamme se trouve sous le gril; celles-ci retiennent une partie du jus, qui tombe en moins grande abondance dans le feu.

Les nouveaux systèmes de grils remédient à cet inconvénient en ayant, comme dans les fourneaux à gaz, la flamme au-dessus d'eux. La grille à traverses rondes devient alors la meilleure, puisqu'elle peut sans inconvénient laisser égoutter le jus et qu'elle supprime ainsi le contact de la viande avec les sucs exprimés.

La cuisson d'une grillade est de courte durée; elle est achevée lorsque le jus sort rouge à la surface de la viande.

Friture. — La friture est un troisième type de viandes saisies. On n'emploie le plus souvent ce mode de préparation que pour les petits poissons (goujons, merlans, etc.), et les poissons plats (soles), ou pour transformer des restes de rôtis, la cervelle, etc., en boulettes et en beignets. Les viandes bouillies supportent la friture dans les mêmes conditions.

Viandes bouillies. — La caractéristique des viandes bouillies est de s'être dépouillées de la majeure partie des sucs qu'elles contiennent. Pour les rendre plus agréables, on les assaisonne souvent de sauces plus ou moins épicées, qui excitent l'appétit, mais arrivent à la longue à troubler la digestion; on les agrémente encore de sauces plus ou moins grasses qui fatiguent l'estomac.

La nourriture d'hôtel, faite de ces assaisonnements savants, lasse à la fin les estomacs les plus complaisants.

Pot-au-feu. — Le pot-au-feu, notre plat national, se prépare, ainsi qu'il a été dit dans une autre partie de ce livre : 1° soit à l'eau froide, lorsqu'on veut obtenir du bouillon ou consommé; 2° soit à l'eau chaude, lorsqu'on recherche une viande plus chargée de principes nutritifs.

Des légumes de saison, ajoutés l'été en moindres quantités qu'en hiver, en raison de leur réaction acide, s'ajoutent à la viande dans la préparation du pot-au-feu, mais seulement lorsque l'eau a bouilli et a précipité ses sels calcaires. Sans cette précaution la légumine, principe azoté des légumes, formerait avec eux des sels insolubles qui les durciraient.

On mettra les légumes dans le pot-au-feu deux heures environ après la viande.

Les proportions sont les suivantes :

Viande	1 kilogr.
Eau.	3 litres.
Sel.	20 grammes.

Légumes en proportions variables suivant la saison.

Le pot-au-feu, surtout fait à l'eau bouillante, demande à être souvent *écumé.*

La durée de cuisson est de cinq à six heures au plus, sur un feu doux et régulier. Si le feu était trop vif et la marmite hermétiquement close, il y aurait surproduction de vapeur d'eau, qui, se refroidissant au niveau du couvercle, se condenserait et retomberait sous forme de gouttelettes dans le récipient où elle troublerait le bouillon.

Le vieux et classique récipient en terre conserve ses qualités pour la préparation du pot-au-feu. La tempéraure y est régulière, la terre s'échauffant et se refroidissant lentement. Il est en outre économique, mais il a aussi ces défauts : c'est ainsi qu'il se fêle facilement, s'écaille et, au niveau des cassures, s'imprègne d'odeurs désagréables dont il ne peut plus se débarrasser.

L'émail s'écaille lui aussi, si bien que le meilleur ustensile pour la préparation du pot-au-feu est le cuivre étamé; son plus grave inconvénient est de coûter relativement assez cher, trop cher pour les petites bourses.

Ragoût. — Le ragoût se prépare aux légumes ou aux fruits. On l'assaisonne de sauces et de condiments variés, pour rehausser la saveur fade de la viande bouillie.

La durée de cuisson d'un ragoût est de deux à trois heures suivant les quantités et la nature de la viande.

Braisé. — Le braisé est une viande à laquelle on a fait rendre une partie de son jus, en la soumettant dans une casserole hermétiquement close à une cuisson douce et prolongée. Ce jus, à un moment donné réduit à consistance d'extrait, s'infiltre à nouveau dans le braisé sous la pression de la vapeur et lui communique son parfum.

Dans la préparation des braisés, on ajoute souvent un peu de vin blanc, mais avant la cuisson; au cours de celle-ci, on évite de soulever le couvercle de la marmite pour ne pas laisser échapper la vapeur.

La cuisson d'un braisé de quelque volume demande environ trois heures et s'opère dans un récipient de forme spéciale, appelé *daubière* ou *braisière*, ce dernier nom, comme celui de braisé d'ailleurs, venant de ce que jadis on mettait de la braise sur le couvercle.

La préparation des braisés ne comporte pas de roux [1].

Étuvé. — L'étuvé diffère du braisé en ce que la viande est revenue préalablement : elle s'en différencie également par le vin rouge qui remplace le vin blanc du braisé, et enfin par le roux qu'on est libre de faire dans l'étuvé.

Viandes sautées. — Préparer une viande sautée, c'est faire un ragoût sans légumes. On saute le poulet, le lapin, le lièvre, les côtelettes (à la casserolle), les escalopes, le foie, etc.

On ne saute que de petites pièces ou des viandes coupées en tranches ou en morceaux, le plus souvent des viandes blanches. Le nom de cette préparation est dû à ce qu'on fait sauter les aliments dans une casserolle basse, dite *sauteuse*, afin qu'ils ne s'y attachent pas.

II. — CUISSON DES LÉGUMES

Les légumes verts, herbacés, sont soumis à l'action de l'eau bouillante *salée* : celle-ci se débarrasse en effet de ses sels calcaires, qui se précipitent et ne s'allient plus avec la légumine pour former avec elle des sels insolubles qui durciraient les légumes.

En outre l'eau bouillante détruit les ferments qui existent dans certains légumes verts et qui pourraient provoquer des troubles digestifs.

Les légumes riches en matières hydro-carbonées sont au contraire traités par l'eau froide (fèves, haricots, pommes de terre, etc.); car l'amidon qu'ils contiennent réclame de l'eau pour se transformer en amidon soluble et il a le temps de s'hydrater pendant l'échauffement. Si l'on plongeait un légume amylacé dans l'eau bouillante, les grains d'amidon

1. Pour obtenir un roux on délaye de la farine dans du beurre fondu et on remue en ajoutant de l'eau, puis du jus et du bouillon. Additionné de substances variées, le roux est la base de presque toutes les sauces.

se coaguleraient, l'eau ne pourrait plus les pénétrer pour les gonfler et y produire la transformation nécessaire; le légume deviendrait dur et moins facilement assimilable.

Quant aux légumes secs, qui ont perdu leur eau, il est bon de la leur rendre par une immersion prolongée avant la cuisson.

Les eaux riches en sels calcaires durcissent les légumes.

Les légumes se consomment entiers, divisés, hachés, en purées, en crèmes, en gratinés ou passés à la friture.

Leur pouvoir nutritif est augmenté par les principes qui entrent dans les sauces, par l'addition de fromage, de farine, qui les rendent en même temps plus savoureux.

Les légumes cuits à l'eau et consommés entiers se préparent souvent à l'anglaise : lorsqu'ils ont subi une cuisson suffisante, on les égoutte et on les fait sauter dans le légumier avec quelques morceaux de beurre.

Dans la préparation des ragoûts, les légumes occupent une place un peu effacée : ils bénéficient des sucs nutritifs de la viande et en échange lui communiquent leur saveur.

On peut frire les légumes sans cuisson préalable : tel est le cas de la pomme de terre; ou bien on les met en présence d'un corps gras, après les avoir fait cuire à l'eau salée et les avoir trempés dans une pâte à frire. Les légumes frits sont toujours plus difficiles à digérer.

Pour conserver aux légumes verts leur teinte, il faut pendant la cuisson laisser les casseroles découvertes.

III. — CUISSON DES FRUITS

Les fruits se mangent crus ou cuits. Cuits, ils donnent les compotes.

Les fruits servent aussi à la confection des sirops et des confitures.

Les confitures se font avec des fruits entiers ou des sucs de fruits : largement additionnées de sucre, elles se conservent longtemps et deviennent une précieuse ressource pour l'hiver.

Quand la cuisson en a été trop peu prolongée ou la quantité de sucre insuffisante, quand les vases qui les contiennent n'ont pas été suffisamment stérilisés à l'eau chaude ou que le bouchage en a été imparfait, on y observe souvent le développement de moisissures. Pour éviter cet accident, on fera toujours bouillir les pots (et les cuillers) dans de l'eau ; on y versera la confiture bouillante et l'on bouchera. Pour empêcher l'accès de l'air, on recouvre la surface de la confiture d'un papier blanc trempé dans de l'alcool.

IV. — DRESSAGE DE LA TABLE

Avec la cuisson des aliments ne se termine pas la tâche de la ménagère : il lui appartient encore de faire appel à son goût pour disposer les mets sur la table. C'est à elle à soigner le couvert, à présenter harmonieusement les aliments dans les plats : une table *bien servie* prépare agréablement l'estomac à l'accomplissement de ses fonctions. « On mange autant avec les yeux qu'avec l'estomac. »

Pour ce qui a trait à l'alimentation, la tâche de la ménagère commence donc à la cuisine, mais ne se termine que dans la salle à manger.

CHAPITRE IV

LE BUDGET [1]

Nécessité d'une organisation. — Il va de soi que la situation financière de la famille joue un rôle capital dans la manière dont doit se comprendre l'administration du ménage. Aussi est-il nécessaire de se rendre, avant tout, un compte bien exact de cette situation et de ce qu'elle permet ou interdit.

Au reste, l'ordre et la méthode sont toujours indispensables. Il n'est point de fortune, si considérable qu'on la suppose, que leur absence n'arrive à compromettre; il n'est point de position si modeste qu'on n'arrive, avec leur aide, à améliorer.

Le présent et l'avenir. — Il faut, du reste, distinguer à cet égard les deux faces du problème, bien qu'elles dépendent assez étroitement l'une de l'autre. La première de toutes les conditions est, avant tout, d'assurer le présent : rien ne servirait de préparer l'avenir si on ne devait pas en profiter : aussi, malgré leur importance, à la fois individuelle et sociale, les questions de prévoyance ne peuvent-elles se poser qu'en second lieu. On doit envisager d'abord les moyens d'aménager ses ressources, c'est-à-dire de couvrir avec elles les nécessités essentielles de la vie.

1. Chapitre rédigé par M. G. Grau.

On y réussit en établissant rationnellement son budget et en tenant soigneusement une comptabilité qui permet de s'assurer, à chaque instant, que l'on reste bien dans les prévisions.

I. — BUDGET ET COMPTABILITÉ

1° BUDGET FAMILIAL

Ce qu'est un budget. — Un budget, c'est un état, établi à l'avance, des dépenses nécessaires pendant un certain temps, — une année en'général, — et des ressources au moyen desquelles on pourra y faire face. C'est donc une double série de prévisions : prévisions de recettes et prévisions de dépenses.

De chaque côté certains éléments sont déterminés, d'autres sont seulement probables et indiqués par évaluation. Il y a naturellement, pour ceux-ci, quelque élasticité d'appréciation : on se doit d'être extrêmement prudent à cet égard, de ne pas enfler les recettes et de ne pas diminuer les dépenses! L'équilibre serait alors injustifié.

Son établissement. — Or, c'est l'équilibre, sinon l'excédent des recettes sur les dépenses, qu'on doit rechercher. Les nations ont coutume de fixer, en premier lieu, leurs dépenses; elles cherchent ensuite à les couvrir par des recettes correspondantes et, si les ressources existantes n'y suffisent pas, elles y pourvoient par des créations d'impôts ou des emprunts.

Les particuliers n'ont pas la faculté de créer des impôts et ils ne doivent pas recourir à l'emprunt pour la vie journalière. Il leur faut donc opérer d'une manière inverse : ils établiront leurs recettes d'abord, puis, selon les prévisions, établiront leurs possibilités de dépenses.

Son utilité. — Ils pourront ainsi, en laissant un excédent plus ou moins important pour parer à l'imprévu, assurer le nécessaire dans la mesure du possible. C'est la seule manière de savoir si on ne sacrifie pas certains besoins à d'autres, si on ne dépasse pas ses possibilités, ce qui mènerait à la catastrophe, si en un mot on fait de ce que l'on a l'usage le plus judicieux.

2º RECETTES

Budget des recettes. — La première partie du budget est l'établissement des recettes.

Dans la plupart des ménages, cette partie s'établit assez facilement. Souvent il s'agit d'une somme fixe, salaires des travailleurs, appointements des employés ou des fonctionnaires, quel que soit d'ailleurs leur grade, quand même il s'agirait d'un directeur de la Banque de France, d'un ministre ou d'un commandant d'armée. D'autres fois le mari, industriel, négociant, ou exerçant une profession libérale, verse une somme déterminée : c'est celle-ci seulement qui entre en compte. Il faut remarquer que, dans ce dernier cas, l'utilité du budget est bien amoindrie : c'est celui du ménage seulement, et non plus celui de la famille.

Emprunts. — Quoi qu'il en soit, les emprunts ne doivent jamais avoir place dans le budget des recettes.

Le recours au crédit ne peut être admis que pour les dépenses productives, l'achat d'un domaine agricole, d'un fonds de commerce ou d'une charge.

Le budget domestique ne comporte pas ces sortes de dépenses; les emprunts en doivent être rigoureusement exclus. Des événements particulièrement graves peuvent, à titre tout à fait exceptionnel, les nécessiter parfois pour boucler l'exercice, c'est-à-dire l'année écoulée; cela ne doit jamais entrer dans les prévisions.

3° DÉPENSES

Prévision des dépenses. — La seconde partie du budget s'occupe des dépenses. Elle n'est pas plus importante que la première, mais elle est plus difficile; c'est sur elle que doivent s'exercer toute l'ingéniosité, toute la sagesse, toute la science de la maîtresse de maison.

Le premier soin de celle-ci doit être, avant tout, de prévoir entièrement et d'évaluer complètement les dépenses. Le montant n'en est à peu près jamais déterminé d'avance; pour la nourriture, pour le vêtement, pour l'entretien des choses du ménage, il faut évaluer les besoins et doter d'une somme convenable les chapitres correspondants.

On peut ici appliquer assez aisément une règle adoptée pour la préparation des budgets d'État et qui consiste à prendre pour base d'un budget celui de l'année précédente. D'un exercice à l'autre les besoins n'augmentent, en général, que de quantités assez faibles et assez faciles à prévoir.

Leur classement. — Mais la tâche serait trop facile s'il n'y avait qu'à prévoir. Cela se passe bien ainsi pour quelques personnes privilégiées dont les ressources fixes sont assez abondantes pour qu'aucune dépense ne les arrête. Dans la grande majorité des ménages il en est autrement. Avant de doter chaque dépense, il faut se préoccuper d'en donner le classement, faire passer ce qui est indispensable avant ce qui est seulement utile, et l'utile avant le pur agrément.

Il arrive pourtant que l'agréable devienne utile; c'est ce qui a lieu, notamment, pour ce qui donne au corps et à l'esprit le repos dont ils ont besoin. Dans ce cas, il y a une question de mesure et c'est affaire de tact d'apprécier ce qui convient.

Dépenses utiles. — Les dépenses utiles sont celles qui répondent aux besoins naturels de l'homme. Quelques-unes sont indispensables : ainsi la nourriture, le logement, le vêtement sont au rang des nécessités inéluctables auxquelles il faut pourvoir en premier lieu.

Ajoutons-y les dépenses imposées, comme le paiement des taxes et contributions. Il y a pour celles-là une nécessité sociale, pendant et contre-partie de la nécessité matérielle. Elles sont tellement pressantes que, parfois, elles se couvrent d'abord, au détriment d'autres que l'on aurait dû classer avant.

Bien entendu encore les dépenses nécessaires ou utiles ne le sont que dans une certaine limite, au delà de laquelle elles deviennent inutiles et parfois dangereuses. C'est le cas pour les dépenses d'alimentation ou de vêtement : la recherche en ces objets sort de la nécessité, la gourmandise, la coquetterie peuvent atteindre un degré qui fait d'elles des dépenses de luxe.

Dépenses inutiles. — Ce n'est pas qu'il faille toujours condamner les dépenses inutiles et le luxe lui-même; plus exactement, l'appréciation de l'utilité ou de l'inutilité d'une dépense n'est pas toujours aisée à faire. Elle dépend beaucoup des ressources, de la situation sociale, des conséquences qui en peuvent résulter. Il faut surtout se garder de prendre pour règle le bénéfice matériel immédiat que l'on pourra en tirer : certaines utilités, certaines nécessités sont peu apparentes. Tout ce qui touche à l'ordre intellectuel et moral rentre dans cette catégorie.

4° DÉPENSES UTILES

Nécessités sociales : impôts et contributions. — Les impôts et contributions échappent à l'action individuelle.

Ils doivent figurer au budget, parce que toutes les dépenses y doivent trouver place : mais on se borne à les subir sans pouvoir les modifier.

Nécessités matérielles. — Il n'en est pas de même des

autres éléments de ce chapitre ; l'importance peut en varier d'une façon très sensible, soit absolument, dans le montant de chacune, soit relativement, dans sa proportion avec les autres, c'est-à-dire dans la part du total qui lui est affectée.

Il faut noter, d'ailleurs, que les exigences naturelles dont il s'agit ne sont guère de véritables nécessités que pour les individus les plus dépourvus de ressources.

Nourriture. — Chez ceux-là, la grande affaire, c'est la nourriture : elle absorbe 60, 70 et même 75 p. 100 des ressources. Chez les indigents proprement dits, elle prend la presque totalité. Dans les familles moyennes, elle est généralement de 50 p. 100. Naturellement aussi, quand les recettes s'élèvent, le chiffre de la dépense peut s'élever, mais il vient un moment où la proportion ne reste pas à 50 p. 100.

Il est bon de s'en tenir à ce chiffre; dès que la somme est à peu près raisonnable, cela est facile. En tous cas, il ne faut pas perdre de vue que la nourriture doit répondre aux nécessités de l'hygiène; elle est souvent insuffisante, mais elle est aussi parfois trop abondante et surtout mal comprise.

Presque toujours les boissons alcooliques en forment une part importante : c'est toujours une erreur. Le vin, le cidre et la bière ont leur rôle à jouer dans l'alimentation : il doit rester secondaire et ne jamais nuire aux autres éléments.

Quant aux alcools, liqueurs et apéritifs, on doit les bannir sans hésitation; les plus coûteuses ne sont pas meilleures que les autres et les riches s'alcoolisent comme les pauvres, quoiqu'à moins bon compte.

Loyer. — L'habitation est l'autre gros élément du budget. Celui-ci est, pourtant, plus compressible que le premier. Au risque de s'exposer aux promiscuités et à l'insalubrité de certains taudis, les ouvriers peuvent abaisser à 1/12, à 1/20 de leurs ressources, et parfois moins, ce qu'ils y consacrent; ils peuvent encore obtenir de meilleurs résultats en s'adressant aux sociétés d'habitation.

Dans les autres cas, pour les personnes très aisées en particulier, on a assez tendance à accroître la part du logement, loyer payé ou intérêt immobilisé du prix des maisons. C'est aller trop loin. Une bonne proportion est de consacrer à cet objet 20 p. 100 d'un budget moyen, en ayant soin de faire passer, dans son choix, les conditions hygiéniques avant toutes les autres.

Vêtement. — Les dépenses du vêtement sont plus aléatoires encore et plus variables que les précédentes. Elles comprennent le chapitre infini de la parure, et, sur ce point, on ne peut rien fixer, même approximativement. La parure, si on se tient dans la modération, est parfaitement légitime. Le goût de l'arrangement, les idées personnelles en constituent souvent de charmantes, qui n'ont pas de répercussion sur le budget : ce sont, naturellement, celles-là surtout qu'il faut rechercher; mais une attention scrupuleuse est peut-être plus nécessaire ici qu'ailleurs, surtout pour la parure féminine.

Une proportion variant de 15 à 20 p. 100 paraît raisonnable.

Entretien. — Le nettoyage de l'habitation, le blanchissage du linge, l'entretien de l'un et de l'autre constituent encore des nécessités matérielles qu'il faut prévoir : en négliger une partie réagirait nécessairement sur l'avenir et le grèverait lourdement sans contre-partie.

Quelques autres dépenses. — La lumière artificielle qui prolonge les journées, le chauffage qui rend supportables les froids de l'hiver, les transports plus ou moins lointains, les soins à donner à la santé, l'éducation des enfants, les salaires des employés ou les gages des domestiques ont leur place marquée dans ces dépenses; comme celles qui viennent d'être examinées, elles ont leur utilité matérielle et immédiate.

Nécessités intellectuelles. — Il en est d'un autre ordre. L'intelligence, comme le corps, a des besoins à satisfaire. Pour être moins visibles, moins impérieux, ils n'en sont pas moins réels; il est bon d'y consacrer quelques ressources. Une promenade intéressante, l'achat d'un journal *sérieux*, d'un ouvrage bien fait ne sont pas de l'argent perdu. Leur part peut être faible, quand le budget est mince; il est bon qu'elles s'accroissent avec lui et assez sensiblement.

Nécessités morales. — Enfin, ce n'est pas tout encore. Nous sommes tenus envers nous-mêmes, envers notre famille, envers les autres, d'obligations de conscience qu'il faut acquitter.

Les dépenses de prévoyance remplissent la première partie de ce programme : il en sera question plus loin en détail.

L'autre partie sera remplie par le budget de la bienfaisance. Bien peu d'hommes sont assez déshérités pour ne pouvoir aider de plus malheureux qu'eux : ils doivent à la conscience de la fraternité qui les lie les uns aux autres, de la solidarité qui réagit de l'un sur l'autre, de venir, quand ils le peuvent, en aide à ceux qui ont besoin de secours.

Imprévu. — Tout compté, il faut encore une place à l'*imprévu :* l'esprit humain est faillible, le sort malicieux, et nul ne peut se vanter de n'avoir rien oublié. Le hasard lui-même réclame une offrande sur ses autels.

5° DÉPENSES INUTILES

Caractères de l'inutilité. — Très peu de dépenses peuvent être regardées comme inutiles par elles-mêmes et de leur nature; en général, toutes ont une base utile, mais elles deviennent blâmables par leur exagération, soit absolue, soit proportionnelle. On doit, par suite, apporter le plus grand soin à l'examen des dépenses et à leur réalisation :

c'est, d'ailleurs, l'élément essentiel du budget. Il va de soi aussi que, selon les cas, les choses peuvent être admises pour les uns et doivent être rejetées pour les autres.

Distractions. — Cette question de mesure se pose partout. Les distractions, par exemple, sont, en principe, utiles et mêmes nécessaires; mais la pente est rapide qui les rend inutiles ou dangereuses. Il en est aussi quelques-unes où le danger est plus grand; telle est, pour l'homme, l'habitude du café ou du cabaret.

Art. — Tels sont encore les goûts et les désirs artistiques. Rien n'est plus légitime que le souci esthétique qui permet de mettre un peu de beauté dans la vie journalière. C'est, après la bienfaisance, ce qui doit augmenter le plus vite quand les ressources s'accroissent : il faut cependant prendre garde aux entraînements.

Luxe. — Il est, en effet, facile de se laisser aller jusqu'aux tentations du luxe pur et simple, jusqu'à la recherche de ce qui n'est que riche et n'a qu'un intérêt d'ostentation. On doit repousser ces tentations. Le luxe ne peut être permis qu'aux grandes fortunes, et encore quand il se relève d'un souci d'élégance, de beauté et d'art.

6° ACHATS

Achat. — Quel qu'en soit le but, les dépenses ont toujours le même objet : se procurer une chose que l'on n'a pas, acheter une chose.

L'achat est une opération délicate, qui demande le plus grand soin. On ne peut poser à ce sujet que des principes directeurs; l'application en est faite par chaque ménagère; c'est une des parties les plus importantes de son rôle.

Qualité. — La première condition pour bien acheter est de savoir ce que l'on veut et de connaître la marchandise. C'est le seul moyen d'être sûr de la qualité des objets fournis.

« **Bon marché** ». — Il importe, en effet, de ne jamais sacrifier la qualité au prix. Même pour les bourses très modestes, le « bon marché » prétendu, même apparent, est presque toujours plus cher que la marchandise vendue au prix raisonnable. Le marchand ne perd pas sur sa vente et on n'en a que pour son argent. C'est pourquoi il convient d'éviter d'entrer sans raison dans les « établissements » d'entrée libre et de prix marqués. Presque toujours, les tentations y sont mauvaises conseillères.

Ce n'est pas à dire que tout fournisseur puisse être adopté indistinctement : il faut choisir. La conscience professionnelle du marchand qui inspire confiance, son habileté connue à éviter les frais généraux qui lui permet des prix relativement bas, sont les points à envisager dans ce choix.

Sociétés coopératives. — A ce double égard, il est bon d'user des sociétés coopératives que l'on a à sa disposition. Elles se sont actuellement beaucoup répandues et ne s'adressent plus seulement aux ouvriers proprement dits ; elles constituent une ressource précieuse. Elles achètent en gros directement aux producteurs, sans passer par les intermédiaires, réduisent au minimum les frais d'administration et ne prélèvent pas de bénéfice commercial ou en font profiter leurs acheteurs, associés et clients à la fois.

Crédit. — Il est vrai qu'elles font, en général, payer comptant les acquisitions : mais c'est encore une de leurs utilités. Le crédit est dangereux parce qu'il facilite l'exagération et le désordre.

Cependant, on peut, on doit l'admettre quand on en use avec sagesse, par exemple, pour la constitution des réserves et des provisions.

Provisions. — Constituer des provisions, acheter par quantités pour profiter des prix de gros, choisir la saison favorable, autant d'opérations qu'il faut avoir soin de faire chaque fois que ce sera possible. Ainsi on achètera en été son combustible pour l'hiver, on fera en automne des réserves de fruits ou de légumes. Les prix d'achat en seront favorablement impressionnés.

7° COMPTABILITÉ

Contrôle. — Ce n'est pas tout que de prévoir à l'avance les dépenses que l'on veut faire; ce n'est pas tout même que de s'ingénier à ce que ces dépenses soient aussi réduites et aussi productives que possible : il faut encore s'assurer que l'on ne dépasse pas les prévisions. C'est à cette condition seulement que l'équilibre établi sur le papier ne sera pas rompu en fait.

Il faut donc pouvoir contrôler à tout instant ses dépenses : on y arrive en tenant soigneusement sa comptabilité et on n'y arrive que par là seulement.

Livres. — La comptabilité ménagère est, naturellement, réduite à sa plus simple expression : le mot, un peu grand, ne doit effrayer personne.

Il suffit de deux livres : un carnet où la maîtresse de maison inscrira au jour le jour chaque recette et chaque dépense; un autre livre, un peu plus compliqué, où elle relèvera, chaque mois par exemple, les sommes afférentes à chaque nature de dépenses.

Comptes. — Le carnet notera chaque article à la suite l'un de l'autre, sans distinction. Le livre de comptes, au contraire, devra avoir autant de colonnes que le budget comprend de chapitres principaux. Cette disposition seule peut permettre de faire, à la fin de chaque mois, le total de chaque article et de le comparer tant aux comptes des années précédentes qu'aux prévisions budgétaires.

Une feuille de livre. — Cette disposition peut être la suivante :

Loyer.
Nourriture.
Impôts.
Éclairage et chauffage.
Habillements. (Achats.)
Entretien et nettoyage.
Domestiques.
Instruction des enfants.
Santé.
Distractions.
Transports.
Bienfaisance.
Prévoyance. (Assurances.)
Imprévu.

Une bonne précaution, quand la famille comprend plusieurs personnes, est de distinguer, pour l'habillement et les distractions, ce qui s'applique à chacune.

II. — ÉPARGNE ET PRÉVOYANCE.

Nécessité de l'épargne. — Doit-on se contenter d'avoir son budget en équilibre? Peut-on dépenser le montant intégral de ses ressources? — Ce serait d'une souveraine imprudence. Si bien fondée que soit une fortune et quelles que soient les sources où elle puise, il peut toujours survenir des événements qui l'entament; de plus le jeu naturel des forces économiques tend à augmenter le coût de la vie et il est nécessaire de prévoir de telles éventualités.

La prévoyance est donc indispensable; les dépenses qu'elle occasionne sont aussi nécessaires que celles qui font face aux besoins matériels les plus urgents.

1° FORMES DE LA PRÉVOYANCE

Diversité des formes. — Comment s'applique-t-elle? — De bien des manières différentes. Il faut, naturellement, qu'elle varie selon les événements qu'elle veut garantir. L'épargne pare aux diminutions de ressources en augmentant le capital; les assurances diverses mettent à l'abri de certaines éventualités par un recours à des organismes extérieurs.

Les événements aléatoires qu'il s'agit de combattre s'appellent des *risques;* chaque risque nécessite un mode différent de prévoyance.

2° ÉPARGNE

Épargne proprement dite. — Le plus simple de tous les actes de prévoyance est assurément l'épargne. Elle consiste dans le fait de réserver une part des produits dont on a la disposition pour les consommer à un autre moment.

De nos jours, elle ne s'applique qu'à l'argent. Elle prélève sur les ressources périodiques, destinées en principe aux besoins du moment, une somme qui se transforme en capital et qu'on retrouvera plus tard. C'est l'agent essentiel et indispensable de l'augmentation des fortunes.

Placements. — Elle opère par voie de placement, c'est-à-dire qu'elle emploie le montant de la somme épargnée à un usage productif, qui laisse en même temps la possibilité de retrouver plus tard le capital nouveau tout en augmentant les revenus périodiques.

Les placements sont de plusieurs espèces; il faut, en les choisissant, considérer leur sécurité et leur rendement; il ne faut jamais, à moins qu'il ne s'agisse de petites sommes véritablement superflues, sacrifier la première au second.

Caisses d'Epargne. — Les Caisses d'Épargne répondent, pour les situations modestes, à cette conception. Il en est une nationale, rattachée au service de la poste. D'autres, autonomes, existent à peu près dans chaque arrondissement. L'intérêt qu'elles donnent est modeste, mais elles sont garanties par l'État et jouissent de diverses faveurs. On ne peut avoir plus d'un livret de Caisse d'Épargne et le maximum de son montant est fixé à 1500 francs.

Valeurs de Bourse. — Quand on veut placer des capitaux plus importants, il faut avoir recours aux valeurs de

Bourse. Ce sont des titres, appelés rentes, actions ou obligations, qui représentent des emprunts des États ou des sociétés privées ou des parts d'associés des sociétés.

Les rentes et les obligations donnent un revenu fixe, les actions sont variables et soumises aux aléas de l'entreprise: elles rapportent généralement davantage. Les valeurs de Bourse se réalisent facilement; elles ont l'inconvénient de n'avoir de garantie que la solvabilité de l'État ou de l'entreprise qui les a émises.

Placements immobiliers. — L'achat des terres ou des maisons a un objet plus précis. Ce n'est pas un placement très rémunérateur quand il s'agit seulement d'en tirer des revenus. Il en est autrement pour qui cultive ou habite personnellement.

L'acquisition d'une habitation, grâce au concours des sociétés philanthropiques, est, pour les petits ménages, éminemment recommandable.

3° ASSURANCES

L'assurance est une opération qui a pour but, moyennant le sacrifice d'une somme fixe appelée *prime*, de garantir l'assuré contre les conséquences d'événements aléatoires déterminés.

Risques divers. — On peut s'assurer contre tous les événements possibles qui causeraient du dommage : le propriétaire de maisons ou de meubles s'assurera contre l'incendie, le cultivateur contre la grêle ou la mortalité du bétail; on peut s'assurer contre les accidents, contre la responsabilité venant des tiers, contre les dangers de mort, contre la venue de la vieillesse; contre le chômage, si on exerce une profession qui y soit exposée.

Nécessité de l'assurance. — S'assurer contre chacun de ces risques n'est que de la prudence élémentaire. Du reste, il n'y a plus guère de ménage qui ne le soit, contre l'incendie tout au moins.

Divers modes de l'assurance. — Les assurances sont pratiquées par de grandes sociétés. Les unes sont des compagnies anonymes, avec un capital fourni par des actionnaires; les autres des associations mutuelles où les assurés sont en même temps associés. Les primes sont plus élevées dans les premières; les risques sont moins bien garantis dans les secondes.

Caisses d'État. — Il existe aussi quelques institutions organisées par l'État ou les départements; mais ces caisses s'appliquent surtout aux assurances sur la vie.

4° ASSURANCES SUR LA VIE

Risques de la vie. — Si certains risques menacent la fortune, les biens matériels, comme l'incendie ou la grêle, si d'autres, comme les accidents, proviennent du monde extérieur, il en est d'autres encore qui nous sont en quelque sorte naturels; nous en portons le germe avec nous dès notre naissance et la vie en amène l'arrivée par le fait seul de l'existence. Telles sont la vieillesse et la mort. Ces risques se distinguent des autres surtout parce qu'ils sont certains et que, seul, le moment de leur réalisation est inconnu.

Conséquences économiques. — Ils s'en rapprochent par les conséquences économiques qu'ils produisent : diminution sensible et parfois suppression des ressources, quand celles-ci viennent d'une profession qu'il faut suspendre ou arrêter.

Assurance sur la vie. — Aussi est-il naturel qu'ici encore des assurances mettent chacun à l'abri des risques courus. On les appelle des assurances *sur la vie* parce que la durée de la vie, la possibilité du décès jouent dans leurs combinaisons le rôle capital.

Division. — Elles se divisent en deux grandes classes : l'assurance en *cas de vie*, dans laquelle l'assuré touche lui-même le montant de l'assurance s'il est vivant à une époque déterminée, et l'assurance en *cas de décès*, dans laquelle il garantit à ses ayants-droits une somme payée lors de son décès.

Chacune de ces classes comportent des combinaisons nombreuses.

Assurance en cas de vie.

On peut assurer soit un capital payable à une date fixe, si l'assuré est encore vivant à ce moment, soit une rente annuelle payable tant que l'assuré sera vivant.

La première forme est celle des *capitaux différés* ; elle est peu pratiquée et peu pratique ; la seconde constitue la *rente viagère*.

Rentes viagères. — La rente viagère est la véritable assurance contre la vieillesse.

Elle se prête à de nombreuses combinaisons. On peut, en effet, s'assurer jusqu'à sa mort une rente annuelle par un versement unique ou par des versements échelonnés, plus ou moins prolongés, en avoir la jouissance immédiate ou la retarder jusqu'à un âge déterminé (*rente viagère différée*), la stipuler payable à soi-même seulement ou conjointement à une autre personne (*rente viagère sur deux têtes*, mari et femme par exemple).

Retraites. — Les retraites que l'État verse à certains fonctionnaires ne sont pas autre chose que des rentes viagères constituées par les retenues opérées sur le traitement d'activité et plus ou moins complétées par le budget.

Caisse nationale des Retraites. — Une institution particulière, la Caisse nationale des Retraites, gérée par la Caisse des Dépôts et Consignations, c'est-à-dire par l'État, permet de constituer des rentes à assez bon marché.

Seulement la Caisse des Retraites limite l'entrée en jouissance à 50 ans au moins et le montant des rentes que l'on peut acquérir à 1 200 francs.

Légitimité et danger de la rente viagère. — La rente viagère a l'inconvénient grave d'absorber le capital. Elle appauvrit donc le patrimoine de la famille. Aussi ne convient-elle en principe qu'aux personnes âgées sans enfants et ne doit-on y consacrer qu'une part soigneusement déterminée et justement modérée dans la limite nécessaire pour assurer sans privation son existence.

Dans cette limite, elle devient absolument légitime et utile, même pour les membres de la famille qui n'en profitent pas directement.

Assurance en cas de décès.

Assurer un capital payable à son décès aux membres désignés de la famille s'impose à tous ceux qui sont engagés dans des entreprises dont la prospérité repose sur leur existence : commerçants, industriels, officiers ministériels, médecins, etc.

Il y a de nombreuses combinaisons dans l'assurance en cas de décès; mais les diverses variétés de *contrats* se ramènent à deux types distincts.

Assurance vie entière. — Dans le premier, assurance *vie entière*, le capital souscrit n'est payable aux bénéficiaires désignés qu'au moment du décès du souscripteur. Jamais donc celui-ci ne verra, suivant une expression courante, *la couleur de son argent.* C'est donc pour lui un acte de désintéressement absolu, de prévoyance pure pour sa famille.

L'assurance *vie entière* peut aussi être souscrite en faveur d'un tiers pour *garantir* une créance. Ce résultat s'obtient encore à meilleur compte au moyen de l'*assurance temporaire*, dont les primes sont limitées par le **contractant au** nombre d'années désignées pour le remboursement de sa créance.

Les assurances vie entière donnent lieu soit à une *prime unique*, naturellement très élevée, soit à une *prime annuelle* payable jusqu'au moment du décès, quelque éloigné qu'il soit, soit à une prime annuelle payable pendant un nombre d'années déterminé (*vie entière à primes temporaires*), le capital restant toujours exigible par les héritiers au seul moment du décès.

Assurance mixte. — Pour ceux qui veulent conserver pour eux-mêmes, s'ils vivent, le bénéfice de leurs versements tout en assurant, s'ils meurent prématurément, le sort de leur famille, l'assurance *mixte* convient mieux. Elle coûte plus cher que la *vie entière*, mais elle permet à l'assuré de rentrer à un moment donné dans ses débours. Dans l'assurance mixte, d'une durée de vingt ans par exemple, le contractant assure aux bénéficiaires le versement d'un capital au moment de son décès, si celui-ci vient à se produire avant cette période de vingt ans ; mais en cas de vie, c'est lui-même qui touchera le capital au bout de ces vingt ans.

La *mixte* comporte elle-même de nombreuses variétés : mixte *terme fixe*, assurance *dotale*, assurance *combinée*, etc., mais le principe en reste toujours le même.

Caisse nationale. — Il existe aussi une institution d'État pour ces sortes d'opérations, la *Caisse nationale d'assurance au décès*. Les primes y sont moins élevées que près des Compagnies privées; mais les sommes assurées ne peuvent dépasser 3 000 francs.

5° MUTUALITÉ

Risque maladie. — Les systèmes d'assurances proprement dites laissent jusqu'à ce jour de côté le risque maladie. Lorsqu'il se produit, celui qui en est frappé n'a que ses ressources propres pour y parer.

Il y a à cela peu d'inconvénients dans les familles très aisées, mais il en est autrement pour celles qui sont peu aisées ou même gênées. Dès que le travail est suspendu, c'est chez elles la misère véritable.

Sociétés de secours mutuels. — On a créé en leur faveur les associations connues sous le nom de *Sociétés de secours mutuels*. Moyennant une prime qui devient une cotisation, grâce à l'aide bienfaisante des membres honoraires et aux subventions des pouvoirs publics, les *membres participants* reçoivent les soins médicaux et pharmaceutiques et une indemnité journalière pendant la durée du chômage dû à la maladie.

Assurance et bienfaisance. — La mutualité participe ainsi à la fois de l'assurance et de la bienfaisance. Pour les membres honoraires qui versent des cotisations et ne prennent aucune part aux services sociaux, elle est une manifestation d'aide fraternelle qui ne saurait être trop conseillée. Pour les membres participants, l'affiliation est un acte de prévoyance, l'un des plus sages et des plus féconds qu'ils puissent faire.

Services accessoires. — Des services accessoires peuvent être organisés pour l'assurance au décès, pour la retraite, pour le placement ou l'instruction professionnels. Des subventions importantes sont servies par l'État pour les services de la maladie, de l'assurance au décès et de la retraite; elles ne sont cependant accordées qu'à condition que les capitaux assurés ne dépassent pas 3 000 francs, les indemnités journalières 5 francs par jour et les rentes viagères 360 francs par an

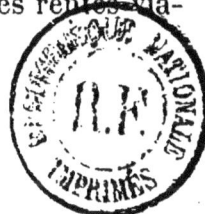

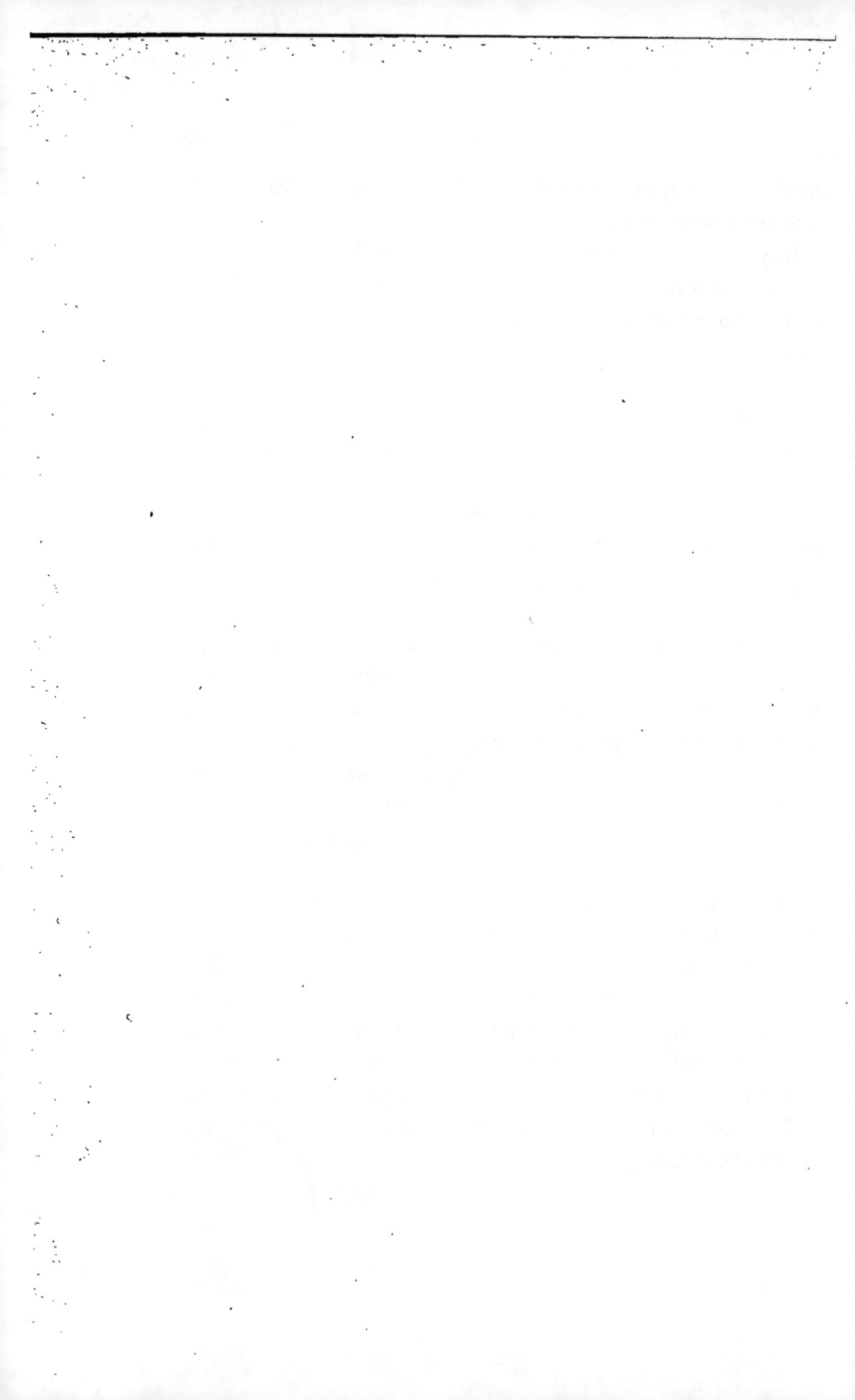

TABLE DES MATIÈRES

PREMIÈRE PARTIE

HYGIÈNE INDIVIDUELLE

CHAPITRE I

DES ALIMENTS EN GÉNÉRAL

CHAPITRE II

DES ALIMENTS EN PARTICULIER

CHAPITRE III

EMPOISONNEMENTS CAUSÉS PAR LES ALIMENTS. PARASITES QU'ILS COMMUNIQUENT A L'HOMME

CHAPITRE IV

EAU ET BOISSONS NON ALCOOLIQUES

CHAPITRE VIII

HYGIÈNE DE L'APPAREIL DIGESTIF

CHAPITRE IX

HYGIÈNE DE L'APPAREIL RESPIRATOIRE

CHAPITRE X

HYGIÈNE DE LA CIRCULATION

CHAPITRE XI

HYGIÈNE DE LA PEAU

CHAPITRE XVI

EXERCICES PHYSIQUES

DEUXIÈME PARTIE

ÉCONOMIE DOMESTIQUE

CHAPITRE I

ORDRE, PRÉVOYANCE. RÔLE DE LA FEMME DANS L'ADMINISTRATION DE LA MAISON

CHAPITRE II

ENTRETIEN DU MOBILIER, DES ÉTOFFES ET DU LINGE.

CHAPITRE III

PRÉPARATION DES ALIMENTS

CHAPITRE IV.

LE BUDGET

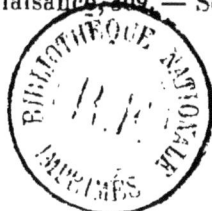

930-08. — Coulommiers. Imp. Paul BRODARD. — 11-08.

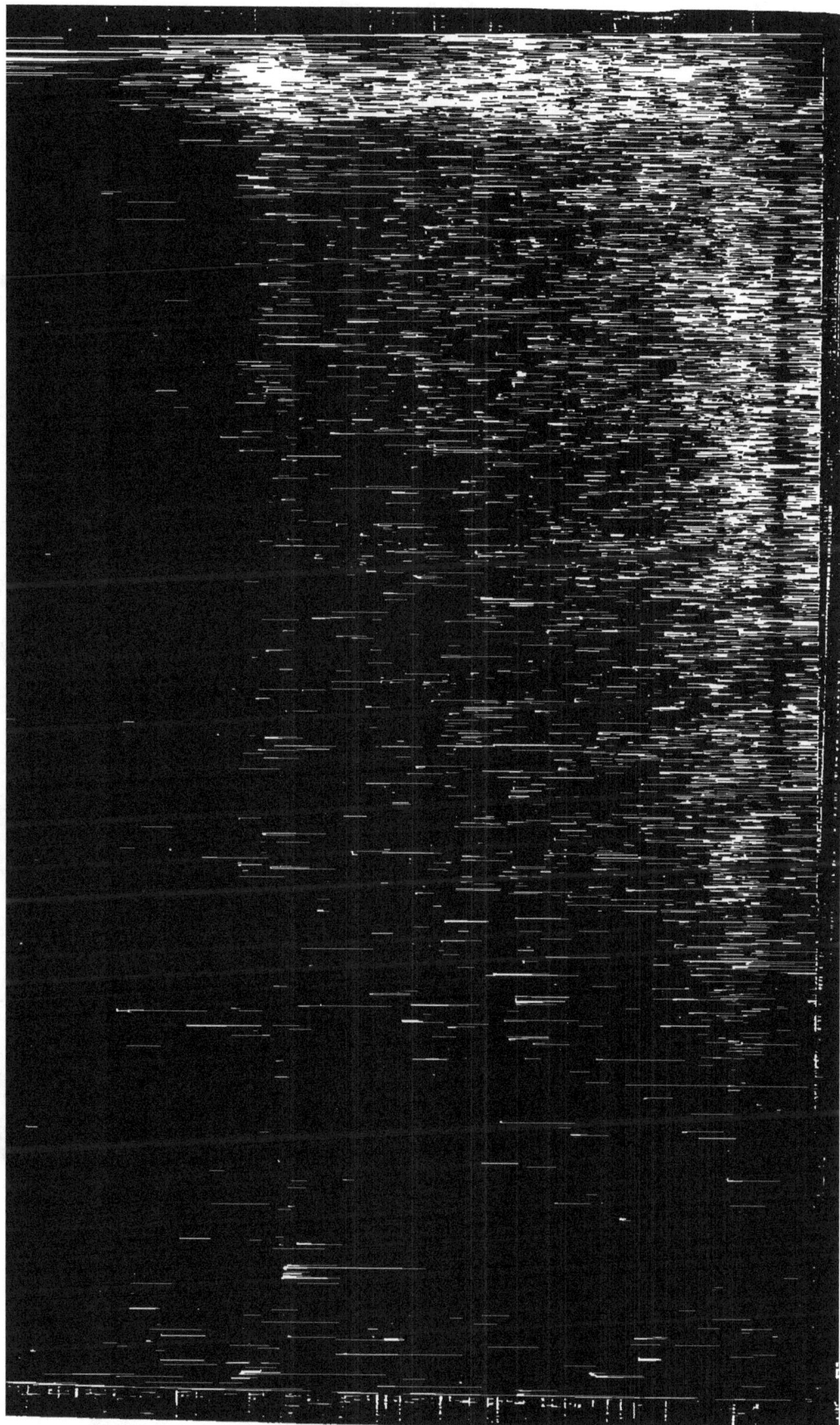

www.ingramcontent.com/pod-product-compliance
Lightning Source LLC
Chambersburg PA
CBHW060356200326
41518CB00009B/1158